Du chocolat à la morphine

Ce livre a paru la première fois aux États-Unis en 1983
chez Hougton Mifflin Company, New York, sous le titre :
From Chocolate to Morphine
Everything you need to know
about mind-altering drugs

ISBN : 2 - 9507264 - 7 - X

Cette tâche incombe aux parents d'abord, aux enseignants ensuite ; c'est une démarche qui ne peut être chapeautée par la loi ou menée à travers une politique nationale. Bien plus que cela, ces lois et politiques nationales ne doivent pas saper le travail des parents et des enseignants en perpétuant des idées parfaitement irrationnelles, motivées par la peur et les préjugés. Le type d'information que nous aimerions entendre ne peut souffrir aucune similarité avec ce qui existe aujourd'hui en matière d'éducation sur la drogue. Cette éducation consiste, dans le meilleur des cas, à effrayer les jeunes en exagérant considérablement les dangers de ces substances. Les conférences, les brochures et les films qui adoptent cette approche contribuent le plus souvent à exciter leur curiosité et à ridiculiser les autorités.

Il est vraisemblable que parents et enseignants accepteront d'indiquer aux enfants des alternatives aux drogues et tenteront de les y intéresser. Il leur paraîtra difficile, sans doute, de soutenir des programmes dont le but est d'enseigner aux jeunes à établir des relations saines avec les drogues, mais, à une époque où il est si facile de se les procurer et où les jeunes semblent tout disposés à les expérimenter, une bonne éducation sur les drogues est devenue une question de vie ou de mort.

Nous nous sommes efforcés de rendre ce livre accessible aux jeunes en gardant un langage et des idées simples et directes. Il y a quelques années, il n'existait pas d'information de ce genre accessible au grand public. Adolescents, nous nous sommes battus pour savoir et, avec bien des difficultés et bien des erreurs, nous nous sommes acheminés vers la connaissance des drogues et de leurs effets, pour finalement établir et adopter des règles de vie avec elles. Nous savons combien il est difficile de grandir dans un monde où les drogues circulent avec autant de facilité et nous espérons que notre expérience sera utile aux jeunes générations.

Nous leur donnons ici quelques conseils généraux pour commencer.

Vous grandissez dans un monde extrêmement bien approvisionné en drogues. Chacune d'elles peut être utilisée avec sagesse ou non. La plupart des adultes vous donneront de fausses informations et se montreront souvent malhonnêtes ou hypocrites quant à leur propre consommation. Vous verrez nombre de vos connaissances frayer avec les drogues et aurez maintes occasions de les expérimenter vous-même, si vous ne l'avez déjà fait. Que les adultes exagèrent les dangers des drogues qu'ils désapprouvent ne signifie pas qu'elles soient inoffensives. Toute drogue est dangereuse.

La seule façon d'éviter tout problème avec les drogues est de ne jamais en prendre. C'est un choix parfaitement raisonnable, qui peut vous apporter plus de liberté que vos homologues consommateurs. Gardez bien cela à l'esprit, si un jour vous vous sentez obligé de prendre de la drogue. Il peut vous arriver en effet de vous sentir exclu d'un groupe en vous abstenant, mais soyez sûr que vous ne raterez pas grand-chose. Toutes les expériences vécues avec la drogue peuvent être obtenues par d'autres moyens. Si vous décidez effectivement d'expérimenter des drogues, qu'elles soient légales ou illégales, assurez-vous que vous savez exactement de quoi il s'agit, d'où elles viennent, de quelle façon elles sont susceptibles d'affecter votre corps, et quelles précautions il vous faudra prendre pour contenir leurs effets nocifs potentiels. Souvenez-vous qu'établir des rapports sains avec les drogues n'est pas facile, et que faire perdurer ces bonnes relations demande un certain travail. N'utilisez pas les drogues à la légère et ne fréquentez pas les personnes qui le font.

Si vous êtes tenté d'essayer des drogues illégales, gardez bien à l'esprit qu'une interpellation policière peut avoir de graves conséquences pour vous et votre famille. D'un autre côté, ne faites pas l'erreur de croire que, parce qu'une drogue est légale, elle est inoffensive. Certaines de ces substances figurent parmi les plus fortes et les plus dangereuses.

Vous courez moins de risques en absorbant occasionnellement et par voix orale des formes diluées de drogues naturelles, surtout si vous les prenez pour des raisons positives et en conformité avec les règles que vous vous êtes vous-mêmes imposées. Vous en courez davantage, en revanche, si vous prenez des drogues concentrées et cela fréquemment, surtout si vous le faites pour échapper à la détresse, à l'ennui, ou simplement parce que la drogue est à votre portée.

Se droguer à l'école est une mauvaise idée. Même si la classe vous ennuie, vous devez y aller parce que la maîtrise de ce qu'on vous y enseigne est votre ticket pour la liberté et l'indépendance dans votre future vie d'adulte. Les drogues peuvent gêner votre apprentissage dans la mesure où elles vous empêcheront de vous concentrer et de mémoriser, ou parce qu'elles vous mettront en relation avec des individus qui ne pourront qu'encourager une attitude négative à l'égard de l'école.

La drogue peut devenir une source de conflits avec vos parents. Si ceux-ci s'offusquent de vous voir prendre des drogues, dites-vous qu'ils sont peut-être inquiets pour votre sécurité, votre santé ou votre épanouissement psychologique. Essayez de leur parler franchement et d'écouter leur point de vue avec l'esprit ouvert. Demandez-vous comment vous réagiriez à leur place. Quel conseil donneriez-vous à votre enfant si vous découvriez qu'il prend de la drogue ? Questionnez vos parents sur les substances qu'ils consomment eux-mêmes. Peut-être accepteront-ils d'abandonner les leurs si vous renoncez aux vôtres. Essayez de déterminer ce qu'il y a de commun entre vos expériences et les leurs. Que suggèrent-ils comme alternative ? Si vous parvenez à les convaincre que vous êtes responsable, vous pourrez peut-être soulager leur anxiété. Si leurs craintes sont suscitées par l'ignorance ou le manque d'informations, essayez de faire leur éducation en matière de drogue, non pas en jouant sur l'émotion, mais en vous renseignant sérieusement sur les substances que vous utilisez. Donnez-leur ce livre à lire comme point de départ à vos discussions.

Enfin, souvenez-vous que votre désir de modifier votre état de conscience n'est pas un symptôme de maladie mentale ou un besoin malsain d'échapper à la réalité. Il est normal de vouloir expérimenter différents états de conscience. Mais la drogue est une façon parmi d'autres d'y parvenir, et si vous prenez l'habitude de compter sur elle avant d'atteindre l'âge adulte, il se peut que vous soyez incapable d'apprécier toute une gamme d'expériences d'un autre type qui, bien que plus subtiles, vous seront beaucoup plus profitables à long terme. Il est indéniable que les drogues peuvent vous emmener très loin, mais elles sont difficiles à contrôler et, si vous en prenez trop souvent, elles se joueront de vous.

Nous partageons aujourd'hui l'anxiété des parents. C'est pourquoi nous espérons qu'ils liront ce livre et mettront à profit les informations qu'il contient afin d'aider leurs enfants. Quant à vous, qui serez certainement parent à votre tour, vous risquez fort de découvrir un jour que votre fils ou votre fille consomme des drogues. Dans la perspective de cette découverte, sachez que le désir d'expérimenter les drogues est une phase normale de l'adolescence, un rite de passage, dont la majorité des adolescents ressortent indemnes.

De même, assurez-vous que vous êtes correctement informé sur les drogues que votre enfant consomme avant de le conseiller. De nos jours, les enfants sont souvent très éclairés et méprisent les instructions antidrogue qu'ils savent fausses. Leur dire que la marijuana conduit à l'héroïne et que le LSD détruit les chromosomes est le meilleur moyen de perdre leur attention et votre crédibilité.

Faites l'examen de votre propre utilisation des drogues avant de les interroger sur la leur. Prendre position contre la consommation de drogues alors que vos relations avec l'alcool, le tabac, la caféine et les tranquillisants laissent à désirer, risque de rester sans effet sur eux. Si vous consommez des substances illégales, votre position n'en sera que plus faible, du fait de votre propre violation des lois.

Il importe de créer un climat de confiance qui permettra, à vous et à votre enfant, d'aborder librement des sujets aussi difficiles que la drogue ou le sexe. Une bonne communication est impossible dès l'instant où l'un des deux parents s'érige en enquêteur, policier, juge ou gardien.

Comme nous le rappelons tout au long de ce livre, le simple consommateur n'est pas nécessairement un toxicomane. Vous devez aborder le problème de la drogue l'esprit ouvert. Essayez de vous souvenir de ce que vous ressentiez adolescent. Quelles interdictions avez-vous transgressées, et dans quelle mesure pouviez-vous en discuter avec vos parents une fois démasqué ? Rappelez-vous que si les problèmes spécifiques changent d'une génération à l'autre, les conflits fondamentaux entre parents et enfants sont universels et remarquablement constants.

Prémunir votre enfant contre l'abus de drogues est une responsabilité qui vous incombe avant toute autre personne. Le meilleur moyen d'éviter qu'il abuse de la drogue (si jamais il en prend un jour) est de lui fournir des modèles de consommation intelligente. On sait que les alcooliques sont souvent issus de familles dont l'un des parents ou les deux sont alcooliques ; on ignore souvent, en revanche, qu'ils viennent aussi de familles dont les parents ne boivent jamais. Il semblerait que l'absence d'un modèle de consommation raisonnée d'alcool chez les parents soit un facteur déterminant. Ainsi, on attribue le faible taux d'alcoolisme chez les juifs à la façon dont la vie de famille intègre l'alcool à sa vie sociale et à ses rites. Plus vous encouragerez la transparence dans votre foyer, plus vous aurez des relations saines avec les drogues que vous consommez, et plus vous aurez de chances de transmettre à votre enfant des habitudes et des comportements sains vis-à-vis d'elles.

Établissez des règles et fixez des limites à votre enfant à l'égard des drogues. S'il vous considère et respecte la manière dont vous consommez l'alcool, la caféine ou d'autres substances, il acceptera volontiers vos conseils. Soyez réaliste dans la façon dont vous établissez ces règles. Si, par exemple, vous êtes totalement opposé à la présence de drogues illégales chez vous, vous avez parfaitement le droit de les y interdire. Cependant, vous devez être conscient que votre enfant pourra toujours les utiliser à l'extérieur.

Gardez à l'esprit le fait que si votre enfant consomme des drogues, c'est surtout pour expérimenter d'autres états de conscience. Les effets de la drogue séduisent tout autant les jeunes que les adultes. On sait à quel point ces derniers aiment conduire des voitures et des bateaux de course, voler en deltaplane, danser, boire, fumer et s'adonner à de nombreuses occupations qui altèrent la conscience. Votre enfant ne doit pas avoir le sentiment de se tromper en voulant vivre ces expériences. Si vous vous opposez à ce qu'il les vive par l'intermédiaire de certaines drogues, soyez prêt à abandonner les vôtres. Proposez-lui aussi des solutions de remplacement. Attention, l'alcool n'en est pas une : c'est aussi une drogue, et l'avantage que lui donne sa légalité est largement compensé par les nombreux dangers qu'encourent ses consommateurs de tout âge.

Faites enfin l'analogie avec les premières expériences sexuelles, qui, comme la drogue, sont un rite de passage de l'adolescence auquel les parents doivent faire face. Pensez qu'il vaut mieux soutenir votre enfant en lui accordant votre confiance plutôt que de le contraindre à rechercher seul et à tâtons l'information dont il a besoin.

Nous avons tous deux enseigné dans des écoles et des lycées et savons d'expérience que ce sont des lieux de prédilection pour la distribution et la consommation de drogues. De nombreux enseignants sont consternés par le caractère généralisé de la consommation de drogue chez les enfants d'aujourd'hui ; ils sont en effet de plus en plus souvent confrontés à des élèves incapables de se concentrer ou d'apprendre parce qu'ils sont sous l'emprise d'une substance ou d'une autre.

On ne peut négliger l'importance de l'influence que les enseignants exercent sur leurs élèves. Malheureusement, lorsqu'il s'agit de sujets aussi brûlants et chargés d'affect que celui de la drogue, ils sont contraints de se plier à des pressions qui leur interdisent de suivre leur intuition et leur conscience. Ils sont souvent obligés de proposer des programmes d'éducation concernant la drogue, fondés sur une information fausse et des attitudes irrationnelles. Reconnaître l'inexactitude de ces données peut valoir aux enseignants le respect de leurs élèves et leur permettre ainsi d'influer sur leur comportement, mais cela peut aussi leur coûter leur emploi. Il nous semble donc essentiel que les enseignants prennent la peine de s'informer afin de tenter ensuite, en travaillant dans les limites qui leur sont imposées, d'instaurer le dialogue autour des drogues dans les salles de classe. Les élèves se sentiraient alors plus libres de parler de leur curiosité à l'égard des drogues, de leurs expériences et des conflits qu'elles suscitent.

Comme dans une discussion entre parents et enfants concernant le sexe ou la drogue, les enseignants devront s'efforcer d'être francs et cohérents s'il veulent rester crédibles auprès de leurs élèves. Ils devront clarifier leurs propres attitudes et se préparer à répondre à des questions sur leur consommation et leurs habitudes, dans la mesure où les enfants ne manqueront pas de les interroger. Vu la dimension politique de la controverse soulevée par la drogue, il est possible que certains enseignants veuillent purement et simplement éviter le sujet. On ne peut les en blâmer quand on sait à quel point leur situation est fragile. Cependant, étant donné l'immense contribution qu'ils peuvent apporter dans la lutte contre l'abus, nous espérons qu'ils sauront trouver les moyens d'aider les adolescents à modifier leurs comportements à l'égard de la drogue.

Bien que ce livre s'adresse avant tout aux jeunes, nous le destinons également aux médecins, aux législateurs, aux membres du clergé, aux enseignants, aux consommateurs et non-consommateurs, quel que soit leur âge. Les informations que nous avons rassemblées proviennent de sources diverses, y compris de notre expérience personnelle, et, dans la mesure du possible, nous leur avons adjoint des témoignages, de façon à donner un tableau général plus équilibré. Nous avons essayé tout au long de ce livre de montrer comment la société pouvait prévenir l'abus de drogues en proposant des alternatives ou en encourageant chacun à établir des relations saines avec ces drogues quand il décide de les utiliser.

2

Qu'est-ce qu'une drogue ?

L'héroïne est une poudre blanche qui provoque des modifications importantes tant dans le corps que dans l'esprit quand elle absorbée à faibles doses, et la majorité des gens s'accorderaient à dire que c'est une drogue. Mais alors que dire du sucre ? C'est aussi une poudre blanche qui affecte fortement le corps et dont certains experts affirment qu'elle agit également sur les fonctions mentales et l'humeur de l'individu. Le sucre comme l'héroïne peuvent d'autre part provoquer l'accoutumance. Quant au chocolat, on le considère généralement comme un simple aliment ou un parfum, mais il contient une substance chimique parente de la caféine, ce qui en fait un stimulant qui peut entraîner la dépendance. Et le sel ? Est-il une drogue ? Un grand nombre de gens pensent qu'ils ne peuvent vivre sans lui, et il a, lui aussi, des effets spectaculaires sur l'organisme.

On dit généralement que toute substance qui, absorbée en petites quantités, produit d'importants changements dans le corps, l'esprit ou les deux, est une drogue. Cette définition n'établit pas de distinction claire entre les drogues et certains aliments. De même, la différence entre une drogue et un poison reste vague. Toute drogue est un poison à doses excessives, et de nombreux poisons s'avèrent utiles à doses modérées.

L'alcool est-il un aliment, une drogue ou un poison ? Le corps peut le brûler comme un carburant, comme il le fait avec le sucre ou les féculents, mais, absorbé en trop grande quantité, il peut provoquer des intoxications, ou même la mort. De nombreux buveurs d'alcool s'élèvent pourtant contre l'abus de psychotropes, sans jamais reconnaître qu'ils sont eux-mêmes aux prises avec une drogue puissante. De la même façon, beaucoup de fumeurs ne se doutent pas que le tabac est une drogue forte ; quant aux grands consommateurs de café, ils ont rarement conscience d'être accros à un stimulant.

voire nécessaires. Certains yogis d'Inde fument de la marijuana selon un rituel, mais enseignent que les opiacés et l'alcool sont nocifs. Les musulmans peuvent tolérer l'opium, la marijuana et le khat (feuille aux propriétés fortement stimulantes), cependant ils sont intraitables envers l'alcool.

Ajoutons à cela que les attitudes à l'égard des drogues à l'intérieur d'une même culture ont tendance à se modifier au cours du temps. Quand le tabac est arrivé du Nouveau Monde en Europe, il a suscité une telle opposition que les autorités de certains pays ont alors tenté de juguler sa propagation en condamnant à mort ceux qui en consommaient. Moins d'un siècle plus tard, sa consommation était non seulement acceptée mais encouragée par les gouvernements désireux d'exploiter son potentiel économique. Au cours de ce siècle, l'attitude des Américains à l'égard de l'alcool est passée d'une molle indifférence à une opposition assez violente pour que se mette en place la prohibition au niveau national, avant de revenir ensuite à une acceptation quasi universelle. Quant au débat sur la marijuana, il s'agit surtout d'un conflit entre générations, les anciens voyant en elle une substance malfaisante alors que les jeunes la préfèrent à l'alcool.

Des études sur le comportement révèlent que l'être humain éprouve le besoin fondamental de distinguer le bien et le mal. L'existence du mal suscite la peur et nécessite d'être expliquée. Pourquoi la maladie existe-t-elle ? Pourquoi la mort ? Pourquoi les récoltes sont-elles mauvaises ? Pourquoi y a-t-il la guerre ? Et, finalement, comment devons-nous contenir le mal afin d'éviter la catastrophe ? La solution la plus simple consiste à attribuer le mal à des choses extérieures, qu'il faut donc proscrire, éviter ou essayer de détruire. Ainsi naissent les tabous.

Chaque peuple a tendance à établir des tabous autour des activités et des substances qui lui sont essentielles. La nourriture, le sexe et le plaisir sont trois éléments fondamentaux qui ploient sous les tabous, bien que, encore une fois, ils ne soient pas souvent les mêmes d'une culture à l'autre. Les musulmans mangent du bœuf mais pas de porc, certains groupes en Inde mangent du porc mais pas de bœuf. Tabou dans la plupart des sociétés modernes occidentales, l'homosexualité a été parfaitement acceptée par le passé et continue de l'être dans certaines parties du monde.

Les peuples justifient leurs tabous en les rationalisant. Les juifs aiment penser qu'ils ne mangent pas de porc parce que les cochons sont sales et qu'ils ont certainement porté des maladies en des temps anciens. Les chrétiens affirment que l'homosexualité est un péché parce qu'elle pervertit l'intention première de Dieu selon laquelle le sexe sert à procréer. En fait, ces raisons sont secondaires ; ce qui est fondamental, ce sont les processus irrationnels destinés à dominer les sources de la peur qui sont à l'origine des tabous. Les raisons et les justifications viennent plus tard.

Les substances psychotropes peuvent procurer du plaisir, elles peuvent modifier la façon d'être, de penser, de percevoir le monde, d'aborder les autres, c'est pourquoi elles engendrent une pensée irrationnelle et des tabous. S'il vous arrive d'entendre des arguments pour ou contre une drogue, même si ceux-ci sont énoncés par un expert scientifique, souvenez-vous qu'il s'agit probablement de la justification de vues préexistantes, profondément enracinées dans l'affect de l'interlocuteur. On sait bien qu'on arrive toujours à fournir des statistiques et des preuves scientifiques à l'appui des thèses qu'on énonce.

C'est parce que les drogues demeurent intimement liées aux peurs et aux désirs de l'individu qu'il est si difficile de trouver une information neutre les concernant. Nous avons essayé avec ce livre de fournir des données impartiales sur les substances psychotropes que vous êtes susceptible de rencontrer de nos jours. Nous ne pouvons affirmer que nous n'avons pas de parti pris concernant les drogues, mais nous pensons bien les connaître. Notre plus grande conviction est que les drogues ne sont ni bonnes ni mauvaises ; il serait juste de dire, en revanche, que ce sont des substances puissantes que l'on peut utiliser à bon ou à mauvais escient. Nous nous soucions beaucoup des relations que les individus peuvent établir avec les drogues, qu'elles soient légales ou illégales, approuvées ou désapprouvées, et nous pensons qu'en offrant une information neutre sur ces substances, nous pouvons réellement les aider, particulièrement s'ils sont jeunes, à vivre en accord avec elles. Notre but n'est pas d'encourager ou de décourager la consommation de drogue, mais, puisqu'elle est une réalité, d'aider les gens à vivre avec sans avoir à en souffrir.

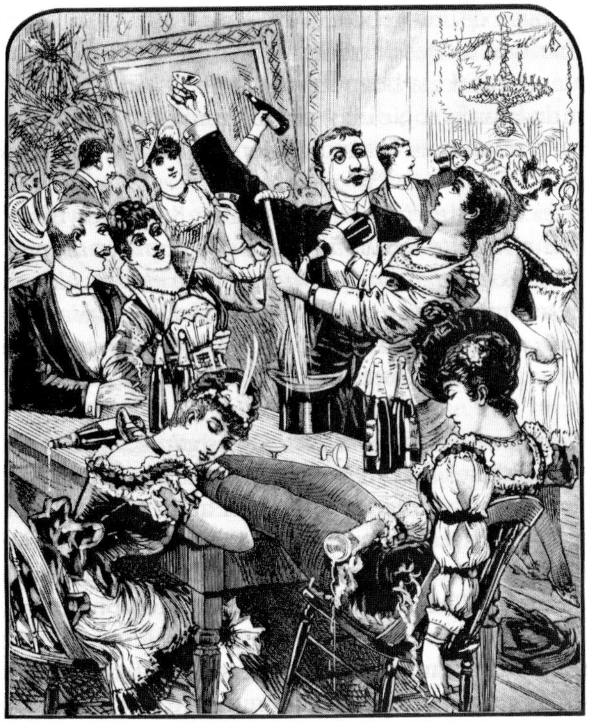

(Fitz Hugh Ludlow Memorial Library)

leurs sens et d'assouvir leurs appétits. L'une des caractéristiques du plaisir sensoriel est qu'il s'émousse à force de répétition ; de plus, les moyens d'y accéder sont limités. Le sexe s'est vu consacrer autant de temps, de pensées et d'énergie que n'importe quelle autre activité humaine, mais la gamme des techniques et des positions sexuelles n'est pas infinie.

Or les drogues, en modifiant la perception, peuvent renouveler l'intérêt d'une expérience déjà familière. On prend de la drogue pour faire l'amour depuis la nuit des temps, mais aussi pour danser, manger, écouter ou faire de la musique. Boire du vin pendant les repas est un exemple de cette attitude qui remonte à la préhistoire et qui continue d'être bien accueillie par la société. Certains hommes affirment qu'un cigare de qualité et un verre de cognac sont indispensables pour clore un bon dîner ; les amateurs de cannabis assurent qu'un repas agréable commence par un joint. Les hallucinogènes, surtout, sont des amplificateurs de sensations, capables de rendre un coucher de soleil plus captivant qu'un film. Évidemment, ils peuvent aussi changer une situation désagréable en cauchemar. Les drogues ont cette particularité de pouvoir transformer, même temporairement, l'ordinaire en extraordinaire, et c'est pour cette raison que tant de gens, mus par le désir de tirer plus de la vie, se tournent vers elles.

Stimuler la créativité et les performances artistiques. Les écrivains ont, de tout temps, utilisé des substances psychotropes comme source d'inspiration. *Kubla Khan*, le célèbre poème visionnaire du poète anglais Coleridge, est la transcription d'un rêve sous opium. Le poète français Charles Baudelaire utilisait le haschich et l'opium pour stimuler son inspiration créatrice. Alexandre Dumas expérimenta le haschich avec lui. L'écrivain américain Edgar Allan Poe avait souvent recours aux opiacés, et certaines de ses histoires les plus étranges sont probablement nées de ces expériences. Les premiers écrits de Sigmund Freud furent inspirés par la cocaïne. Il se fit d'ailleurs, pendant un temps, le fervent défenseur de ce qu'il considérait comme un médicament miracle. D'innombrables romanciers, poètes, dramaturges et journalistes ont cherché leur inspiration dans l'alcool, beaucoup d'entre eux ont payé le prix fort en devenant alcooliques.

Certains peuples traditionnels expriment dans l'art les visions qu'ils ont eues sous hallucinogènes. Les tableaux tissés des Indiens Huichols du Mexique, par exemple, résultent directement de séances au cours desquelles ils mangent du peyotl. D'autres artistes ont recours à des psychotropes au moment de matérialiser des visions issues de leur propre imagination. Diego Rivera, l'artiste mexicain le plus connu du XXe siècle, fumait de la marijuana. Le célèbre peintre abstrait américain Jackson Pollock était alcoolique ; il est mort à l'âge de quarante-quatre ans dans un accident de voiture alors qu'il conduisait sous l'emprise de l'alcool.

Quand la marijuana fit sa première apparition aux États-Unis, dans les années vingt, les musiciens, qui s'en servaient à la fois pour composer et jouer, comptèrent parmi ses plus fervents consommateurs ; c'est encore vrai aujourd'hui de la plupart d'entre eux. Quelques-uns des plus grands musiciens de jazz étaient héroïnomanes.

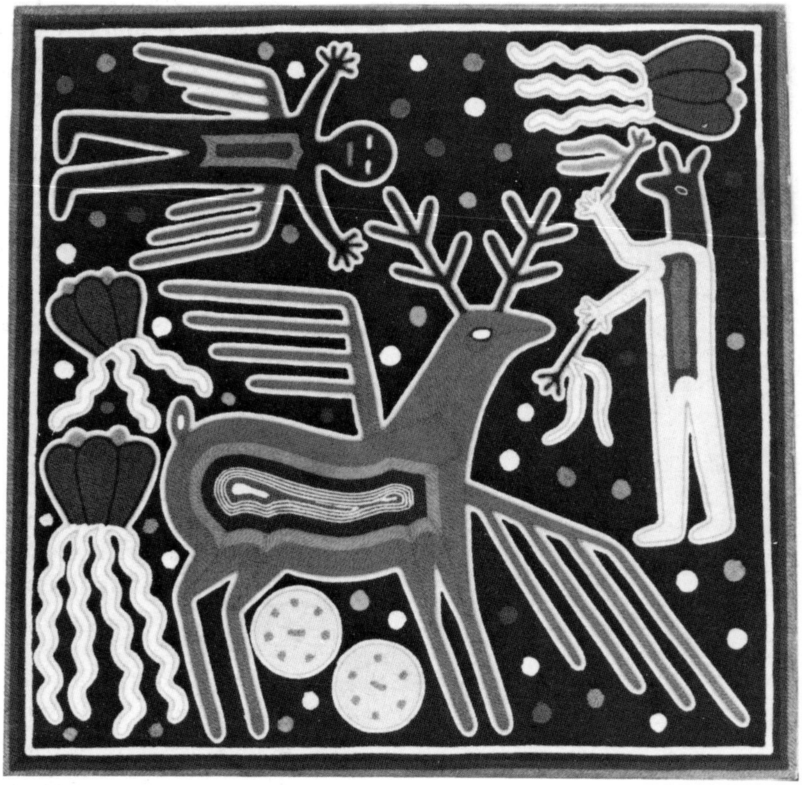

Tableau tissé des Indiens Huichols représentant le daim sacré, les esprits et trois cactus peyotl. (Dody Fugate.)

Il existe peu d'études scientifiques sur les rapports entre drogue et créativité, mais il faut croire que les drogues permettent à certains d'accéder à une autre vision du monde qu'ils peuvent exprimer ensuite à travers leur art.

Améliorer les performances physiques. Différentes substances permettent de réaliser des prouesses physiques. Au Pérou, dans l'ancien empire inca, les coureurs de relais mâchaient des feuilles de coca pour couvrir de très longues distances dans les hautes montagnes des Andes et porter des messages ou des nouvelles dans toutes les par-

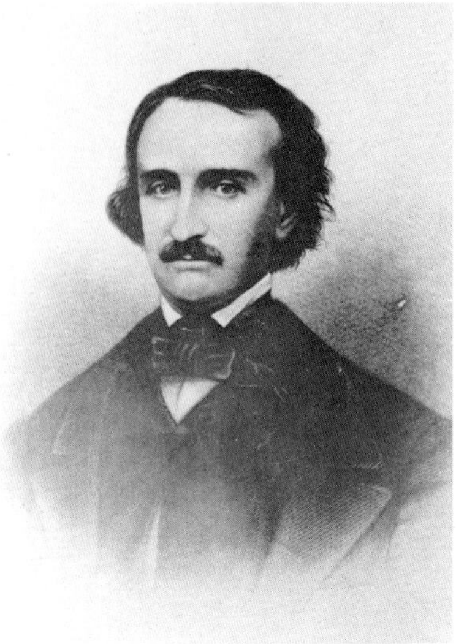

Les contes macabres de l'écrivain et poète américain Edgar Allan Poe (1809-1849) lui furent sans aucun doute inspirés par le laudanum (teinture d'opium) dont il faisait une consommation régulière. (Photo World/Free Lance Photographers Guild.)

ties du royaume. Autrefois, les guerriers buvaient de l'alcool avant le combat pour se donner du courage et être moins sensibles à la douleur. Aujourd'hui, beaucoup d'athlètes professionnels ont recours à ces pratiques : les joueurs de base-ball mâchent du tabac, tandis que les joueurs de football et de basket-ball prennent souvent des amphétamines ou de la cocaïne. Les routiers, eux aussi, parviennent au terme de longues routes avec peu de sommeil et beaucoup d'amphétamines.

Se rebeller. Les drogues sont entourées de tant de tabous qu'elles canalisent naturellement le désir de rébellion des individus, parce que la transgression des tabous est un moyen évident d'aller à l'encontre des valeurs établies. Les enfants découvrent très vite qu'on peut contrarier ses parents, ses professeurs, son médecin et toute autre autorité en prenant des substances interdites. Les adolescents affirment généralement leur indépendance en rejetant les valeurs parentales. Il est de ce fait peu étonnant que l'adolescence soit fréquemment une période d'expérimentation des drogues. Malheureusement, en tentant de contrôler la consommation par le biais de l'interdit, notre société entre dans le jeu de l'adolescent en mal de rébellion. Certains adultes, pas encore totalement sortis de l'adolescence, expriment eux aussi leur révolte à travers un comportement toxicomane.

Se plier aux pressions de ses semblables. Parmi ceux qui n'ont pas, au départ, d'appétence particulière pour la drogue, beaucoup finissent quand même par en prendre pour accompagner les autres. Un homme ou une femme qui ne boit pas un verre avec ses collègues de bureau risque fort d'être regardé de travers. Certains adolescents commencent à fumer des cigarettes ou de la marijuana, alors qu'ils n'en aiment pas les effets, dans la seule intention de se sentir acceptés — tout comme ils se plient aux caprices de la mode même quand celle-ci ne leur va pas. Les jeunes voient souvent dans la drogue un symbole de maturité et d'évolution, et redoutent, s'ils n'en consomment pas, de se voir refuser l'entrée à certains cercles. Les publicités pour l'alcool et les cigarettes ne manquent jamais d'exploiter ces modes de fonctionnement et ces craintes.

Quoiqu'il soit sans doute absurde de consommer de la drogue parce que « tout le monde le fait », il faut pourtant admettre que c'est une raison très fréquente.

Affirmer une identité. Certains individus ou petits groupes ont recours à l'usage de drogues prohibées ou à l'abus de substances autorisées afin de se sentir à part ou de se donner le sentiment d'une identité propre. À la manière des punks, qui portent des vêtements et un maquillage outranciers, certaines personnes affectent des attitudes de consommation inhabituelles pour attirer l'attention et la reconnaissance des autres.

Les raisons pour lesquelles un individu prend de la drogue sont tellement nombreuses qu'il est souvent difficile de toutes les recenser. On peut prendre telle drogue pour telle raison, telle autre pour telle autre raison ou même plusieurs. Il arrive aussi que ce soit par pure habitude, sans raison du tout.

4

Nos relations avec les drogues

Le besoin d'établir qu'une drogue est bonne ou mauvaise a donné naissance au terme anglais *drugs of abuse*. Les membres des gouvernements et les médecins ont fréquemment recours à cette appellation par laquelle ils désignent généralement toute substance illégale. Dans leur vision des choses, toute personne qui s'en sert est coupable d'abus de drogue.

Mais qu'est-ce que l'abus de drogue ? Dire que c'est l'usage d'une *drug of abuse* confine à l'absurde. Selon nous, la consommation d'une drogue quelle qu'elle soit devient abusive dès qu'elle menace la santé de l'utilisateur et porte atteinte à son intégration sociale et économique. Un fumeur de cigarettes, qui souffre d'une maladie respiratoire et continue pourtant de fumer, abuse du tabac. Un élève qui ne peut pas se concentrer pendant la classe parce qu'il est *stone* abuse de la marijuana. Un alcoolique incapable de conserver un emploi à cause de son ébriété abuse de l'alcool, une personne qui dilapide son argent dans la cocaïne au point de plonger sa famille dans une situation financière critique en abuse également. D'un autre côté, n'importe quelle drogue peut être utilisée de façon raisonnable, même quand elle est illégale ou réprouvée. Et, de fait, beaucoup de gens consomment du tabac, de la marijuana, de l'alcool et même de l'héroïne sans en abuser. Entendez par là qu'ils ne mettent pas leur santé en danger et continuent de remplir leurs obligations sociales et économiques. L'abus de drogue n'est pas tant lié à la drogue choisie qu'à la façon dont est elle utilisée.

Les facteurs qui gouvernent les relations établies avec une drogue sont multiples. Bien entendu, la nature des drogues elle-même est déterminante, et l'on dispose, à cet égard, d'une science, la pharmacologie, entièrement consacrée à l'étude de leur action.

Il est malheureusement très difficile d'établir, de façon précise et définitive, les effets d'une drogue. À doses égales, une drogue donnée induit des réactions qui varient d'un individu à l'autre, sans doute parce qu'il n'existe pas deux biochimies, ni deux visages, rigoureusement identiques. Une personne qui absorbe exactement la même chose à deux moments différents peut elle-même avoir deux réactions distinctes. Les pharmacologistes s'efforcent de minimiser ces variations en observant, dans les conditions de surveillance que permet un travail en laboratoire, les effets de substances administrées à des animaux et à des hommes. Les résultats de ces expériences leur permettent d'établir une classification des drogues, et de montrer, par exemple, que la majorité des substances psychotropes sont, soit des stimulants, soit des dépresseurs, du système nerveux.

Les expériences menées en laboratoire révèlent d'autre part que la dose absorbée est un paramètre très important. En fonction d'elle, les effets peuvent varier considérablement. Ingéré en petite quantité, l'alcool donne un sentiment de bien-être et de quiétude ; en grande quantité, il provoque incoordination, confusion et nausée.

La façon dont une substance est absorbée est également déterminante. Par voie orale, elle pénètre le sang plus lentement et son impact sur le système nerveux est moins important que si elle est prisée, fumée ou injectée, auquel cas elle ne passe pas par les voies gastro-intestinales. L'absorption de grandes quantités de drogue par l'une de ces trois voies plus immédiates présente davantage de risques et entraînera plus facilement, à terme, la dépendance.

Ces données exclusivement pharmacologiques peuvent, dans certains cas, expliquer pourquoi telle substance donne lieu ici à un comportement et là à un autre. Les Indiens d'Amérique du Sud, par exemple, mastiquent la feuille de coca ; par conséquent, ils n'avalent que de très petites quantités de cocaïne sans jamais abuser de ce stimulant. Les gens qui, en revanche, prisent de grandes quantités de cocaïne ou fument du crack sont plus souvent victimes de problèmes médicaux, sociaux et psychologiques. Les probabilités d'une consommation abusive sont bien plus importantes quand on prise ou quand on fume de la cocaïne que quand on mâche de la coca. En d'autres termes, on a plus de chances d'établir de bonnes relations avec la coca qu'avec la cocaïne, et c'est un phénomène qui trouve son explication dans la pharmacologie.

Mais un laboratoire n'est pas le monde, et la pharmacologie n'explique que certains aspects des relations de l'homme avec la drogue. Quand on prend une drogue, l'expérience qui en résulte ne correspond pas toujours à ce que prévoit la pharmacologie. Il existe certains facteurs dans la vie réelle qui peuvent totalement fausser les résultats obtenus en laboratoire. L'un de ces facteurs est la prédisposition du consommateur. Elle se définit par ce que

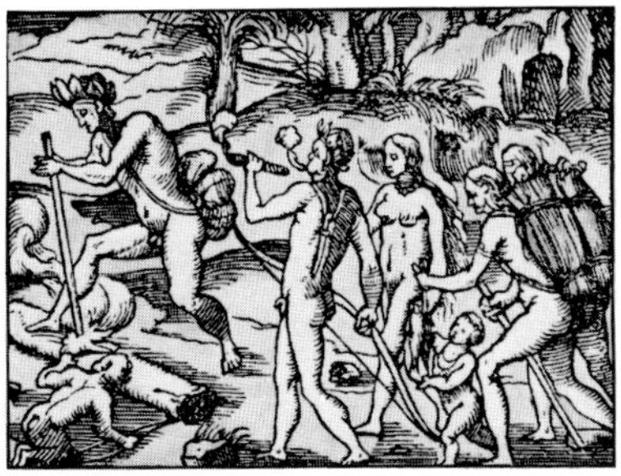

Détail d'un tableau français datant de 1558 représentant des Indiens du Brésil en train de fumer. (Fitz Hugh Ludlow Memorial Library)

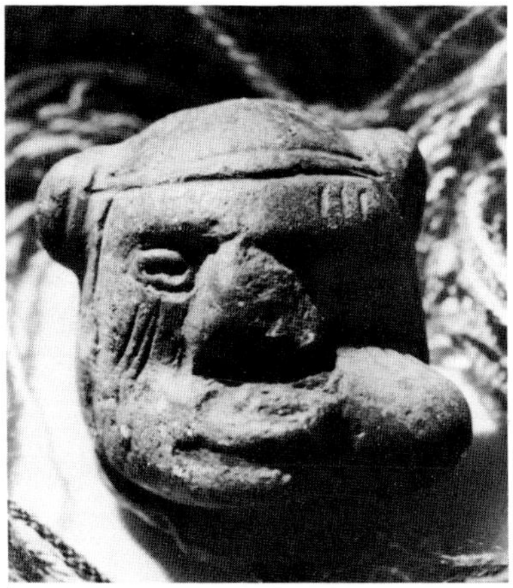

Tête colombienne d'un mâcheur de coca à la joue gonflée par les feuilles de la plante ; vers 1400. (Michael R. Aldrich)

l'individu pense qu'il va arriver au moment de prendre une drogue. Cette disposition d'esprit est conditionnée par la somme des expérience passées — par ce que l'individu a entendu dire de cette drogue, ce qu'il a lu à son propos, ce qu'il en a vu et pensé, ce qu'il en attend. Il n'est pas toujours facile d'établir de façon précise ce qu'un individu attend de cette expérience, dans la mesure où il n'est pas lui-même toujours conscient de ses sentiments réels. Un adolescent qui fume de la marijuana pour la première fois peut avoir l'impression qu'il désire vraiment faire cette expérience, alors qu'inconsciemment il est terrorisé à l'idée de perdre la raison ou de ne jamais « redescendre ». Ces peurs inconscientes peuvent induire une réaction, bien plus que les effets du produit lui-même.

La prédisposition, autant que la pharmacologie, peut conditionner les relations à long terme d'un individu avec une drogue. Une personne qui pense que la marijuana aura sur elle l'effet

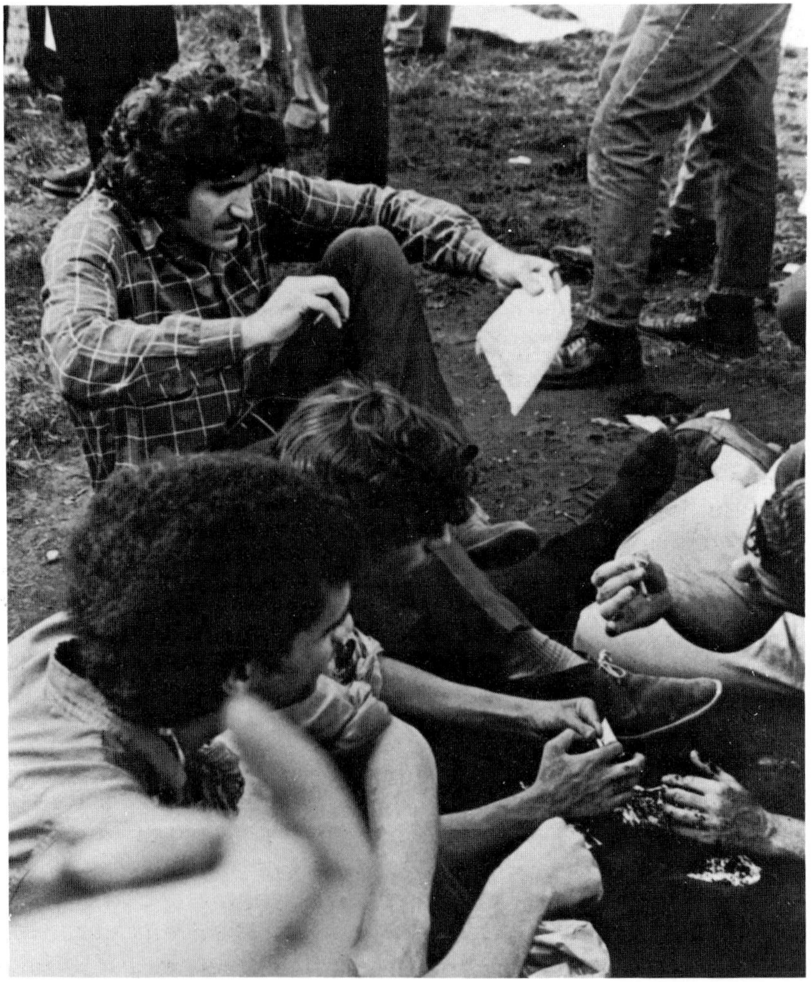

Un *smoke-in* à Tompkins Square Park, New York, 1968. (Shelly Rusten, Free Lance Photographers Guild.)

relaxant d'un somnifère n'en prendra qu'occasionnellement pour l'aider à s'endormir. Quelqu'un qui, en revanche, voit dans cette drogue un moyen de réduire son anxiété et de faciliter ses relations avec autrui l'utilisera fréquemment au cours de la journée et finira vraisemblablement par en devenir dépendant.

Un autre facteur invalide lui aussi les observations de la pharmacologie, c'est le contexte. C'est ainsi que l'on appelle l'environnement dans lequel une drogue est utilisée, non pas uniquement l'environnement physique mais aussi social et culturel. Pendant la guerre du Viêt-nam, de nombreux Américains avaient pris l'habitude de fumer de grandes quantités d'héroïne d'excellente qualité qu'ils trouvaient facilement et à bas prix en Asie du Sud-Est. Ils l'incorporaient à des cigarettes de tabac ou de marijuana qu'ils fumaient surtout pour échapper à l'ennui, parce que pour beaucoup de soldats américains, la guerre du Viêt-nam fut avant tout ennuyeuse, et parce que l'héroïne semblait faire passer le temps plus vite. Les pharmacologistes auraient sans doute prédit que beaucoup de ces soldats deviendraient des héroïnomanes ; or, pour la plupart d'entre eux, le retour aux États-Unis marqua la fin de cette habitude. Le cadre particulier de la vie militaire au Viêt-nam conditionnait ce mode d'utilisation de la drogue, et, en le quittant, beaucoup d'hommes ont arrêté facilement.

Ensemble, la prédisposition et le contexte peuvent singulièrement modifier la pharmacologie. Voilà pourquoi il est si difficile de parler des effets d'une drogue : ils sont indissociables d'un individu, d'un lieu, d'un moment. Dans l'Inde ancienne, on fumait la marijuana à des fins religieuses, on l'utilisait pour ses effets sur la conscience, et cette pratique était socialement acceptée. Au XIXe siècle, en Angleterre et aux États-Unis, certains médecins prescrivaient de l'huile de cannabis à leurs malades. Ceux-ci ne mentionnèrent jamais d'effets particuliers sur leur conscience. Comme il est vraisemblable qu'ils ne les attendaient pas, ils ne leur ont pas prêté attention. Dans les années vingt, aux États-Unis, les membres de certains groupes commencèrent à fumer de la marijuana pour planer — une pratique perverse aux yeux de la culture dominante. Les premiers fumeurs de marijuana étaient souvent pris de panique et commettaient même parfois des actes de violence sous son influence. Aujourd'hui, dans certains cercles, la consommation de marijuana est une pratique courante, qui, selon ses utilisateurs, réduit l'agressivité et l'hostilité.

Le fait que les effets d'une drogue varient autant d'un individu à l'autre, d'une culture à l'autre, d'une époque à l'autre, souligne l'absurdité de désigner une drogue comme bonne ou mauvaise. Mais s'il n'existe pas de *drug of abuse*, l'abus de drogue, lui, existe, et il est fondamental d'apprendre à le reconnaître. Les notions de bien et de mal n'ont un sens que dans l'analyse des relations d'un individu avec une drogue. L'idée qu'on peut avoir de bonnes relations avec les substances psychotropes dérange sans doute certains, mais ceux-là sauront-ils admettre que de nombreuses substances socialement intégrées sont, elles aussi, des drogues ?

Toute bonne relation avec une drogue présente quatre caractéristiques. Vous devez :

1. *Reconnaître que la substance que vous consommez est une drogue et avoir conscience de l'effet qu'elle a sur votre corps.* Les gens qui entretiennent de mauvaises relations avec une drogue ont rarement une bonne intelligence de la substance qu'ils utilisent. Ils pensent que le café est une simple boisson, la marijuana une herbe et que les coupe-faim réduisent simplement l'appétit. Toutes les drogues sont potentiellement dangereuses si on ne veille pas à ce que l'utilisation qu'on en fait n'échappe pas à notre contrôle. La première précaution est de s'assurer qu'on connaît la nature de la substance utilisée et qu'on en comprend les effets.

2. *Ressentir l'effet utile de la drogue même après une longue utilisation.* Ceux qui commencent à consommer une drogue de façon régulière découvrent très vite que les meilleures expériences qu'ils ont eues étaient les premières. Plus la fréquence d'utilisation augmente, moins les effets désirés se font sentir. Ceux qui entretiennent les pires rapports avec la drogue en consomment des quantités énormes pour un effet moindre. Ce curieux phénomène survient avec toutes les substances et peut devenir très frustrant. La fréquence d'utilisation est un facteur essentiel de la longévité de leurs effets. Si ce que vous aimez d'une drogue commence à s'estomper, sachez y reconnaître le signe d'une consommation excessive et trop fréquente. Si vous ne tenez pas compte de cet avertissement et si vous ne modifiez pas votre comportement, vos rapports avec cette drogue ne cesseront alors de se détériorer.

3. *Être capable d'interrompre facilement votre consommation.* La dépendance est l'une des caractéristiques les plus flagrantes d'un mauvais rapport aux drogues. Elles vous contrôlent bien plus que vous ne les contrôlez. Les gens qui ont de bonnes relations avec une drogue peuvent en prendre ou ne pas en prendre.

4. *Ne jamais ressentir les effets nocifs de la drogue sur votre santé ou votre comportement.* Tout le monde n'a pas la même résistance à ces effets négatifs. Certaines personnes peuvent fumer des cigarettes toute leur vie sans jamais développer de maladie des poumons ; d'autres peuvent priser de la cocaïne tous les jours et rester sains de corps et d'esprit en continuant d'assumer leur fonction sociale. Ce n'est pas le cas de tous. Continuer d'absorber une drogue alors qu'elle a des effets négatifs sur la santé et le comportement est un signe manifeste de toxicomanie.

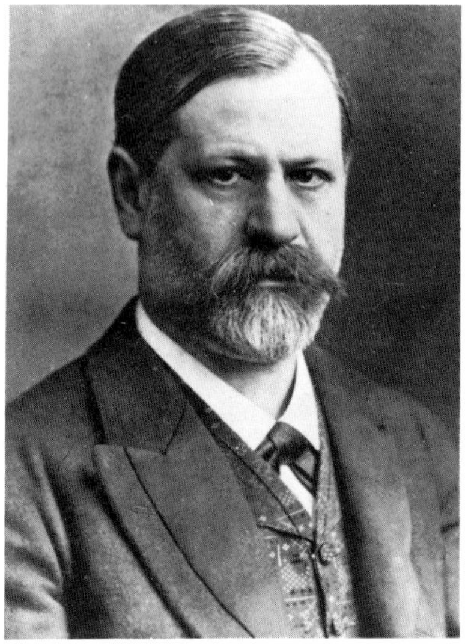

Sigmund Freud (1856-1939). Père de la psychanalyse, Freud fut l'un des premiers amateurs de cocaïne ainsi qu'un important consommateur de cigares (vingt par jour). Par la suite, il renia la cocaïne, mais continua de fumer pendant la plus grande partie de sa vie et mourut d'un cancer de la bouche causé par le tabac. (National Library of Medecine. Prêt du New York Psychoanalytic Institute Archives)

Qu'une drogue soit légale ou illégale, approuvée ou réprouvée, prescrite par un médecin ou achetée sous le manteau, si le consommateur en connaît la nature exacte, s'il est capable d'en maintenir l'effet utile, de s'en défaire facilement et de rester hors d'atteinte de ses conséquences négatives, on peut alors parler de bonnes relations avec une drogue.

De mauvais rapports avec une drogue commencent par l'ignorance de ce qu'elle est, la perte de l'effet désiré au fur et à mesure qu'augmente la fréquence de consommation et la difficulté de s'en défaire, avec une éventuelle détérioration de la santé et des relations sociales.

Toute drogue peut être utilisée à bon escient, aussi mauvaise que sa réputation puisse être, et, de même, elle peut être utilisée de façon abusive, aussi intégrée soit-elle. Il n'y a pas de bonnes ou de mauvaises drogues, il n'y a que de bonnes ou de mauvaises utilisations.

5

Les différentes sortes de drogues

Les substances psychotropes peuvent être classées selon qu'elles sont naturelles ou fabriquées par l'homme, élaborées par le corps ou par les plantes, un mélange brut de plusieurs substances ou un seul produit chimique purifié. Ces différences peuvent avoir une influence sur les relations que les gens établissent avec les drogues, c'est pourquoi il est bon de les connaître.

Substances endogènes

Le corps humain fabrique, dans le cerveau et dans certaines glandes, de puissantes substances chimiques qui influent sur nos humeurs, nos pensées et nos actes. Elles portent le nom de substances endogènes, un terme dont les racines grecques signifient « fait au-dedans ». Il est intéressant d'observer qu'elles ressemblent à de nombreux produits chimiques que les gens prennent pour modifier leur état de conscience.

La récente découverte des substances endogènes marque une étape capitale de la science. En 1950, les recherches sur le cerveau avaient fini par établir que les substances psychotropes agissaient en se fixant sur certains récepteurs spécifiques des cellules nerveuses, tout comme une clé est adaptée à une serrure. Une substance ne produit un effet — comme stimuler ou inhiber l'envoi d'un signal électrique par une cellule nerveuse — que si ses molécules viennent se placer sur les récepteurs adaptés. Ce principe est la pierre angulaire des théories actuelles sur l'action des substances chimiques sur le système nerveux.

Les pharmacologistes ont découvert par exemple que la morphine et l'héroïne se fixent sur des récepteurs à opiacés présents sur les cellules nerveuses de certaines régions du cerveau. Mais

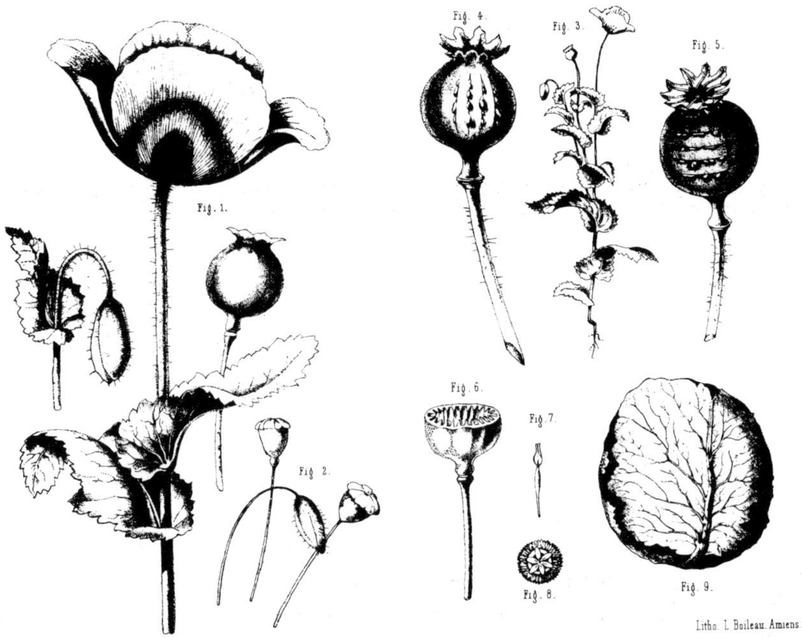

Ancienne illustration de botanique représentant une fleur de pavot, avec le détail des capsules encore vertes que l'on a incisées pour permettre l'écoulement de l'opium. (Prêt du Harvard College Library)

pourquoi notre cerveau aurait-il des récepteurs conçus pour recevoir des molécules fabriquées par le pavot ? Des chercheurs ont émis l'hypothèse que ces récepteurs servaient à des substances élaborées par le cerveau, dont les molécules ont une forme similaire à celles des opiacés. Cette hypothèse a été confirmée en 1975, avec la découverte d'un groupe de produits chimiques appelés endorphines. Les endorphines sont les narcotiques propres au cerveau et ont sensiblement les mêmes effets que les substances issues du pavot, telles que la sensation d'euphorie ou l'atténuation de la douleur.

Les endorphines font à l'heure actuelle l'objet d'une recherche active, parce qu'on pressent qu'elles ont beaucoup à nous révéler sur les mécanismes de l'esprit et du corps. On suppose, à l'heure actuelle, que ceux chez qui l'on observe une grande tolérance à la douleur produisent une plus grande quantité de ces narcotiques endogènes. Et quand vous vous levez le matin avec un sentiment d'euphorie, insouciant des problèmes qui d'ordinaire vous abattent, votre système endorphinique est probablement entré dans une phase d'intense activité. Il est possible également que certaines personnes naissent sans pouvoir fabriquer assez d'endorphines, ce serait justement celles-là qui apprécient les opiacés et se tournent vers eux pour faire face à la douleur et au stress de la vie quotidienne.

La découverte des endorphines soulève d'autres questions intéressantes. Ainsi, pourquoi le cerveau humain et le pavot ont-ils développé des produits chimiques aux effets similaires alors qu'ils sont si dissemblables ? Faut-il voir là une pure coïncidence ou en déduire qu'il existe une profonde relation entre les hommes et les plantes qui expliquerait cette traditionnelle inclination à expérimenter les substances végétales ? Doit-on comprendre que l'absorption de drogue est une pratique naturelle ? Il est possible que les endorphines et autres agents endogènes soient responsables de tous ces états particuliers de la conscience, qu'il y ait eu ou non absorption de drogue. Les gens qui planent grâce à la méditation ou à la course, par exemple, ont peut-être trouvé là un moyen de stimuler la production ou la libération de leurs propres substances neurochimiques.

Le corps ne se contente pas de produire ses propres narcotiques, il fabrique également des échantillons de la plupart des catégories de drogues dont il est question dans ce livre. Ses stimulants sont l'adrénaline et la noradrénaline. Ses dépresseurs, la sérotonine et le GABA (acide gamma-aminobutyrique), des substances chimiques qui ralentissent la transmission à l'intérieur du système nerveux central. Les hormones sexuelles peuvent être de puissants antidépresseurs, bien plus efficaces que tout ce qu'on a pu fabriquer en laboratoire jusqu'à aujourd'hui. Il est probable que le corps fabrique aussi ses propres hallucinogènes — vraisemblablement le DMT (diméthyltryptamine) ou une substance analogue — puisque l'épiphyse, profondément enfouie dans le cerveau, secrète des hormones dont la structure moléculaire est très similaire.

Les substances que notre organisme élabore ont une action très puissante et très efficace dans la mesure où il existe pour chacune d'elles un récepteur spécifique. Les scientifiques ont encore beaucoup à en apprendre et auront sans doute beaucoup à dire sur le sujet dans les années à venir. Il sera alors intéressant de savoir dans quelle mesure l'usage de substances externes peut avoir un impact sur la production de leurs sœurs endogènes. Il est possible que l'utilisation régulière d'une substance externe diminue, voire stoppe, la fabrication de la substance endogène correspondante, créant ainsi une base chimique à la dépendance et à la toxicomanie.

Substances naturelles

Formes brutes

La plupart des substances psychotropes proviennent des plantes, et des centaines de plantes ont des propriétés psychotropes. Elles ont toutes été utilisées dans une région du monde ou une autre, à une époque ou à une autre. Ces plantes ont généralement mauvais goût, une faible efficacité ou des effets secondaires indésirables. Les peuples qui les utilisent de façon traditionnelle, comme les Indiens d'Amérique, ont mis au point des modes de préparation et d'ingestion qui permettent d'optimiser les effets désirés ou de faciliter leur consommation. En revanche, ils n'en modifient pas la composition chimique. Les Indiens d'Amérique du Sud ont découvert qu'en faisant sécher les feuilles de coca et en les mélangeant à des cendres ou à d'autres alcalis, on pouvait augmenter leurs propriétés stimulantes. Ils ont également appris à fabriquer, à partir de la résine du virola (une plante qui contient du DMT), une poudre qu'ils prisent pour ses propriétés hallucinogènes. Quant aux natifs de l'Ancien Monde, ils ont eut l'idée de faire griller les grains de café et d'en faire passer la teneur dans de l'eau chaude pour préparer une boisson stimulante et agréable au palais.

Les substances brutes que l'on extrait des plantes sont des mélanges complexes dont chaque composant chimique contribue à l'effet global. Cependant, l'un d'eux est souvent plus présent que tous les autres et peut être à l'origine des effets les plus spectaculaires de la plante. La cocaïne est la principale substance contenue dans les feuilles de coca, et c'est elle qui donne cette sensation d'insensibilisation de la bouche et cette stimulation qu'apprécient les mâcheurs de coca. De la même façon, la caféine est le premier constituant du café. Les médecins et les pharmacologistes désignent ce produit dominant sous le nom de principe actif, ce qui n'aurait rien de gênant s'il n'impliquait que l'action et le rôle des autres composants sont nuls.

Vers le milieu du XIXe siècle, les scientifiques commencèrent à identifier le principe actif des plantes les plus connues. Ils parvinrent bientôt à en isoler plusieurs et à les produire sous une forme pure. À l'époque, les médecins ne furent pas longs à utiliser ces dérivés purifiés pour traiter leurs patients. Aujourd'hui, la plupart de leurs confrères ont délaissé les plantes médicinales, qu'ils considèrent démodées et peu scientifiques, pour les poudres blanches raffinées, dérivées de ces mêmes plantes. Les pharmacologistes se sont eux aussi détournés des plantes pour n'en étudier que les principes actifs isolés, si bien qu'ils savent peu de choses sur les effets d'une plante qui conserve tous ses constituants comparés à ceux d'une substance raffinée.

Les relations que l'on établit avec une plante ne sont pas les mêmes qu'avec une poudre blanche. Les drogues naturelles utilisées telles quelles sont généralement moins nocives et, avec le temps, génèrent un meilleur usage. En effet, les principes actifs étant combinés non seulement à d'autres produits, mais aussi à de la matière végétale inerte, les plantes apparaissent comme des préparations diluées. Une plante contient généralement moins de 5 % d'un principe actif. (La teneur en cocaïne de la coca est rarement supérieure à 0,5 %.) En revanche, la pureté d'une préparation raffinée peut atteindre 100 %.

De plus, une plante à l'état brut est habituellement absorbée par voie orale et donc stomacale, tandis qu'un produit raffiné pénètre dans le sang par des voies plus directes puisqu'il est généralement prisé, fumé ou injecté (on ne peut pas priser une feuille de coca). On s'expose beaucoup plus aux effets nocifs — immédiats ou différés

— d'un produit en l'ingérant par l'une de ces voies directes, sans donner à son corps la possibilité de le traiter.

Finalement, les nombreux autres composants d'une plante — elle contient généralement vingt composants actifs ou plus — peuvent modifier l'action du principe actif, en atténuant les effets négatifs qu'il peut avoir sur l'organisme. Bien entendu, ces facteurs de sécurité disparaissent quand on isole le principe actif de la substance brute que la nature produit.

Les substances naturelles telles qu'on les trouve dans les plantes sont les drogues les moins dangereuses. Leurs chances d'engendrer l'abus seront toujours plus faibles. Si les gens choisissent de prendre des drogues, ils seront bien avisés d'utiliser des formes naturelles, afin de se donner des chances d'éviter les problèmes.

Formes raffinées

La morphine, la cocaïne et la mescaline sont autant d'exemples de drogues extraites des plantes, mais qu'on trouve sur le marché, légal ou illégal, sous la forme raffinée de poudres blanches. Certaines, comme la mescaline, sont facilement synthétisées en laboratoire, auquel cas on peut quand même les appeler « naturelles » puisque leurs molécules existent déjà à l'état naturel. D'autres, comme la cocaïne et la morphine, peuvent elles aussi être fabriquées en laboratoire malgré leur structure moléculaire complexe, mais l'opération n'étant pas rentable, toute la cocaïne et la morphine que l'on trouve aujourd'hui au marché noir et dans les pharmacies proviennent respectivement de la feuille de coca et de la fleur de pavot.

L'extraction et la purification de certaines drogues à partir des plantes qui les fabriquent sont un processus long et compliqué qui

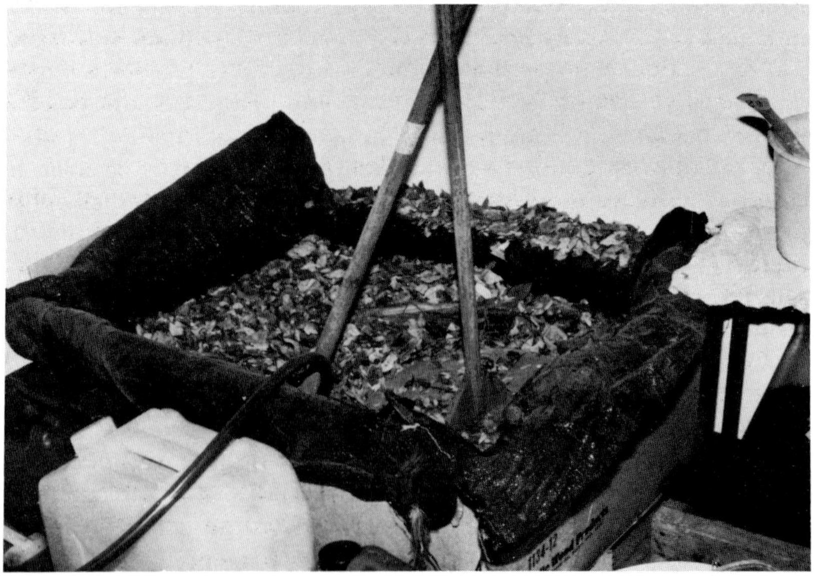

Laboratoire clandestin de cocaïne au Pérou. Dans un premier temps, les feuilles de coca sont trempées dans un solvant afin d'extraire les substances qu'elles contiennent. (Jake Myers)

requiert une technique et un matériel complexes. Au contraire, il arrive parfois que l'opération soit si simple que n'importe qui peut la réaliser dans sa cuisine. La cocaïne vendue au marché noir est généralement fabriquée dans de petits laboratoires sommaires et clandestins, et contient souvent de nombreuses impuretés.

Que des drogues naturelles soient fabriquées en laboratoire ou extraites de plantes, elles sont de toute façon moins dangereuses que des substances que la nature n'aurait jamais imaginées, parce qu'elles agissent de façon moins violente sur la chimie de l'organisme. Leur structure étant plus proche de celle des substances endogènes, leurs effets ont tendance à être similaires. Comme nous l'avons déjà souligné, il est quand même important de bien distinguer les formes diluées de substances naturelles extraites de plantes et les poudres raffinées, qui ont une plus grande toxicité et engendrent plus facilement l'abus.

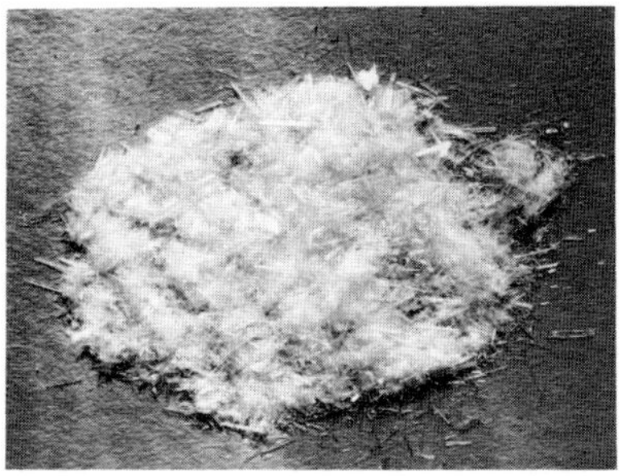

Cristaux de mescaline ; on voit ici une dose standard de 400 milligrammes. (Jeremy Bigwood)

Substances semi-synthétiques

Il est fréquent que les pharmacologistes changent la structure chimique de substances naturelles raffinées afin de modifier certaines de leurs propriétés. Un exemple de modification simple consiste à combiner une substance insoluble, que l'on a extraite d'une plante, à un acide, afin d'obtenir un sel soluble dans l'eau. Une forme de la cocaïne que l'on appelle *freebase* et que l'on fume habituellement parce qu'elle est insoluble peut être ainsi transformée en chlorhydrate de cocaïne, un composé soluble que l'on peut inhaler ou injecter.

Une transformation un peu plus compliquée consiste à ajouter des groupes chimiques à la molécule d'une substance naturelle pour la rendre plus efficace. À la fin du siècle dernier, des chimistes allemands ont fabriqué pour la première fois de l'aspirine en ajoutant un groupe d'acide acétique à un produit chimique aux propriétés analgésiques présent à l'état naturel dans l'écorce de certains saules. Les Indiens d'Amérique du Nord buvaient du thé à base de cette même écorce pour soigner les maux de tête et les rhumatismes. L'aspirine est bien plus efficace pour soulager la douleur mais elle est aussi plus toxique. Une semblable adjonction de deux groupes d'acide acétique à la morphine donne l'héroïne, une substance similaire mais plus puissante ; cela signifie qu'à dose inférieure, l'héroïne produit les mêmes effets que la morphine.

Ces transformations opérées sur des substances naturelles donnent naissance à de nouveaux composés que l'on appelle des substances semi-synthétiques. Les chimistes aiment bien les fabriquer parce qu'il est plus facile de travailler à partir d'une molécule déjà existante que de partir de zéro. Ces expériences ne font parfois que renforcer les propriétés des composés d'origine, comme dans le cas de l'aspirine et de l'héroïne, mais il arrive aussi qu'ils obtiennent des résultats totalement inédits. Le LSD (diéthylamide de l'acide lysergique) est un exemple de substance semi-synthétique aux propriétés inconnues jusqu'alors. Il a été élaboré à partir d'un produit chimique trouvé dans un champignon appelé ergot qui s'attaque aux herbes et aux grains. Notons que le produit d'origine, l'acide lysergique, est toxique et que ses propriétés psychotropes sont faibles.

La possibilité pour les chimistes de créer de nouveaux composés à partir de substances naturelles soulève la polémique déjà ancienne du droit des êtres humains à modifier la nature. Nous pensons que les hommes sont destinés à agir sur la nature et à modifier ses créations. L'élaboration d'excellentes variétés de fruits à partir d'espèces sauvages sans intérêt en atteste. Le problème est de savoir si les résultats de ces manipulations sont bénéfiques ou nuisibles. La sélection et la culture de plantes visant à améliorer leurs propriétés gustatives et nutritives sont évidemment louables. En revanche, la fabrication de tomates carrées, dures et insipides dans l'intention de faciliter leur rangement et leur transport est davantage motivée par la cupidité que par la volonté de servir l'humanité.

C'est pour cette raison que, quand les chimistes manipulent des substances naturelles, ils doivent s'efforcer d'en maximiser les propriétés utiles et souhaitables. Et à bien réfléchir, une capacité d'action poussée à l'extrême n'est pas forcément souhaitable, dans la mesure où elle va généralement de pair avec une grande toxicité. Nous payons aujourd'hui notre rejet des remèdes naturels au profit de produits chimiques plus puissants. Pharmacologistes et médecins sont les premiers à promouvoir ces drogues puissantes qu'ils considèrent plus modernes et scientifiquement plus fiables, encourageant de ce fait l'utilisation de dangereux dérivés, là où les substances naturelles d'origine, plus douces, feraient aussi bien.

Substances synthétiques

Les substances totalement synthétiques sont entièrement fabriquées en laboratoire et n'existent pas à l'état naturel. C'est le cas du Valium, du PCP (phéncyclidine) et du sécobarbital (*Seconal*). Ces substances synthétiques sont peut-être les plus dangereuses de toutes et les moins faciles à gérer, mais il est risqué de former des jugements aussi hâtifs. Des chercheurs ont découvert très récemment des récepteurs de Valium dans le cerveau humain, ce qui les pousse à penser que le corps produit des substances endogènes analogues à ce tranquillisant parfaitement synthétique. Les chimistes qui ont créé le Valium ont-ils trouvé cette molécule par hasard ? Son immense popularité vient-elle de sa ressemblance avec des agents endogènes ? Ou bien est-il possible que des récepteurs de Valium se soient développés dans le cerveau humain en réponse à son utilisation ? Il est intéressant de spéculer sur ces questions, même si la science ne sera peut-être jamais capable d'y répondre.

Nous décrivons dans les pages qui suivent toutes les substances psychotropes légales et illégales que les gens sont susceptibles de rencontrer. Nous les présentons catégorie par catégorie, en expliquant comment elles fonctionnent et en quoi elles peuvent être profitables ou dangereuses. Il peut y avoir des substances naturelles — sous leurs formes brute ou raffinée —, semi-synthétiques ou synthétiques dans chaque catégorie. Nous n'insistons pas sur ces différences, mais nous encourageons le lecteur à ne jamais perdre de vue le fait qu'une substance sous sa forme naturelle et diluée est toujours moins dangereuse, et qu'elle offre à ses utilisateurs les meilleures chances de construire des relations stables avec elle.

6

Stimulants

Merci mon Dieu de nous avoir donné le thé ! Que ferait le monde sans le thé ? Comment est-il apparu ? Je suis heureux de n'être pas né avant lui.
Sydney Smith (1771-1845),
ecclésiastique anglais, écrivain et penseur.

Les stimulants sont des substances qui rendent plus alerte et plus énergique, en activant ou en excitant le système nerveux. Un grand nombre d'entre eux sont couramment utilisés. Certains proviennent de plantes et existent donc à l'état naturel, d'autres sont synthétisés en laboratoires. Ces divers produits ont des effets relativement disparates et d'une durée variable, mais tous augmentent le niveau d'énergie du système nerveux sensiblement de la même façon.

Les nerfs de notre corps peuvent communiquer entre eux sur un mode électrique ou chimique. Une impulsion nerveuse est une décharge électrique qui se déplace rapidement le long de la fibre de la cellule nerveuse. Que cette fibre rejoigne la cellule d'un muscle, d'une glande ou une autre cellule nerveuse, il reste toujours un petit espace entre son extrémité et la cellule suivante. Pour le franchir, la fibre nerveuse libère une petite quantité de ces agents chimiques que l'on appelle les neurotransmetteurs, chargés de transmettre l'information à la cellule suivante. Certains sont de puissants stimulants qui font se contracter les cellules musculaires, sécréter les cellules glandulaires ou déclencher une décharge électrique aux autres cellules nerveuses. La noradrénaline, ou norépinéphrine, est l'un de ces neurotransmetteurs stimulants et ressemble beaucoup à cette hormone que produisent nos glandes surrénales, l'adrénaline* (ou épinéphrine).

*Adrénal vient du latin et signifie "sur le rein", et les glandes surrénales (*adrenal glands* en anglais) sont ainsi appelées parce qu'elles sont situées au sommet des reins, comme de petits capuchons. *Epinephros* a la même signification en grec. Aux États-Unis, la Parke-Davis Pharmaceutical Company a réussi à faire enregistrer sa marque d'hormone surrénale sous l'appellation commerciale Adrenalin, si bien que les scientifiques américains ont généralement recours aux termes incommodes de *epinephrine* et de *norepinephrine*. Nous leur préférons la forme latine.

Les stimulants fonctionnent en déclenchant la libération, par les fibres nerveuses, d'adrénaline ou d'un autre neurotransmetteur stimulant. Bien que les modes d'action varient d'un stimulant à l'autre, il résulte, dans tous les cas, la libération d'une plus grande quantité de ces neurotransmetteurs stimulants. Ainsi, l'excitation ressentie par l'individu qui ingère un stimulant est due, en réalité, à l'action de la propre énergie chimique du corps qui entre en action dans le système nerveux. Le stimulant, lui, ne fait qu'inciter le corps à libérer cette énergie, plus tôt et en plus grande quantité qu'il ne le ferait ordinairement.

La libération de cette énergie sous forme d'adrénaline ou de noradrénaline induit sur l'esprit et sur le corps des changements prévisibles. On se sent généralement en forme, alerte et même euphorique. Le cœur bat plus vite et la pression du sang peut augmenter. Du fait de cette altération, les extrémités des doigts et du nez peuvent se refroidir. On peut se sentir nerveux et subir des effets laxatifs.

Certains de ces changements interviennent par l'intermédiaire d'une branche du système nerveux appelée le système nerveux sympathique. Sa principale fonction est de pallier les situations d'urgence en préparant le corps à la lutte ou à la fuite. Pour cela, il bloque les fonctions secondaires et accélère les fonctions vitales, et s'en remet à la noradrénaline pour transmettre ses messages.

La noradrénaline se comporte à bien des égards comme l'adrénaline, cette hormone que nos glandes surrénales sécrètent elles aussi dans les situations d'urgence. Certaines activités, en provoquant la libération d'adrénaline dans le sang, procurent des sensations très similaires à celles suscitées par les stimulants. L'excitation que l'on ressent pendant un tour de montagnes russes, par exemple, n'est pas loin des effets d'une dose d'amphétamines. Ces deux méthodes sont sans nul doute appréciées de gens qui recherchent cette même sensation d'énergie mentale et physique décuplée, qui leur donne le sentiment d'être, du moins temporairement, plus vivants.

Au cours de ces dernières années, la science a fait d'intéressantes découvertes sur les biorythmes, ces cycles qui alternent des phases ascendantes et descendantes de nos processus vitaux : le biorythme quotidien le plus évident est celui du sommeil et de l'éveil. La production d'hormones et de neurotransmetteurs a, elle aussi, des phases ascendantes et descendantes, ce qui explique pourquoi on se sent naturellement stimulés à certains moments et abattus à d'autres. On est ordinairement plein d'énergie et capable de bien se concentrer le matin, tandis qu'apparaissent en fin d'après-midi des signes de fatigue et d'apathie mentale.

Si les stimulants sont si répandus, c'est en partie parce qu'ils nous donnent la possibilité de contrôler ces variations d'humeur. Admettons que vous ayez une activité intellectuelle prévue à trois heures de l'après-midi, heure à laquelle votre cerveau réclame le

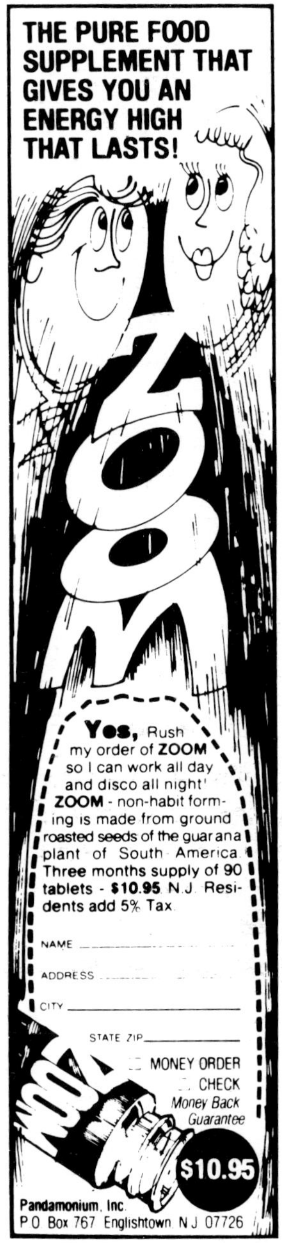

(Prêt de Pandamonium, Inc.)

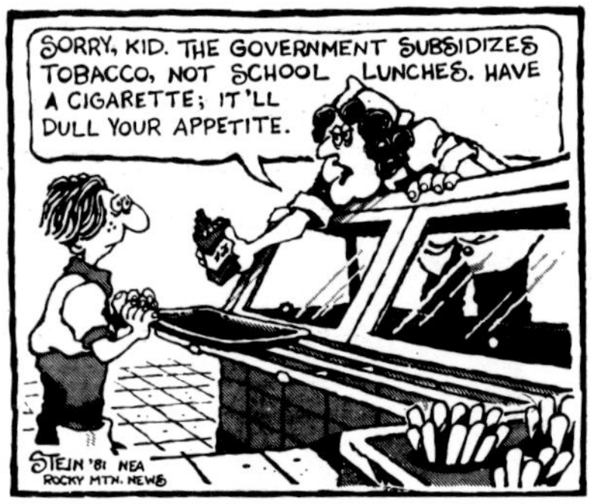
SORRY, KID. THE GOVERNMENT SUBSIDIZES TOBACCO, NOT SCHOOL LUNCHES. HAVE A CIGARETTE; IT'LL DULL YOUR APPETITE.
STEIN '81 NEA ROCKY MTN. NEWS

(Extrait du *Rocky Mountain News*, Denver, Colorado)

repos : vous pouvez très bien maintenir vos capacités de concentration en absorbant un stimulant qui obligera votre système nerveux à lâcher un peu de l'énergie chimique qu'il possède en réserve. Si vous avez, par exemple, une longue distance à parcourir en voiture la nuit, donc au moment où tout votre système nerveux s'apprête à se relâcher, vous pouvez, avec un stimulant, le maintenir en éveil. Si vous vous sentez déprimé un jour où vous devez rencontrer des gens importants, un stimulant peut momentanément vous remettre d'aplomb.

Si les stimulants sont aussi répandus, c'est aussi parce qu'ils suppriment la faim, et permettent ainsi de penser à autre chose qu'à s'alimenter et de se concentrer sur le travail en cours. De plus, le jeûne a tendance à procurer une sensation d'énergie et de vivacité. Cette capacité des stimulants à supprimer la faim est vraisemblablement liée à l'activité du corps dans les situations d'urgence. Dans l'urgence, le corps privilégie en effet la circulation du sang et la vitesse de réaction musculaire au détriment de toutes les fonctions digestives. Ainsi, quand il est soumis au stress, il déplace l'énergie de l'estomac et des intestins vers le cerveau, le cœur et les vaisseaux sanguins.

En contraignant le corps à porter son attention sur les nerfs et les muscles, les stimulants sont aussi un moyen d'améliorer momentanément certains types de performances physiques et intellectuelles. Ils peuvent aider à se concentrer mieux et plus longtemps ou à accomplir un travail physique avec plus d'efficacité et d'endurance. Cela explique pourquoi ces substances sont particulièrement appréciées des étudiants et des athlètes.

Bien entendu, tout le monde ne réagit pas aux stimulants de la même façon. Certaines personnes n'en apprécient pas les effets, tout comme d'autres détestent les montagnes russes. Bien loin de rendre systématiquement joyeux et alerte, ces substances peuvent aussi susciter l'anxiété, la nervosité et l'incapacité à rester tranquille. Certaines personnes réagissent tellement aux stimulants qu'elles sont incapables de fermer l'œil, parfois même pendant les douze heures qui suivent l'absorption d'une seule dose. D'autres présentent des symptômes très pénibles tels que des palpitations, la diarrhée et le besoin d'uriner fréquemment et subitement. Au lieu d'améliorer systématiquement les performances physiques ou intellectuelles, il arrive que les stimulants permettent de travailler plus vite certes, mais pour un piètre résultat. On recense quelques célèbres histoires d'étudiants qui avaient écrit, sous l'influence des amphétamines, ce qu'ils pensaient être une brillante copie d'examen, pour découvrir ensuite qu'ils n'avaient fait que répéter la même phrase à l'infini ou gribouiller la totalité de leur devoir sur une seule et illisible page.

Il est vrai qu'à première vue ces stimulants sont bien séduisants : ils ont le pouvoir de nous rendre alertes, heureux, vifs, énergiques, forts et insensibles à la faim, à l'ennui et à la fatigue. Mais l'une des lois fondamentales de l'existence, c'est que l'on n'a rien sans rien, et les stimulants ne font pas exception à la règle.

Les plus graves problèmes auxquels on peut avoir affaire avec de telles substances résultent de leur mode de fonctionnement. En effet, loin de nous faire don gracieusement d'une énergie cosmique miraculeuse, les stimulants ne font que contraindre le corps à lâcher un peu de ses réserves d'énergie. Si bien que lorsque les effets de la drogue s'estompent, le corps se retrouve avec moins d'énergie que d'ordinaire et doit alors reconstituer ses stocks.

Cette carence d'énergie se manifeste chez l'individu par un état d'abattement, marqué par ce qu'il s'agissait justement d'éviter avec le stimulant : somnolence, léthargie, apathie, fatigue intellectuelle, dépression. Le prix à payer pour ce bien-être que procure le stimulant est un sentiment de malaise général, une fois ses effets disparus.

Cependant, si vous êtes prêt à payer ce prix et à laisser votre corps se recharger, il n'y a pas de mal à prendre des stimulants de temps en temps. Malheureusement, beaucoup de gens reprennent immédiatement une nouvelle dose, sans laisser à leur corps le temps de retrouver un niveau d'énergie normal. Ils basculent alors facilement dans un processus de consommation sans fin, repoussant sans cesse le creux qui suit habituellement l'euphorie initiale.

Utilisés de cette façon, les stimulants entraînent rapidement la dépendance. Les gens qui en consomment régulièrement découvrent un jour qu'ils ne peuvent fonctionner normalement sans eux. Ils en ont besoin pour ouvrir les yeux le matin, aller aux toilettes, travailler, et accomplir en somme n'importe quelle tâche quotidienne. Sans eux, à vrai dire, il n'est plus grand-chose qu'ils aient envie de faire.

LE MATIN, JE BOIS DEUX TASSES DE CAFÉ. SINON, JE ME SENS IRRITABLE. TROIS TASSES ME RENDENT UN PEU NERVEUX, MAIS AVEC DEUX, JE ME SENS PARFAITEMENT BIEN.
Administrateur universitaire, trente-neuf ans.

Les différentes sortes de stimulants

Café et autres plantes à teneur en caféine

La caféine, le plus répandu des stimulants naturels, est présente dans de nombreuses plantes du monde entier. Isolée du café pour la première fois en 1821, elle tire son nom de la plante, mais n'a pas les mêmes effets. À bien des égards, le café semble plus puissant que la caféine raffinée ou que toute autre plante contenant de la caféine.

Cet arbuste, originaire d'Éthiopie, est aujourd'hui cultivé dans de nombreux pays tropicaux. Ses fruits rouge vif, les cerises, contiennent chacun deux grains, ou fèves, de couleur gris-vert et dépourvus d'odeur. Une fois torréfiés, ils prennent une couleur marron foncé et développent cet arôme et ce goût caractéristiques du café. La légende veut que le café ait été découvert il y a très longtemps par des nomades éthiopiens qui avaient remarqué que leurs animaux domestiques devenaient très animés quand ils avaient mangé les fruits de l'arbuste. En mangeant les grains, les maîtres éprouvèrent cette excitation à leur tour. Ils apprirent par la suite à fabriquer une boisson agréable avec les grains préalablement grillés.

Il y a plus d'un millier d'années, des groupes de musulmans commencèrent à utiliser le café au sein de cérémonies et de rites religieux. Ils se rassemblaient une nuit par semaine et buvaient de grandes quantités de café pour prier et chanter jusqu'au petit matin. Ces mystiques limitaient leur consommation de café à ces cérémonies, mais au fur et à mesure que s'élargissait la renommée de cette nouvelle boisson, d'autres peuples se mirent à en boire, non pas à des fins religieuses mais tout simplement parce qu'ils en appréciaient les effets stimulants. Puis, quand ils prirent l'habitude d'en boire quotidiennement et en grandes quantités, nombreux s'aperçurent qu'ils ne pouvaient pas s'arrêter.

BIEN AU-DELÀ DE TOUT AUTRE BONHEUR, PLUS RARE QUE JOYAUX ET TRÉSORS, PLUS DOUX QUE LE VIN DE MUSCAT. OH OUI ! PLUS GRAND DE TOUS LES PLAISIRS ! CAFÉ, CAFÉ, COMME J'AIME TON ARÔME... SI VOUS VOULEZ TROUVER GRÂCE À MES YEUX, OH ! PÈRE, LAISSEZ-MOI PRENDRE MON CAFÉ, LAISSEZ-MOI LE PRENDRE, BIEN FORT.
Extrait de le « Cantate du café » de Jean-Sébastien Bach (1685-1750)

Quand, au XVIIe siècle, le café fit son apparition en Europe, il suscita une vive opposition. Les autorités tentèrent d'interdire sa consommation, mais en vain. Bientôt, le café s'installa partout dans le monde. Les cafés fleurirent dans toutes les grandes villes européennes, et des populations entières devinrent dépendantes, presque du jour au lendemain. On dit que Jean-Sébastien Bach ne pouvait s'en passer. Il en célébra d'ailleurs les vertus dans sa fameuse *Cantate du café*. Balzac ne travaillait jamais sans café. Il buvait des quantités chaque fois plus grandes d'un breuvage si fort qu'il avait l'apparence d'une soupe épaisse. Mais l'écrivain se plaignit par la suite de crampes d'estomac.

Aujourd'hui, le café est une boisson totalement intégrée — tellement intégrée en fait que la plupart des gens qui en boivent régulièrement sont étonnés d'apprendre que c'est une drogue — et, qui plus est, une drogue puissante qui peut provoquer la dépendance et la maladie.

En réalité, le café est un stimulant puissant, qui peut, en outre, agresser certaines régions du corps. Il a, par exemple, une action irritante sur l'estomac, si bien que la plupart des grands buveurs de café ont de fréquentes indigestions. (Aux États-Unis, où l'on en consomme beaucoup, il existe presque autant de médicaments antiacides que de marques de café.) Il peut également irriter la vessie, surtout chez les femmes, et il est souvent à l'origine d'affections urinaires. Le café peut encore provoquer des tremblements en contrariant le fragile équilibre qui existe entre les nerfs et les muscles. C'est enfin une cause courante de maux de tête, de palpitations, d'anxiété et d'insomnie.

De nos jours, dans la société occidentale, être dépendant du café est chose commune. De nombreux consommateurs réguliers n'ont pas les idées claires avant d'avoir bu leur première tasse de café du matin. Sans elle, impossible de se concentrer, d'aller aux toilettes ou de travailler. S'ils interrompent subitement leur consommation, ils présentent des symptômes de manque. Ceux-ci apparaissent dans les vingt-quatre à trente-six heures qui suivent la dernière absorption et se manifestent par un état apathique et irritable, et par des maux de tête vasculaires lancinants et violents. Ils peuvent, d'autre part, être sujets à des nausées et à des vomissements. Ces symptômes ont une durée de trente-six à soisante-douze heures, et disparaissent rapidement si le sujet absorbe de la caféine sous une autre forme. Ces problèmes proviennent d'une consommation de café trop fréquente, qui empêche le corps de reconstituer ses stocks d'énergie chimique et le contraint à s'en remettre de plus en plus souvent à cette drogue externe.

On a accusé le café et la caféine d'être la cause de déficiences pendant la grossesse. Bien qu'il n'existe pas, chez les scientifiques, de consensus autour de cette hypothèse, il est préférable que les femmes enceintes soient conscientes que ce sont des drogues et qu'elles n'en consomment pas en grande quantité. Il est possible aussi que le café et la caféine augmentent le taux de cholestérol et accroissent ainsi les risques de crises cardiaques, mais les informations à ce sujet demeurent contradictoires.

Il faut savoir que le café décaféiné n'est pas, comme on le croit, inactif. En plus d'une petite quantité de caféine (suffisante pour affecter une personne sensible), il contient d'autres substances actives, présentes dans le grain de café, qui peuvent avoir une action irritante sur les systèmes nerveux, gastro-intestinal, cardio-vasculaire et urinaire. Cela est vrai du décaféiné traité avec de l'eau, comme des marques traitées au moyen de solvants organiques, plus dangereux parce que contenant des résidus de produits chimiques toxiques.

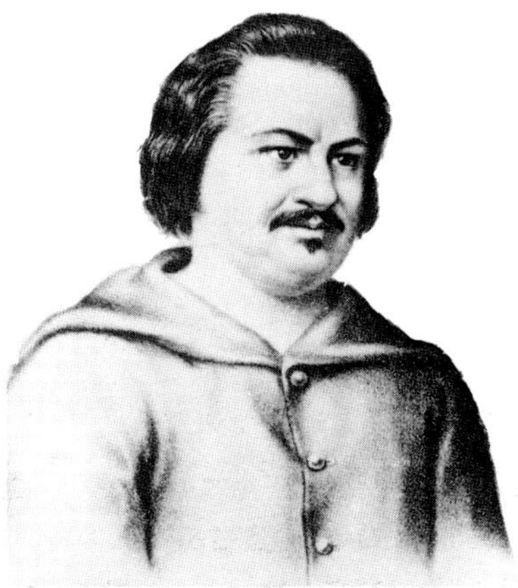

Le grand écrivain Honoré de Balzac était aussi un consommateur de café acharné.
(Paul Thompson, photo World, Free Lance photographer Guild)

Les autres boissons à teneur en caféine sont rarement aussi puissantes et nocives que le café, même si elles contiennent parfois autant de caféine ou de substances équivalentes. Le thé, par exemple, n'est pas aussi irritant, et les cas de dépendance sont beaucoup moins fréquents. C'est néanmoins un stimulant qui, s'il est consommé en grande quantité ou très fort, peut avoir des effets néfastes comme la nervosité et l'insomnie. En Angleterre, le thé est un passe-temps national depuis le début du XIXe siècle, date à laquelle il fut importé d'Orient. On recense de nombreux cas de dépendance en Angleterre, en Irlande et en Asie. Les Japonais, eux, boivent du thé vert tout au long de la journée. À cette habitude s'ajoute la cérémonie du thé, un rituel très élaboré qui s'organise autour de la consommation de *matcha*, une boisson amère et mousseuse, qu'ils obtiennent en battant dans de l'eau un thé vert en poudre spécial. Cette boisson très forte fut élaborée dans les monastères bouddhistes zen pour aider les moines à rester éveillés pendant leurs longues heures de méditation. De récentes recherches médicales ont établi que le thé vert pouvait avoir des effets bénéfiques sur la santé comme de baisser le taux de cholestérol ou de prévenir le cancer.

Le cola est une noix qui contient de la caféine et provient d'un arbre tropical, le colatier. Dans certains pays africains, la noix de cola est si précieuse qu'elle sert de monnaie. Cette noix au goût amer et parfumé est souvent mâchée pour ses propriétés stimulantes. Mais il existe aussi des boissons à base de cola, commercialisées en bouteilles, qui contiennent très peu de noix de cola et n'en ont pas du tout le goût, bien qu'elles contiennent de la caféine généralement synthétisée ou extraite du café ou du thé. Ces boissons non alcoolisées à forte teneur en sucre sont aussi des drogues qui, comme le café, peuvent entraîner la dépendance.

La combinaison caféine-sucre semble particulièrement apte à engendrer la dépendance. Beaucoup de gens boivent d'énormes quantités de cola en pensant qu'ils étanchent seulement leur soif. Ils absorbent cependant un nombre élevé de calories, assez de sucre pour abîmer leurs dents (et probablement perturber leur métabolisme), et, cela va sans dire, d'importantes quantités de caféine. Comme les autres stimulants, les boissons à base de cola ne sont pas dangereuses tant qu'elles sont consommées avec modération, c'est pourquoi il est essentiel que ceux qui les apprécient connaissent leur réelle teneur et les risques d'accoutumance qu'elles présentent. Quant aux parents, ils ne doivent pas oublier que ces boissons ont beau être « non alcoolisées », ce sont tout de même des drogues qui peuvent altérer la santé et l'humeur de leurs enfants.

Des quantités de plantes moins connues à teneur en caféine sont consommées dans d'autres régions du monde. La boisson nationale du Brésil, par exemple, la guarana (prononcer gwa-ra-na), est une infusion préparée à partir des graines d'un arbuste de la jungle, dont la teneur en caféine est supérieure à celle du café. On la consomme généralement sous la forme améliorée de boissons sucrées et gazéifiées. Aux États-Unis, des pastilles de poudre de guarana ont récemment fait leur apparition dans les centres diététiques sous des noms tels que Zoom ou Zing, et sont vendues comme de nouveaux stimulants naturels en provenance de la jungle amazonienne.

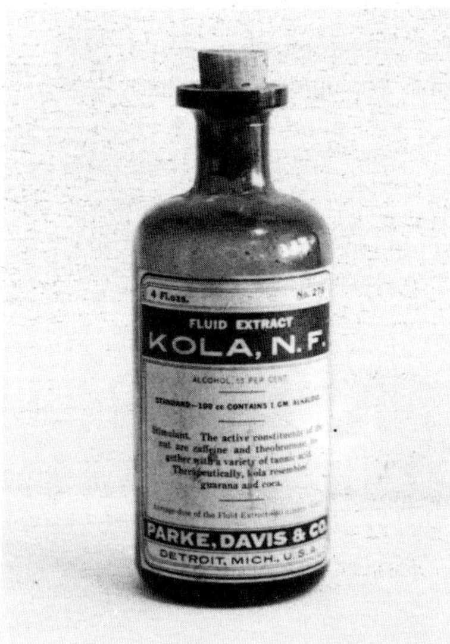

On utilisait autrefois en médecine de l'extrait de noix de cola dilué dans l'alcool. On peut lire sur l'étiquette de cette vieille bouteille : « Le *kola a les mêmes effets thérapeutiques que la cola et la guarana.* » (Michael R. Aldrich.)

En Argentine, la boisson qui contient de la caféine la plus largement répandue est le maté, dont certaines sortes ont un goût similaire à celui du thé fumé. On le fabrique à partir des feuilles d'une espèce de houx, que l'on trouve dans la plupart des magasins diététiques et qui servent d'ingrédients à des tisanes. Certains emballages de maté présentent à tort le produit comme une tisane dépourvue de caféine.

L'une des sources les plus connues de caféine est le chocolat, lui aussi fabriqué à partir des graines d'un arbre tropical*. Il contient beaucoup de graisse et a un goût si amer qu'il faut lui ajouter du

* Cet arbre porte le nom de cacaoyer, ses graines se nomment fèves de cacao et la graisse qu'elles contiennent, beurre de cacao. Le beurre de cacao mélangé à du sucre donne le chocolat blanc. Les fèves grillées, pulvérisées et débarrassées de la majorité de leur graisse donnent le cacao. On obtient le chocolat par adjonction de graisse aux fèves grillées et pulvérisées.

sucre si on veut qu'il soit mangeable. Il renferme aussi une drogue stimulante et les cas de dépendance ne sont pas rares. Vous-même connaissez certainement quelques « chocoaccros ». Les gens qui en consomment régulièrement ou en font périodiquement des indigestions ne se rendent sans doute pas compte qu'ils ont recours à une drogue. Et pourtant, la consommation de chocolat suit généralement un schéma similaire à celui du café, du thé et des boissons à base de cola.

Le chocolat n'a qu'une faible teneur en caféine, mais contient, en revanche, une grande quantité de théobromine, une substance analogue aux effets similaires. Ce produit ne peut être tenu pour seul responsable de tous les aspects de la dépendance au chocolat, dans la mesure où celle-ci ne présente pas les mêmes caractéristiques que la dépendance aux autres formes de stimulants. Les accros sont généralement des femmes dont le désir intense de chocolat se manifeste souvent juste avant la période de leurs règles. Rarement continue, leur consommation se fait selon un cycle périodique d'absorptions massives de chocolat, qui, disent-elles, agit alors comme un antidépresseur instantané. Comme il n'y a aucune raison de penser que la théobromine a des effets différents sur les hommes et sur les femmes, il faut en déduire que d'autres composants du chocolat interviennent. Mais on ne peut être sûr de rien dans la mesure où très peu de recherches ont été menées sur ce sujet.

Le cacao était connu des Aztèques, qui le considéraient comme une plante sacrée et en faisaient usage à l'occasion des rites religieux. Consommé avec modération, le chocolat est un complément agréable et intéressant au régime alimentaire, mais un usage excessif est déconseillé parce que la combinaison sucre, graisse et drogue engendre facilement la dépendance. Les gens qui ont tendance à prendre du poids doivent être particulièrement vigilants à l'égard de leur consommation de chocolat.

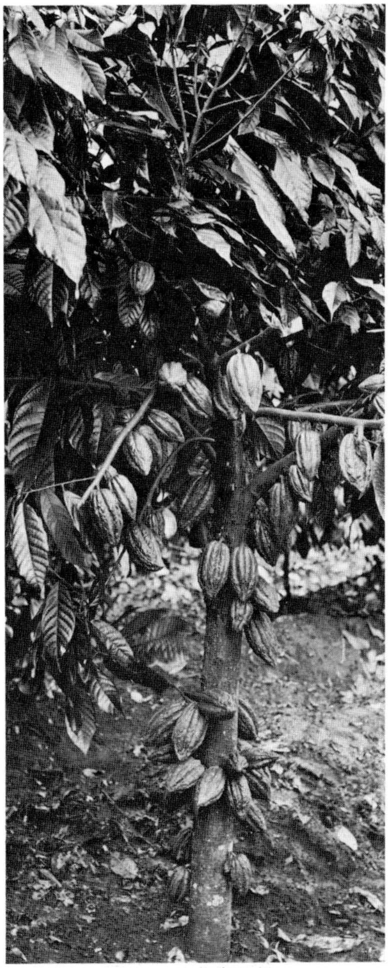

Le cacaoyer est à l'origine du chocolat et du cacao. Ses fruits (cabosses) poussent directement sur le tronc et les branches.
(Harvard Botanical Museum)

Coca et cocaïne

La coca est un arbuste originaire des vallées chaudes et humides situées dans la partie orientale des Andes. Elle est cultivée par les Indiens d'Amérique du Sud depuis des milliers d'années. Aujourd'hui, la plante est légalisée au Pérou et en Bolivie, où des millions d'Indiens continuent de mâcher ses feuilles pour leur action stimulante et curative. (La coca, précisons-le, n'a rien à voir avec le cacao.)

La coca contient quatorze substances différentes, la cocaïne étant la plus importante. Les autres sont présentes en plus petites quantités et modifient vraisemblablement l'action stimulante de la cocaïne. On trouve aussi dans les feuilles de coca un grand nombre de vitamines et de minéraux qui jouent sans doute un rôle important dans le régime des Indiens qui les utilisent. Il existe plusieurs

IL Y A CINQ ANS, JE ME SUIS INSCRITE DANS UN CENTRE D'AIDE AUX FUMEURS, ALCOOLIQUES ET BOULIMIQUES À LOS ANGELES, DANS L'ESPOIR DE ME DÉBARRASSER D'UN PENCHANT POUR LE CHOCOLAT SUFFISAMMENT PRONONCÉ POUR PERTURBER MA VIE. J'AVAIS À L'ÉPOQUE TRENTE-TROIS ANS, ET JE NE ME SOUVENAIS PAS D'UN JOUR PASSÉ SANS FRINGALE DE CHOCOLAT, ASSOUVIE SOUS UNE FORME OU UNE AUTRE ET DANS DES QUANTITÉS QUE LA PLUPART DES GENS AURAIT TROUVÉ EXCESSIVES, SINON AHURISSANTES. (...) JE DOIS AVOUER QUE CE QUI S'EST PASSÉ CONTINUE DE ME LAISSER PERPLEXE. ÊTRE ACCRO AU CHOCOLAT FAISAIT TELLEMENT PARTIE DE MOI-MÊME QUE JE M'ÉTONNE ENCORE D'EN ÊTRE LIBÉRÉE.

Assistante sociale, trente-huit ans

variétés de coca : certaines ont un goût de thé vert, d'autres celui de gaulthéria. Les consommateurs de coca introduisent les feuilles dans leur bouche et les mâchent jusqu'à obtention d'une boulette qu'ils sucent pendant une trentaine de minutes pour en avaler le jus avant de recracher le résidu. Pour ressentir les effets de la coca, il est nécessaire d'ajouter à la boulette de feuilles une petite quantité d'alcali, comme de la chaux ou des cendres.

Après quelques minutes de mastication, la bouche et la langue s'engourdissent, puis on commence à ressentir les effets propres aux stimulants. Contrairement au café, la coca a une action adoucissante sur l'estomac et ne rend pas nerveux. Son action euphorisante peut être plus forte que celle de la caféine.

À la fin du XIXe siècle, la coca s'est répandue en Europe et aux États-Unis sous la forme de toniques et de vins. Le Coca-Cola était au nombre de ces premières préparations. À la même époque, les scientifiques isolèrent la cocaïne des feuilles de coca et la présentèrent sous la forme d'une poudre blanche pure utilisable par les médecins. En tant que premier anesthésiant local, la cocaïne révolutionna la chirurgie, celle des yeux en particulier, dont les opérations étaient terriblement douloureuses et difficiles à exécuter. Dans les années 1880, les médecins commencèrent à prescrire la cocaïne pour toutes sortes de pathologies médicales, y compris la dépendance aux opiacés et à l'alcool. Il devint rapidement évident que ce type de traitement n'était pas pertinent parce que de nombreux patients souffraient des effets secondaires de la cocaïne et que beaucoup d'autres s'y étaient accoutumés. C'est pourquoi, au

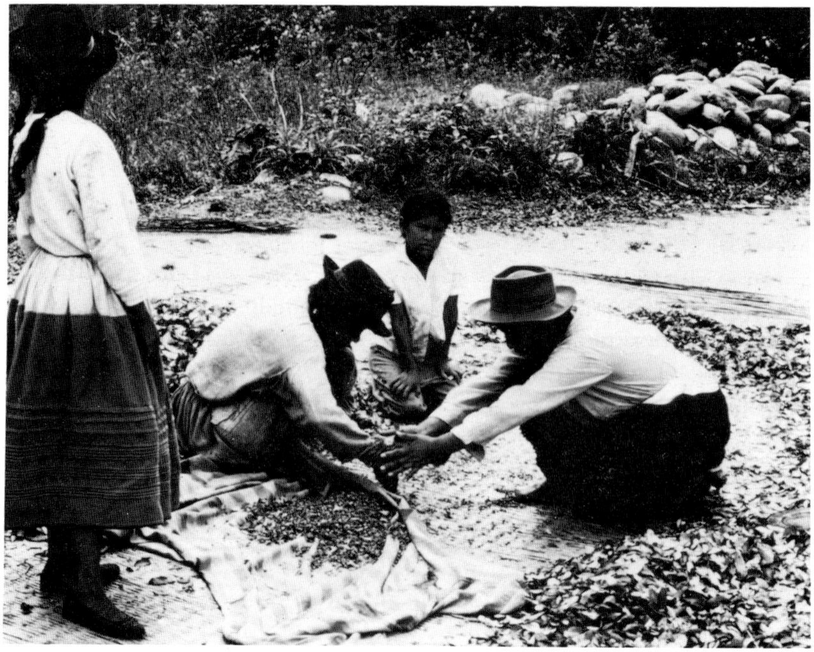

Triage des feuilles de coca au Pérou. (Timothy Plowman)

début du siècle, des lois interdisant le large usage de la coca et de la cocaïne furent entérinées, et la société Coca-Cola retira alors la cocaïne de sa boisson (celle-ci contient encore des extraits de feuilles de coca aux propriétés aromatiques mais non psychotropes). D'autres produits à base de coca disparurent rapidement des pharmacies et les laboratoires inventèrent d'autres anesthésiants locaux. Quant à la cocaïne, elle n'est utilisée aujourd'hui par les médecins que pour certaines opérations des yeux, du nez, de la gorge et de la bouche.

Depuis lors, un énorme marché noir s'est développé pour approvisionner en cocaïne ses innombrables amateurs. Toute la cocaïne clandestine provient de feuilles cultivées et traitées en Amérique du Sud. Elle est systématiquement coupée (diluée) avec diverses substances avant d'atteindre le consommateur. La cocaïne est généralement « sniffée », autrement dit aspirée par les narines. L'effet stimulant est alors rapide, intense et de courte durée. Elle peut être également fixée, c'est-à-dire injectée par voie intraveineuse*, ce qui rend ses effets encore plus rapides, plus intenses et plus courts. On peut aussi la fumer dans des pipes à eau, sous une forme spéciale que l'on appelle *freebase* ou *crack*. Le crack est une invention relativement récente que l'on vend sous la forme de petits cailloux. Il a fait son apparition vers le milieu des années quatre-vingt et son utilisation a pris des allures d'épidémie dans les grandes villes de tous les États-Unis. La cocaïne pénètre dans le sang encore plus vite quand on la fume que quand on l'injecte et produit des effets analogues — très intenses et très brefs. Peu de gens l'ingèrent par voie orale, une façon pourtant efficace et bien moins dangereuse de s'en servir.

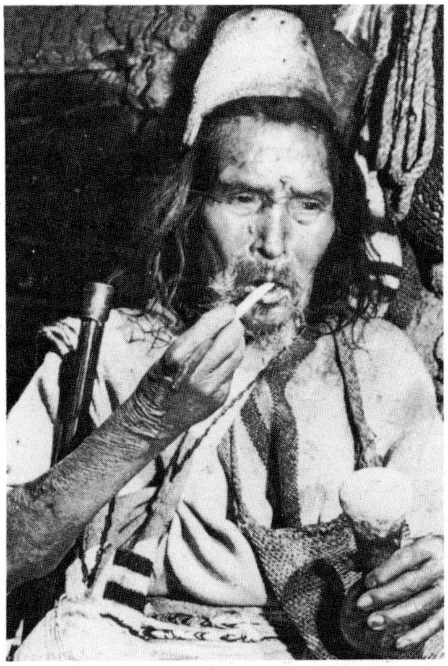

Mâcheur de coca colombien. Il ajoute de la chaux à la boulette de feuilles qu'il a dans la bouche en plongeant un bâtonnet qu'il a d'abord humidifié dans le pot à chaux qu'il tient dans sa main gauche et en le frottant ensuite contre les feuilles.
(Michael R. Aldrich)

La grande différence qui existe entre la coca et la cocaïne montre à quel point il est plus facile d'établir de bonnes relations avec des substances naturelles qu'avec des substances isolées puis raffinées.

Les feuilles de coca contiennent une faible concentration de cocaïne (généralement moins de 0,5 %) associée à d'autres substances qui modifient favorablement ses effets, ainsi qu'à de précieux éléments nutritifs, de sorte que la cocaïne se trouve fortement diluée dans une matière végétale inerte. Ajoutons à cela que l'obtention de l'effet désiré demande un long travail de mastication des feuilles. Par conséquent, lorsqu'elle est consommée sous cette forme naturelle, la cocaïne ne pénètre le sang que progressivement (par les voies orale et stomacale) et en petites quantités.

La cocaïne relativement pure que l'on trouve dans la rue peut contenir jusqu'à 60 % de drogue qui, lorsque la poudre est absorbée par le nez, les poumons ou les veines, entre dans le sang instantanément et en totalité. La stimulation, ou la « montée », est de fait

* Les problèmes de santé liés à l'injection de drogues par intraveineuse sont abordés au chapitre 12.

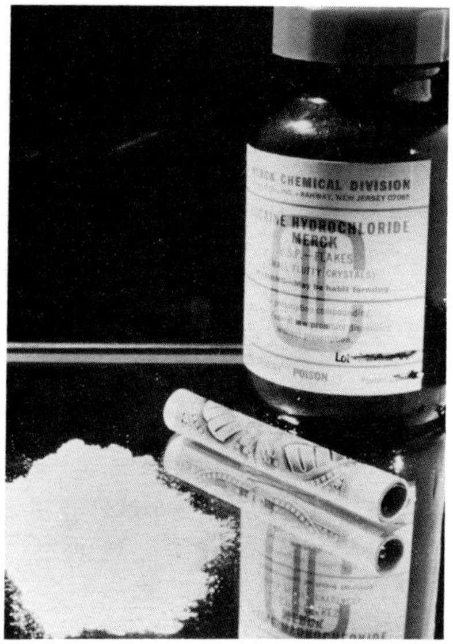

Isolé pour la première fois à la fin du XIXe siècle, le chlorhydrate de cocaïne révolutionna la chirurgie et fut considérablement prescrit. Aujourd'hui, ses applications médicales sont limitées ; en revanche, son utilisation à des fins récréatives se répand à une allure vertigineuse. Au marché noir, le prix d'une once (28 grammes environ) de cocaïne pharmaceutique pure atteindrait 10 000 francs. (Jeremy Bigwood)

très intense, mais de courte durée puisqu'elle se dissipe entre quinze et trente minutes après l'absorption de la drogue. Après quoi, le consommateur peut s'effondrer avec une sensation de fatigue, d'apathie et d'abattement. Ainsi, la cocaïne procure un bien-être éphémère qui laisse place, aussitôt après, à une sensation pénible, de sorte que le consommateur aura toujours tendance à en reprendre afin d'en retrouver les effets psychiques. Beaucoup de gens sont incapables de ne pas toucher à la drogue s'ils en ont avec eux, même si, au bout du compte, ils n'en tirent que les effets désagréables, caractéristiques des stimulants quand ils sont consommés abusivement : anxiété, insomnie, et sentiment général de malaise.

L'absorption massive de poudre de cocaïne finit en outre par irriter le nez, tandis que le crack peut avoir de graves conséquences pour les poumons et entraîne encore plus facilement abus et consommation continue.

Les Indiens d'Amérique du Sud, en revanche, sont rarement confrontés à ce type de problèmes avec la feuille de coca. Ils peuvent en prendre ou ne pas en prendre, ne cessent jamais d'en retirer les effets désirables et se servent de la stimulation qu'elle leur procure pour travailler et rencontrer des gens. Ils l'utilisent aussi comme remède à diverses maladies, surtout digestives. Force est de constater que, dans ces conditions, l'abus de feuille de coca est très rare.

L'usage et la surconsommation de cocaïne ont augmenté dans des proportions effrayantes au cours de ces dernières années, suscitant une inquiétude générale. Les reportages à sensation, avec descriptions pittoresques à l'appui des *crackhouses* des quartiers pauvres et de ces *crack babies* en piteux état, nés de mères toxicomanes, ne sont pas étrangers à l'escalade de la guerre menée contre la drogue. Pour les ennemis de la drogue, le crack est une nouvelle invention du diable, si menaçante qu'elle justifie les mesures les plus répressives.

Dans leur enthousiasme à combattre la cocaïne, ces guerriers antidrogue en exagèrent souvent les dangers, du moins sa toxicité. Il est vrai que la cocaïne, en poudre ou sous forme de crack, alourdit le travail du cœur et provoque l'irrégularité de ses battements, mais les cas de mort due à la cocaïne sont rares, et il faut savoir que le corps possède une grande capacité à métaboliser et à éliminer la drogue de notre système. En réalité, c'est surtout sur les dangers psychologiques et sociaux de la cocaïne que l'éducation en matière de drogue devrait mettre l'accent.

Soulignons avant tout que les risques de devenir dépendant de ce stimulant sont immenses. (À cet égard, fumer du crack entraîne autant la dépendance que fumer des cigarettes.) Dans la quasi majorité des cas, être accro à la cocaïne détériore le fonctionnement psychologique et social du toxicomane, qui s'aliène famille et amis, perd son emploi et dépense des sommes d'argent phénoménales dans la drogue (15 000 francs par mois et plus). Il sombre dans la paranoïa, l'isolement et la dépression, incapable de penser à autre chose qu'à la prochaine dose. Le traitement de ces comportements toxicomanes est difficile, long et onéreux.

Sniffer de la cocaïne occasionnellement, lors de soirées mondaines, n'est sans doute pas dangereux, mais il faut savoir que les chances de tomber dans l'abus sont très réelles, et que l'utilisation excessive de cocaïne peut avoir des conséquences dévastatrices sur l'existence. Il est encore plus difficile de limiter sa consommation de crack à des quantités qui restent compatibles avec une bonne santé physique et mentale. Il est à déplorer que les lois et les politiques mises en place à l'encontre de la coca aient conduit à la disparition de la coca et du savoir concernant son utilisation et ses bienfaits. Et n'oublions pas que la mise hors la loi de cette substance très recherchée a fait du trafic de drogue une activité lucrative, et a encouragé de fait la croissance d'un vaste marché noir de la cocaïne.

Amphétamines et substances apparentées

Les amphétamines sont des stimulants synthétiques qui furent inventés en Allemagne dans les années trente. Leur structure chimique ressemble à celle de l'adrénaline et de la noradrénaline, les propres stimulants du corps. Leurs effets sont similaires à ceux de la cocaïne, mais ils durent plus longtemps : une seule dose d'amphétamine absorbée par voix orale stimule généralement le corps pendant une durée d'au moins quatre heures.

Plus toxiques que la cocaïne, elles ont de plus graves conséquences quand elles sont consommées de façon abusive. Le corps a une grande capacité à métaboliser et à éliminer la cocaïne puisque le foie peut neutraliser une dose mortelle toutes les trente minutes. Il est loin d'être aussi efficace avec les amphétamines. Il est cependant plus facile d'établir des relations stables avec les amphétamines qu'avec la cocaïne, probablement parce que l'intensité et la durée des effets de la cocaïne invitent plus naturellement à répéter sa consommation.

Pendant des années après leur invention, les amphétamines ont été tolérées et leur consommation même encouragée par les autorités. Les soldats de la Seconde Guerre mondiale recevaient des rations d'amphétamines afin de marcher plus longtemps et de combattre avec davantage d'ardeur. Les gouvernements de plusieurs pays, y compris l'ex-Union soviétique, expérimentèrent les amphétamines auprès de leurs ouvriers dans l'espoir qu'ils deviendraient plus productifs (ce qui, à long terme, s'avéra un échec). Aux États-Unis, les médecins les ont énormément prescrites pour des raisons encore plus discutables.

Dans les années cinquante et soixante, l'industrie pharmaceutique américaine fabriqua des quantités phénoménales d'amphétamines, dont une part importante était vendue au marché noir. Les firmes encouragèrent les médecins à prescrire leurs produits aux

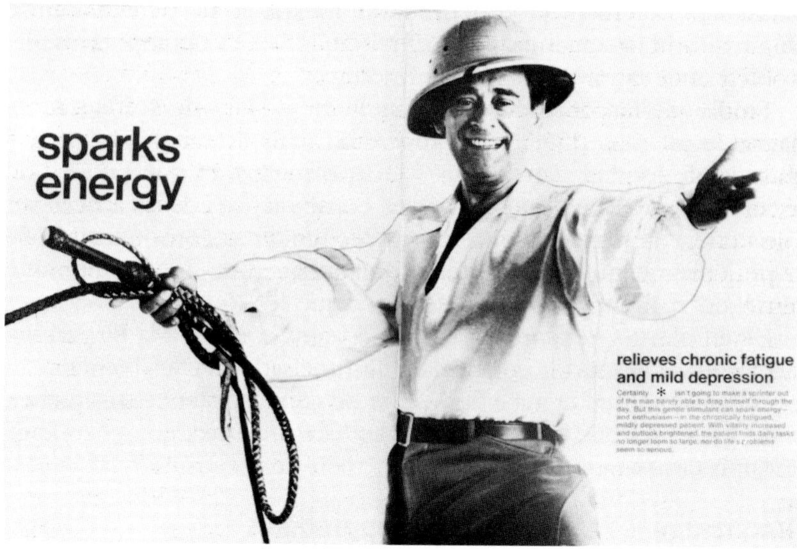

À l'époque où l'on prescrivait sans aucune restriction les amphétamines et les stimulants qui s'y apparentaient, les sociétés pharmaceutiques n'hésitaient pas à suggérer que ces drogues rendaient heureux et productif.

mères de famille dépressives et aux personnes qui avaient des problèmes de poids.

Il existe plusieurs sortes d'amphétamines, qui ne diffèrent entre elles que par la puissance de leur action. À doses égales, l'amphétamine (*Benzédrine*), qui fut la première connue, est moins efficace que la dextroamphétamine (*Dexédrine*) et la méthamphétamine (Méthédrine). D'autres produits, comme le méthylphénidate (Ritalin), ont des effets similaires à ceux des amphétamines, malgré une structure chimique différente.

Nous savons aujourd'hui que l'utilisation régulière d'amphétamines, en particulier chez les personnes névrosées, déprimées ou ayant des problèmes de poids, n'est pas pertinente. Non seulement la drogue ne règle pas le problème en cause, mais elle aggrave souvent la situation en créant une dépendance. La majorité des cas de consommation abusive de ces trente dernières années concernaient des produits légalement manufacturés et prescrits. Dès les années soixante-dix, l'attitude des sociétés pharmaceutiques et des médecins qui ne cessaient respectivement de promouvoir et de prescrire les amphétamines a suscité la critique ; leur emploi à des fins médicales a été par conséquent sévèrement restreint et, à l'heure actuelle, il n'est plus autorisé que dans un nombre limité de cas.

La prescription d'amphétamines afin de contrôler l'hyperactivité chez les jeunes enfants est l'une des plus controversées. Pour des raisons encore inconnues, ces substances (ainsi que d'autres stimulants) apaisent en effet les jeunes enfants. Malheureusement, l'hyperactivité est souvent diagnostiquée chez les enfants tout simplement turbulents ou qui ont du mal à se concentrer en classe. En leur administrant des amphétamines, on évite de prendre le problème à la racine : on familiarise les enfants avec de puissantes drogues, tout en encourageant les adultes à penser que tous les problèmes de la vie peuvent être résolus grâce à des pilules.

Tandis que disparaissaient peu à peu les provisions et la consommation légale d'amphétamincs, le marché noir de ces produits s'est épanoui et, selon un schéma classique, en a incité l'usage abusif. À l'époque de leur légalité, les amphétamines étaient ingérées par voie orale. Aujourd'hui, elles sont couramment prisées sous forme de poudre, comme la cocaïne, et parfois injectées par voie intraveineuse.

L'injection par voie intraveineuse est apparue à la fin des années soixante. Les jeunes qui ont alors adopté ce mode d'administration régulier ont dû faire face à de graves problèmes de santé physique et mentale. Au bout de quelques semaines, ils avaient beaucoup maigri et leur état de santé générale s'était considérablement détérioré. Ils restaient éveillés pendant des jours d'affilée, puis sombraient dans des états de stupeur. Ils devenaient nerveux, paranoïaques, voire psychotiques. La contre-culture issue de la drogue a elle-même tenté de mettre les jeunes en garde avec le slogan « Les amphés tuent ».

L'apparition d'une forme fumable de méthamphétamine, appelée *ice* ou *glass*, est plus récente. Ses effets sont similaires à ceux du crack, mais durent plus longtemps. Fumer de l'ice est aussi dangereux que s'injecter n'importe quelle amphétamine.

Certains individus ont recours aux amphétamines à des fins spécifiques. L'utilisation en est assez fréquente, par exemple, chez les étudiants qui révisent ou passent des examens. Certains écrivains en prennent pour travailler. Les camionneurs et autres conducteurs s'en servent pendant les longs trajets de nuit sur les autoroutes. Il arrive que des sportifs, comme les joueurs de football, en prennent avant un match important; de même, les acteurs et les danseurs avant une représentation. Utilisées de cette façon — par voie orale, ponctuellement et pour un but précis —, les amphétamines ne sont pas dangereuses, et cela d'autant moins si le consommateur prend le temps de se reposer ensuite. Les problèmes surviennent dans les cas de consommation chronique, quand l'unique but est de ressentir l'excitation qui en résulte.

Faux-semblants

Au fur et à mesure que les sources légales et illégales d'amphétamines se sont taries, une quantité de produits de remplacement a fait surface. Ils se présentent sous la forme de comprimés ou de gélules qui ressemblent aux amphétamines pharmaceutiques mais ne contiennent aucune substance contrôlée. Certains d'entre eux sont fabriqués légalement pour la vente libre en pharmacie, d'autres sont vendus dans les *head-shops* (boutiques spécialisées), par correspondance ou dans la rue.

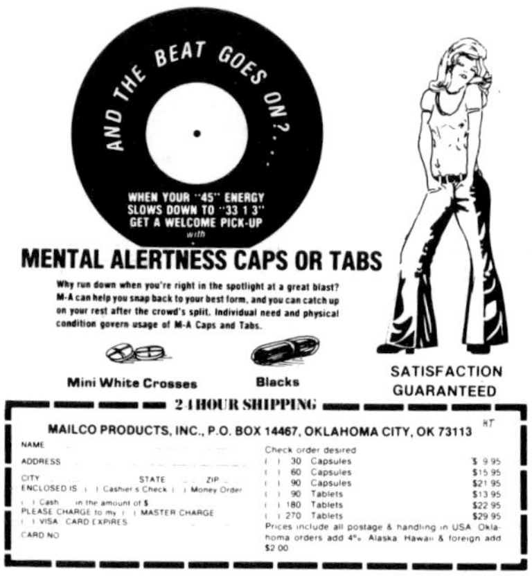

Cette publicité pour des stimulants parut dans le magazine *High Times*. « Croix blanches » et « noires » sont les mots d'argot qui désignent les comprimés et les gélules d'amphétamines.

Ces faux-semblants contiennent de la caféine, de l'éphédrine ou de la phénylpropanolamine, seules ou combinées. L'éphédrine est un stimulant que l'on trouve à l'état naturel dans un arbuste du désert. Sa structure chimique est similaire à celle de l'adrénaline et elle provoque plus d'anxiété et moins d'euphorie que les amphétamines. Elle est utilisée dans le traitement de l'asthme. La phénylpropanolamine (PPA) est une substance synthétique que l'on ajoute en guise de décongestionnant nasal à de nombreux médicaments contre le rhume. Elle est récemment apparue dans la composition de plusieurs coupe-faim, et, quoi qu'en disent les fabricants, c'est un stimulant.

Ces produits ont très mauvaise réputation. On les accuse d'avoir tué des gens en provoquant des attaques cardiaques ou des irrégularités dans les battements du cœur. Les personnes dont la tension artérielle est élevée ou qui ont un passé cardiaque doivent se méfier d'eux, et de tout stimulant en général. La phénylpropanolamine est d'autant plus soupçonnée d'être responsable de la toxicité des amphétaminiques que la caféine et l'éphédrine sont généralement considérées comme inoffensives, même après plusieurs années d'utilisation. Bien qu'elle soit autorisée dans la composition de nombreux produits en vente libre, ses risques sont probablement sous-estimés, particulièrement lorsqu'elle est combinée à la caféine et à l'éphédrine ou ingérée à doses massives. Les gens qui aiment les amphétamines sont généralement déçus par ces substances qu'ils prennent alors en doses supérieures à celles conseillées, afin de renforcer les sensations de stimulation et d'euphorie.

Ces produits ont un autre inconvénient : ils sont chers.

Tabac et nicotine

Le tabac est l'une des plantes stimulantes connues les plus puissantes, et la nicotine, son principe actif, l'une des substances les plus toxiques. Un cigare moyen contient assez de nicotine pour tuer plusieurs personnes.

Quand le tabac est fumé, la majeure partie de la nicotine est détruite par la chaleur de la combustion. (Tuer des gens avec un cigare nécessiterait de le placer dans l'eau jusqu'à ce qu'elle devienne noire, et de leur faire boire le liquide ainsi obtenu). Dès le moment où un individu commence à fumer régulièrement, le corps développe en quelques heures une tolérance aux effets toxiques de la nicotine (contre quelques jours ou semaines pour l'héroïne, et quelques mois pour l'alcool). Cela montre le degré de puissance et de toxicité de la nicotine.

Sous forme de cigarettes, le tabac est la drogue la plus apte à créer la dépendance que l'on connaît. Il est parfois plus difficile d'arrêter les cigarettes que l'héroïne ou l'alcool. D'autre part, beaucoup de gens parviennent à consommer de l'héroïne ou de l'alcool manuels scolaires ou dans des magazines populaires, et à donner des consultations pour des officiels du gouvernement.

L'autre, Winifred Rosen, a écrit plus d'une douzaine de livres pour la jeunesse. Fille de psychanalyste, elle s'intéresse depuis de longues années à la psychologie et à tout ce qui a trait à la santé mentale. En tant qu'ancien professeur d'université et vétéran des sixties, elle s'est abondamment entretenue avec des gens de tout âge et de tout milieu social à propos des drogues. Elle se consacre aujourd'hui au jardinage paysagiste autant qu'à l'écriture.

Nous écrivons et travaillons ensemble régulièrement depuis notre première rencontre à San Francisco, en 1968 (où nous étions à l'époque bénévoles à la Haight-Ashbury Free Medical Clinic). Nous pensions alors que le problème de la drogue ne pouvait être résolu que si la société modifiait radicalement sa stratégie. Il n'est pas question dans ce livre de se prononcer pour ou contre les drogues, ni de prendre le parti de ceux qui les approuvent ou de ceux qui les répudient. Nous nous plaçons, au contraire, à mi-chemin des deux attitudes, afin d'essayer de donner une information neutre, et demandons aux personnes des deux bords de reconsidérer leur vision des choses après lecture de cet ouvrage.

Il est essentiel que le lecteur apprenne à distinguer l'utilisation et l'abus de drogue. Tant que la société considérera que celui qui consomme des drogues illicites est un toxicomane, il est peu probable qu'elle puisse un jour résoudre l'un des plus graves problèmes auxquels elle est aujourd'hui confrontée. Les toxicomanes sont en fait ceux qui ont de mauvaises relations avec la drogue, que la substance en question soit acceptée ou répudiée par la société. À moins qu'ils n'aient eux-mêmes le désir de changer, on ne peut malheureusement pas grand-chose pour eux. Une fois qu'ils sont engagés dans une relation malsaine avec la drogue, il est très difficile de les en sortir. Pour la majorité, il n'existe, encore et toujours, qu'une seule alternative : l'abstinence ou l'abus. Certains préféreront voir les héroïnomanes suivre un traitement à la méthadone plutôt que de les savoir en train de chercher de l'héroïne dans la rue, mais ne nous leurrons pas : le « traitement » n'est qu'une nouvelle dépendance à une autre drogue.

Si la société ne peut rien faire concernant l'abus de drogues, il est certain qu'elle peut, et doit, s'appliquer à le prévenir. Au lieu de gaspiller autant de temps, d'argent et d'énergie dans une bataille qu'on sait perdue d'avance, la société doit avant tout commencer à aider les gens à se prémunir contre l'abus des drogues.

Empêcher cet abus est un objectif réaliste. Deux approches sont possibles. La première est d'enseigner aux gens, particulièrement aux jeunes, à satisfaire leurs besoins et leurs désirs sans avoir recours à la drogue. La seconde est de leur apprendre à établir des relations saines avec les drogues, de manière que, s'ils choisissent de les utiliser, ils n'en abusent jamais.

1

Introduction

Les drogues sont éternelles.

L'histoire nous enseigne qu'il est vain d'espérer voir les drogues disparaître un jour et que tout effort pour les bannir de la société est voué à l'échec.

Pendant la presque totalité du XXe siècle, la société occidentale a essayé de remédier au problème de la drogue à travers des actions négatives : guerres menées contre l'abus des drogues et mise en œuvre, au moyen de lois répressives, d'une propagande scandaleuse et d'attaques conduites contre les utilisateurs et les divers fournisseurs. Ces guerres ont toutes été perdues. Aujourd'hui plus que jamais, les gens usent et abusent des drogues ; celles-ci ont pénétré toutes les couches de la société, tous les groupes ethniques et concernent des enfants de plus en plus jeunes. Quant aux lois sur les drogues, elles sont directement responsables de l'apparition d'abjects réseaux criminels qui ne cessent de croître, corrompent la société et entraînent des dégâts autrement plus graves que les substances qu'ils mettent sur le marché.

Nous — auteurs de ce livre — étions étudiants dans les années soixante. Nous avons dû affronter seuls l'explosion de la consommation de drogues qui survenait alors, et découvrir par nous-mêmes les bienfaits et les dangers de ces substances dont nous n'avions jamais entendu parler, ni chez nous, ni à l'école. L'un de nous deux, Andrew Weil, aujourd'hui conseiller en matière de santé, est diplômé de médecine à Harvard et a rapporté de ses multiples voyages une grande connaissance de l'utilisation des drogues dans toutes les parties du monde, des déserts de l'Afrique de l'Est aux jungles de l'Amérique du Sud. Il tire sa formation et son expérience professionnelle et personnelle de la plupart des substances dont il est question dans ces pages. En tant qu'expert reconnu, il est fréquemment amené à donner des conférences sur les drogues à des assemblées de médecins ou d'étudiants, à témoigner dans des procès, à écrire pour des

Sommaire

1	Introduction	15
2	Qu'est-ce qu'une drogue ?	23
3	Pourquoi consomme-t-on des drogues ?	28
4	Nos relations avec les drogues	36
5	Les différentes sortes de drogues	42
6	Stimulants	50
7	Dépresseurs	72
8	Psychédéliques ou hallucinogènes	105
9	Marijuana	126
10	Solvants et inhalants, délirogènes, PCP et kétamine	138
11	Médicaments, plantes médicinales, smart drugs	156
12	Problèmes liés à la consommation de drogues	176
13	Les alternatives à la drogue	190
14	Conclusion	195
	Témoignages	199
	lectures conseillées	241
	Lexique	257
	Index	269

Préface à la seconde édition

La première édition de ce livre est parue en 1983, avant que le gouvernement fédéral américain ne déclare la guerre totale aux drogues. La cocaïne-crack était encore inconnue, et l'hystérie du public à l'égard de la drogue n'avait pas l'ampleur qu'elle connaît aujourd'hui. Nous pensions avoir adopté avec ce livre une approche raisonnable et modérée du problème de la drogue ; nous nous attendions bien entendu à ce qu'il soulève la controverse, mais n'avions pas imaginé que des gens se sentiraient menacés au point de tout faire pour l'interdire des écoles et des bibliothèques.

Le climat actuel s'est encore alourdi, laissant peu de place aux discussions pacifiques. Depuis la première parution de ce livre, les provisions de drogues, notamment de cocaïne, ont considérablement augmenté ; la criminalité qui leur est souvent associée ainsi que leur prohibition se sont à la fois intensifiées et étendues. Bien qu'il n'y ait jamais eu autant de personnes sévèrement impliquées dans la drogue, il n'y a jamais eu aussi peu de structures habilitées à s'occuper d'elles.

Rien de ce qui s'est passé depuis lors n'a modifié le point de vue que nous exprimions en 1983. Nous avons procédé à certains rajouts (concernant le crack et le Sida par exemple), et modifié certaines parties du livre devenues caduques, mais nous lui avons conservé son message essentiel, à savoir que seule une information véritable permet d'éduquer et s'impose comme l'unique solution au problème de la drogue. Seule une action intelligente qui se fonde sur des informations valables peut rectifier les données. Plus les politiques menées en matière de drogues apparaissent comme un échec, plus l'opinion publique commence à éprouver un réel besoin de voir les mentalités et les stratégies évoluer. Nous espérons que la nouvelle publication de ce livre pourra contribuer à ce changement.

Notes des auteurs

La plupart des drogues mentionnées dans ce livre portent trois noms : un nom chimique, qui décrit la molécule, un nom générique (ou commun), et un nom de marque, propriété de la société qui commercialise le médicament. Par exemple, Valium est l'appellation commerciale d'un tranquillisant dont les noms générique et chimique sont respectivement diazépam et 7-chloro-1,3-dihydro-1-méthyl-5-phényl-2H-1,4-benzodiazépine-2-un.

Dans la mesure où les noms chimiques sont longs et encombrants et exclusivement utilisés par les chimistes, nous ne les avons pas mentionnés. Nous nous sommes efforcés de nous en tenir aux noms génériques, donnés en lettres minuscules, et suivis, lorsque c'était pertinent, des noms de marque les plus connus, notés entre parenthèses et précédés d'une majuscule. Ainsi : diazépam (Valium).

Quand l'appellation commerciale était plus connue que le nom générique, comme dans le cas du Valium, nous avons choisi de l'utiliser après la première référence. Les drogues de la rue, telles que la cocaïne, le LSD ou la marijuana, ne possèdent pas de nom de marque.

Nous avons sélectionné plusieurs commentaires concernant les substances psychotropes, ainsi que des témoignages recueillis auprès de consommateurs et de non-consommateurs. De courts extraits apparaissent en marge du texte tout au long de l'ouvrage. Vous trouverez également des témoignages à la fin du livre.

Remerciements

L'idée originale du livre nous a été donnée par Honey Williams et Budd Colby, qui se plaignaient de n'avoir rien de valable à faire lire aux adolescents sur le sujet.

Jeff Steingarten nous a apporté son aide aux premiers stades de notre travail, ainsi que Woody Wickham et Norman Zinberg.

Nous sommes très redevables au Dr Michael Aldrich et à la Fitz Hugh Ludlow Memorial Library de San Francisco qui nous ont aidés à trouver des illustrations pour le texte. Jeremy Bigwood nous a, lui aussi, fourni des illustrations, apporté de précieuses suggestions et communiqué son indispensable énergie. Nous remercions tout particulièrement Zig Schmitt pour sa présence, son soutien et son aide dans la recherche de publications sur le sujet.

Leif Zerkin, rédacteur en chef du *Journal of Psychoactive Drugs* (revue des substances psychotropes), nous a recommandé certaines lectures complémentaires et a mis à notre disposition quelques bandes dessinées intéressantes. Ken et Maria Robbins nous ont fourni photographies, nourriture et informations. Dody Fugate de l'Université d'Arizona nous a apporté une remarquable assistance photographique.

Nous aimerions citer tous les amis qui nous ont aidés à mener ce livre à terme : Richard Carey, Howard Kotler, Dr David Smith, Sara Davidson, Helen Shewman, Dr Tod Mikuriya, Jake Myers, Ethan Nadelmann, Jonathan Meader, Sue Fleishman, Tim Plowman et Stanley et Jenine Moss.

Nous remercions le Dr Richard Evans Schultes et le personnel du Harvard Botanical Museum pour leur assistance iconographique, ainsi que Anita McClellan, Karen Frankian et Signe Warner pour leur participation à la mise en forme de notre travail.

AVERTISSEMENT DE L'ÉDITEUR

Cet ouvrage, écrit par deux auteurs américains, fait parfois mention de situations et de comportements spécifiques aux habitants des États-Unis. Nous renvoyons le lecteur aux notes de bas de page qui, dans la mesure du possible, établissent un parallèle entre les systèmes judiciaire et médical américains et français. Pour les médicaments qui n'ont pas de commercialisation européenne, nous avons conservé l'appellation d'origine, qui apparaît en italique.

Du chocolat à la morphine

Tout ce que vous avez besoin de savoir sur les drogues et qu'on n'a jamais osé vous dire.

Andrew Weil, M.D.
et Winifred Rosen

Traduit de l'américain
par Frédérique Revuz

sans développer de comportement toxicomane, ce qui est quasiment impossible dans le cas de la cigarette. Il peut vous arriver de rencontrer une personne qui fume deux ou trois cigarettes par jour, ou même par semaine, mais ces cas sont extrêmement rares. Il est intéressant de noter que ces fumeurs occasionnels ont, quand ils fument, la sensation de planer et qu'ils la trouvent agréable, alors que les grands fumeurs n'éprouvent aucune modification notable de la conscience.

La fumée de cigarette, quand elle est profondément inhalée, délivre en quelques secondes de la nicotine concentrée aux centres cérébraux vitaux — il faut plus de temps à l'héroïne pour atteindre le cerveau quand elle est injectée dans une veine du bras. C'est probablement la raison pour laquelle le tabac sous forme de cigarette engendre autant la dépendance.

Le traitement de la dépendance au tabac est très difficile. Les médecins prescrivent généralement des formes de nicotine de substitution comme les chewing-gums et les timbres de nicotine que l'on applique sur la peau. Elles aident l'individu à supporter les symptômes physiques du manque, mais parviennent rarement à éradiquer le désir psychologique de cigarettes.

Les médecins savent que la consommation régulière de cigarettes est une cause majeure de graves maladies pulmonaires, cardiaques et vasculaires. Cela ne veut pas dire que tout fumeur développe nécessairement un cancer du poumon. Certains individus fument des cigarettes toute leur vie sans jamais en subir les effets nocifs, probablement parce qu'ils ont au départ des poumons et une constitution robustes. D'autres n'ont pas cette chance.

La pipe et le cigare sont moins dangereux que les cigarettes parce que leur fumée, plus forte, dissuade les fumeurs de l'inhaler profondément. La plupart d'entre eux ne l'inhalent même pas du tout, écartant ainsi tout risque de maladie pulmonaire. De fait, leur cerveau ne subit pas l'arrivée massive et immédiate de nicotine, ce qui diminue leurs risques de devenir dépendants, du moins pas aussi profondément ou rapidement qu'avec la cigarette. La pipe et le cigare ne sont pas, cependant, totalement dépourvus de risques. Le peu de nicotine qui pénètre quand même dans le corps affecte le cœur et la circulation et augmente les risques de cancer des lèvres, de la bouche et de la gorge.

Le danger du tabac peut encore provenir de la fumée des autres. Une personne qui vit ou travaille avec des fumeurs peut inhaler l'équivalent de dix à vingt cigarettes par jour, augmentant ses risques de contracter les maladies liées au tabac. La fumée provenant de l'extrémité incandescente de la cigarette contient plus de toxines que celle que l'on inhale à travers l'autre extrémité après qu'elle est passée à travers l'épaisseur de tabac.

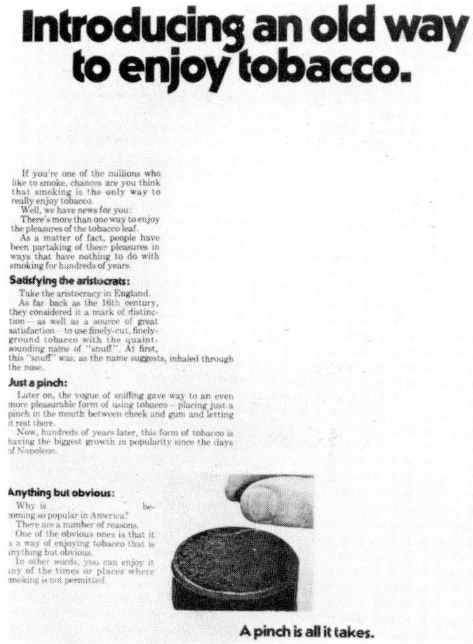

Voici comment une importante société de tabac fait l'éloge de ses tabacs à priser, nature ou parfumés.
Il n'est pas mentionné que sous cette forme le tabac entraîne moins l'accoutumance et qu'il est plus stimulant, le principal argument de vente étant qu'on peut l'utiliser sans se faire remarquer et dans des lieux où il est interdit de fumer..

Certains consommateurs de tabac ne le fument pas, mais le mâchent. Placée dans la bouche, la boulette de tabac diffuse sa nicotine dans le corps par l'intermédiaire des vaisseaux de la langue et des joues. D'autres utilisent le tabac à priser (fine poudre de tabac) en l'inhalant ou en le plaçant dans la bouche par petites pincées. Enfin, de nombreux Indiens d'Amazonie font cuire un mélange de tabac et d'eau afin d'obtenir une pâte dont ils se frottent les gencives.

Toutes ces préparations procurent une intense stimulation en libérant de grandes quantités de nicotine — supérieures à celles que l'on ingère avec la cigarette, la pipe ou le cigare dont la combustion détruit une part importante de la nicotine que renferme le tabac. Mastiquer ou priser favorise moins la dépendance dans la mesure où la nicotine atteint le sang et le cerveau par des voies beaucoup moins directes.

Ces modes de consommation du tabac sont rarement appréciés la première fois. On éprouve une sensation de brûlure et le tabac a un très mauvais goût. Il entraîne une abondante salivation et des éternuements, et provoque souvent vertiges et nausées. Mais en répétant l'expérience, le consommateur développe peu à peu une tolérance aux effets les plus désagréables et finit par en apprécier les sensations dans la bouche et le nez. Les sociétés américaines de

La fumeuse et le fumeur tels qu'ils sont représentés par deux des principales sociétés de tabac.

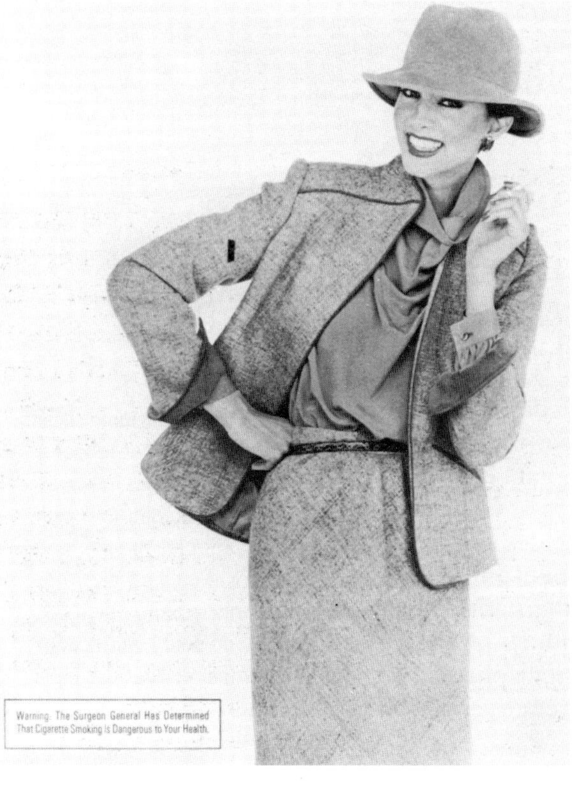

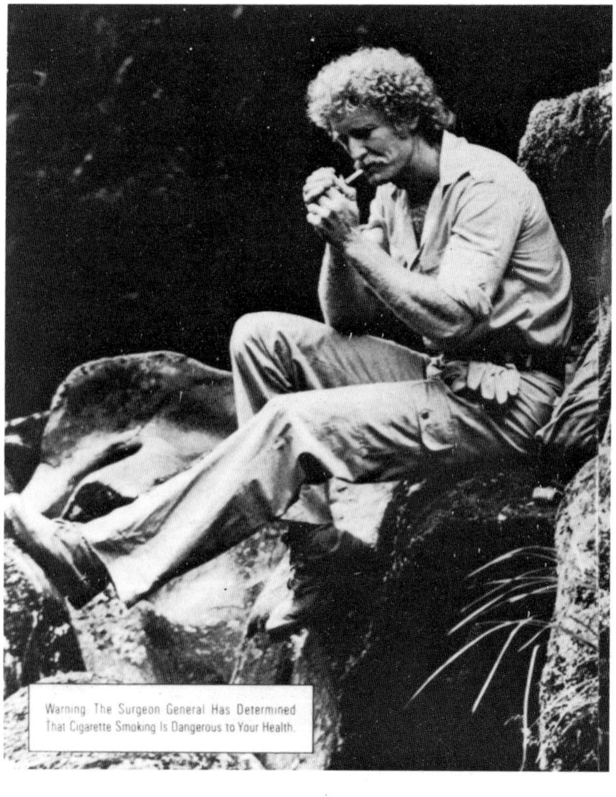

tabac commercialisent aujourd'hui des tabacs à priser sous le nom de *smokeless tobacco* (littéralement : tabac sans fumée), parfois parfumés à la menthe ou au fruit pour qu'ils soient mieux acceptés par les novices. Ils sont présentés comme une nouvelle façon agréable de consommer le tabac, y compris là où il est interdit de fumer. L'utilisation de ces tabacs à priser s'est récemment répandue chez les adolescents, probablement parce qu'on le détecte difficilement. Ces modes de consommation du tabac ont le très net avantage de ne pas saturer l'air de fumée, évitant ainsi d'exposer les non-fumeurs à l'action de la nicotine et autres produits irritants.

Malgré la conscience accrue de sa toxicité et de son potentiel toxicomanogène, le tabac demeure très largement accepté dans notre société. Sa consommation est même encouragée par une abondante publicité dont les protagonistes nous sont présentés comme des personnes matures et sexuellement attirantes. Quant au gouvernement américain, il soutient activement l'industrie du tabac à l'aide de fonds publics. Cela prouve sans doute à quel point la distinction que nous faisons entre les bonnes et les mauvaises drogues est irrationnelle.

Il y a des milliers d'années, les Indiens d'Amérique utilisaient le tabac à des fins religieuses et magiques, et, aujourd'hui encore, certains Indiens d'Amérique du Sud utilisent un tabac très fort pour ses vertus psychotropes. Lors d'occasions particulières, ils construisent des cigares géants que les hommes fument chacun leur tour et dont ils ressentent très vite les effets puissants. Ils n'ont recours au tabac qu'en certaines circonstances, de sorte qu'ils ne développent pas de tolérance à ses effets et peuvent ainsi en retirer de très fortes sensations. Aujourd'hui, en Amérique du Nord, tous les guérisseurs indiens utilisent le tabac suivant un cérémonial ; ils pensent que la fumée du tabac transporte leurs prières jusqu'au monde des esprits. Lorsque les Espagnols ont découvert l'Amérique, ils ont observé les rites du tabac des Indiens et ont alors commencé à l'utiliser eux-mêmes.

Au XVIe siècle, les Européens avaient également recours au tabac pour ses propriétés psychotropes. C'était alors une substance rare et précieuse que les gens fumaient occasionnellement, en inhalant la fumée aussi profondément que possible et en la retenant dans leurs poumons pour en optimiser les effets. Les premiers tabacs étaient trop forts pour que l'on puisse répéter fréquemment ces pratiques et développer ainsi tolérance et dépendance. Les autorités de l'époque s'inquiétaient pourtant de ce qu'elles considéraient comme une nouvelle invention du diable, et elles s'efforcèrent d'en interdire l'usage. Dans de nombreux pays, une personne surprise en possession de tabac était alors passible de la peine de mort.

Ces mesures, bien sûr, n'eurent aucun effet. Les mesures de ce type n'ont d'ailleurs jamais la moindre influence sur la consommation de drogue. Un nombre croissant de gens se mit à fumer de

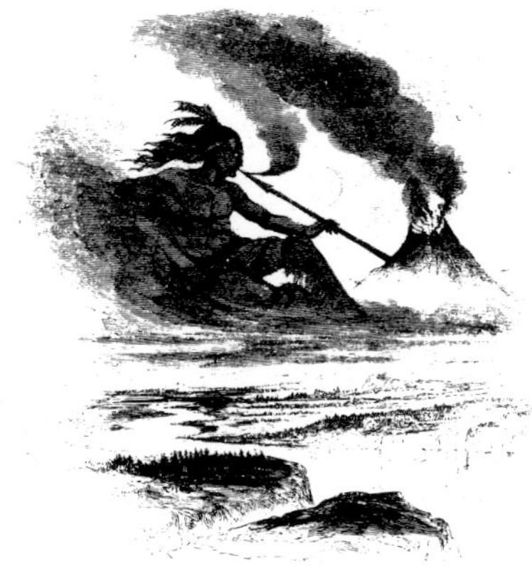

Le Grand Esprit de la religion des Indiens d'Amérique représenté sous les traits d'un fumeur de pipe céleste. (Fitz Hugh Ludlow Memorial Library)

IL Y A QUELQUES ANNÉES, JE SUIS TOMBÉE FOLLEMENT AMOUREUSE D'UN EX-FUMEUR QUI, BIEN QUE LARGE D'ESPRIT À BIEN D'AUTRES ÉGARDS, DEVENAIT FANATIQUE QUAND IL S'AGISSAIT DE CIGARETTES. (...) J'AVAIS TOUJOURS PENSÉ QUE JE SERAIS CAPABLE D'ARRÊTER LA CIGARETTE POUR QUELQU'UN. CETTE SUPPOSITION S'EST AVÉRÉE PARFAITEMENT INFONDÉE. À LA FIN, QUAND J'AI DÛ CHOISIR ENTRE L'AMOUR ET LES CIGARETTES, J'AI OPTÉ POUR LES CIGARETTES. C'ÉTAIT AUSSI SIMPLE QUE ÇA. J'AI ALORS PRIS UNE RÉSOLUTION, À LAQUELLE JE ME SUIS TOUJOURS TENUE DEPUIS, CELLE DE NE PLUS JAMAIS AVOIR D'HISTOIRE AVEC UN NON-FUMEUR.

Enseignante, quarante et un ans.

plus en plus régulièrement. Au fur et à mesure que le tabac se répandit, il perdit sa signification spéciale, et ses consommateurs, au lieu d'y chercher de fortes sensations de façon occasionnelle, ne purent bientôt plus s'en passer. Les gouvernements y discernèrent une nouvelle source de revenus, dont ils dépendent encore aujourd'hui. On vit alors apparaître des tabacs plus légers, que l'on pouvait inhaler profondément et qui ont donné naissance au type de dépendance que nous connaissons aujourd'hui, et, avec eux, l'essor de l'industrie moderne du tabac. Tout au long de la première moitié du XXe siècle, les autorités ont encouragé l'usage du tabac en pensant qu'il facilitait la concentration et la relaxation. Dans les films des années trente et quarante, les comédiens fument du début à la fin, et, pendant la Seconde Guerre mondiale, la ration type du soldat américain comportait un paquet de cigarettes. Dans les années cinquante, des médecins vantaient encore les mérites de telle ou telle marque « *apaisante pour la gorge* » dans des publicités.

L'attitude de notre société à l'égard du tabac est en train de changer. Fumer a cessé d'être à la mode ; quant aux non-fumeurs, ils exigent de plus en plus un environnement sans fumée. À l'avenir, il sera intéressant d'observer la façon dont évolueront les comportements de dépendance au tabac.

Une récente étude du gouvernement britannique sur les adolescents établit qu'un jeune qui fume *une* cigarette n'a que 15 % de chances de rester non-fumeur. Si vous voulez essayer le tabac, surtout s'il s'agit de cigarettes, souvenez-vous que la grande majorité des gens qui l'ont fait se sont laissé prendre et sont devenus accros avant de s'en rendre compte.

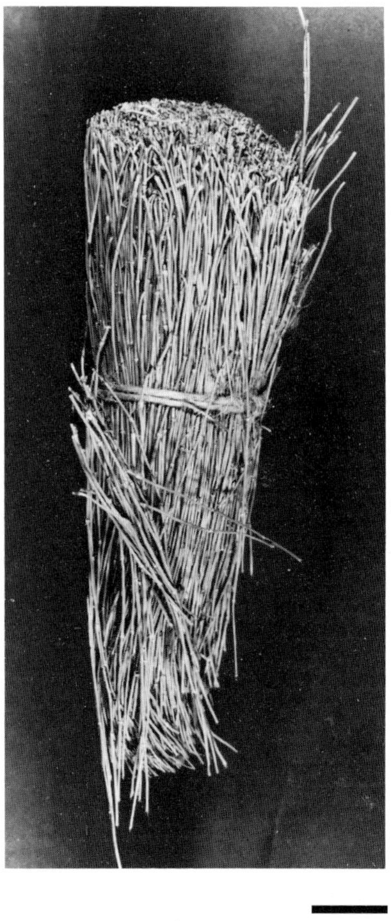

Éphédra chinois séché.
(Dody Fugate)

Quatre plantes exotiques stimulantes

Le bétel. Le bétel se compose d'un morceau de noix d'arec, fruit du palmier du même nom des régions chaudes de l'Asie du Sud-Est, poudré de chaux et enroulé dans une feuille fraîche de *piper betel* (variété de poivrier). En Asie, ce mélange est consommé chaque jour par des millions de personnes. Il produit une grande quantité d'un jus rouge que l'on recrache et qui finit par noircir les dents. Cette préparation contient de l'arécoline, un stimulant comparable à la caféine. La mastication du bétel est à rapprocher de la consommation de chewing-gum, de café et de boisson à base de cola dans les sociétés industrialisées.

Khat (kath, kat, qât). Le khat est un stimulant très répandu dans une vaste région qui englobe l'Afrique de l'Est et le Moyen-Orient. C'est un arbuste dont les feuilles fraîches et les jeunes pousses sont mangées pour leurs propriétés stimulantes. Le khat perd son pouvoir psychotrope quand les feuilles sont sèches. Il contient de nombreux produits actifs, dont certains ont une structure similaire à

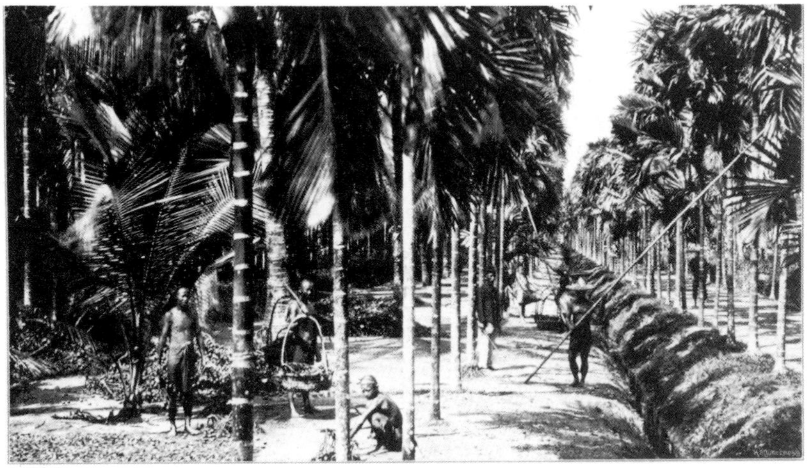

Ramassage des noix d'arec.
(Prêt du Swiss federal Institute of Technology)

celle des amphétamines. Contrairement aux feuilles de coca, celles du khat, au goût très amer, sont habituellement avalées. Les camionneurs kenyans en sont de grands consommateurs.

Yohimbehe. Le yohimbehe est un arbre africain dont l'écorce, au goût amer et épicé, contient un alcaloïde qu'on appelle la yohimbine. Celle-ci entre dans la composition de plusieurs médicaments utilisés dans le traitement de l'impuissance. Cette écorce est vendue dans certaines herboristeries et donne une infusion aux propriétés stimulantes. On la dit aphrodisiaque, et ses consommateurs parlent souvent de picotements ressentis dans la colonne vertébrale.

Éphédra. Les éphédras sont des buissons dépourvus de feuilles qui poussent dans les déserts du monde entier. Apparentés aux pins, ils portent comme eux des pommes. Diverses espèces contiennent de l'éphédrine, une substance aux propriétés stimulantes et utilisée dans le traitement de l'asthme. L'éphédra américain que l'on trouve dans l'ouest des États-Unis est plus connu sous le nom de *thé mormon* parce que les premiers colons mormons l'avaient substitué aux boissons qui contenaient de la caféine, interdite par leur religion. On trouve l'éphédra américain ainsi que l'espèce chinoise, plus forte, dans les herboristeries. Les tiges séchées sont bouillies dans l'eau pour obtenir un thé savoureux qui peut être très stimulant. L'éphédra chinois et l'éphédrine entrent souvent dans la composition de stimulants à base d'herbes vendus dans les magasins diététiques.

Préparations en vente libre

De nombreux remèdes contre le rhume et d'autres préparations en vente libre contiennent de la caféine afin de compenser la somnolence causée par les antihistaminiques*. Ce type de produits peut également renfermer un stimulant synthétique appelé phénylpropanolamine. Aux États-Unis, on le trouve depuis peu dans des coupe-faim en vente libre sous des noms tels que Dexatrim, qui rappellent ceux des amphétamines. Comme tous les stimulants, ces produits peuvent effectivement diminuer l'appétit pour un temps, mais ils engendrent la dépendance s'ils sont utilisés régulièrement.

Quelques règles d'utilisation des stimulants

Les stimulants sont des produits très répandus, de sorte que beaucoup de gens sont amenés à en consommer un jour ou l'autre.

Voici quelques règles qui vous aideront à bien en user.

1 — *Ne les utilisez pas trop fréquemment.* Tous les problèmes causés par les stimulants proviennent d'une utilisation trop fréquente. Si vous aimez les sensations que vous procure l'un d'eux, vous pouvez très facilement vous laisser aller à en absorber de plus en plus régulièrement. Fixez-vous des limites ! Ne prenez jamais, par exemple, un stimulant deux jours d'affilée.

2 — *Utilisez les stimulants pour un but précis.* Prendre un stimulant uniquement pour vous sentir bien ne vous aidera pas à limiter votre consommation. Si vous formez l'intention d'en absorber, sachez vous servir de la stimulation provoquée pour une activité physique ou intellectuelle par exemple. D'autre part, la satisfaction d'avoir accompli quelque chose compensera la sensation d'abattement qui survient une fois le stimulant devenu sans effets.

3 — *N'utilisez pas les stimulants pour vous aider à accomplir les tâches ordinaires.* Vous devez pouvoir vous lever le matin et fonctionner normalement jusqu'au soir sans l'aide d'aucune substances. Dans le cas contraire, il faut modifier vos habitudes d'alimentation, de sommeil et d'exercice. Avoir recours aux stimulants pour les tâches quotidiennes conduit à une consommation excessive et à la dépendance.

4 — *Ingérez les stimulants par voie orale.* Priser, fumer ou injecter ces substances accentue la baisse d'énergie qui suit la stimulation, encourage une consommation répétée et augmente leur toxicité.

5 — *Préférez les formes diluées aux formes concentrées.* Plus la préparation qui contient le stimulant est diluée, plus le corps sera à même de s'en accommoder et plus les sensations de baisse d'énergie seront faibles. Les préparations

---

*Description des effets des antihistaminiques, voir p. 170

comme le café ou le thé sont naturellement plus diluées et donc plus facilement contrôlables que les substances synthétiques raffinées.

6 — *Maintenez de bonnes habitudes d'alimentation, de repos et d'exercice.* Souvenez-vous que les stimulants obligent votre corps à sacrifier ses réserves d'énergie chimique. Vous devez donc, quand vous en consommez, surtout si c'est de façon régulière, veiller à laisser votre corps se régénérer. Plus vous serez en bonne santé, moins vous ressentirez le besoin de faire appel à des stimulations extérieures.

7 — Ne *mélangez pas stimulants, dépresseurs et autres produits.* La combinaison de plusieurs substances complique les choses. Certains individus qui ne peuvent pas dormir la nuit à cause des stimulants qu'ils ont absorbés durant la journée prennent des somnifères. Ils ont alors des difficultés à se lever le matin et reprennent des stimulants. Ce type de comportement engendre très vite des problèmes.

8 — *Évitez les faux-semblants.* Ils n'ont rien qui permette de les recommander.

Il est tout à fait possible de consommer raisonnablement des stimulants et d'entretenir de bons rapports avec eux. Ils ne constituent pas une réponse aux bons et aux mauvais moments de la vie, et les utiliser avec l'intention d'éviter les passages à vide est source d'ennuis. Leurs consommateurs payeront plus tard l'énergie et les sensations agréables qu'ils procurent. Si vous restez conscients de ce qu'ils sont réellement et de la façon dont ils fonctionnent, vous serez alors en mesure d'éviter le piège de la dépendance.

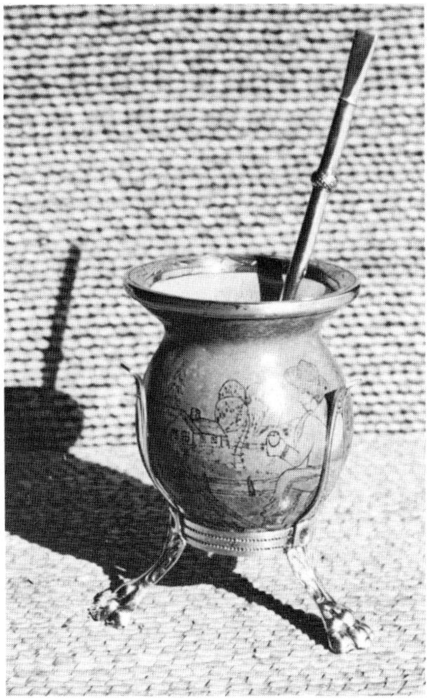

Les Argentins boivent le maté — boisson nationale à teneur en caféine — dans des calebasses décorées. En espagnol, maté signifie calebasse. (Woodward A. Wickham)

7

Dépresseurs

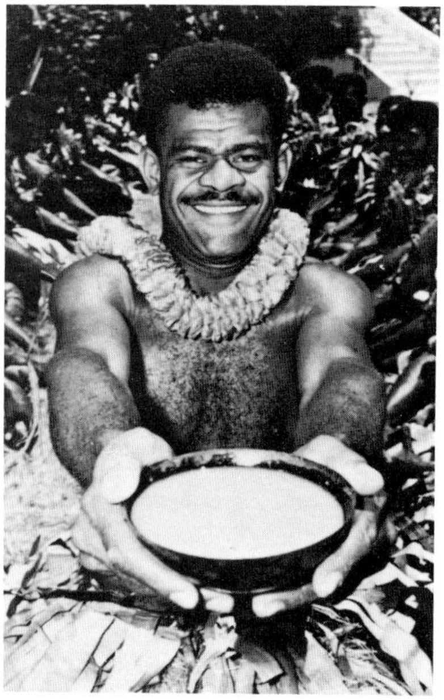

Au cours d'une cérémonie du kava sur les îles Fidji, l'homme qui dirige le rituel offre un bol de kava à ses invités. Le kava est un dépresseur naturel.

Les dépresseurs sont des substances qui abaissent le niveau d'énergie du système nerveux, diminuant la sensibilité aux stimuli extérieurs et, à fortes doses, induisant le sommeil. Beaucoup sont utilisés à des fins médicales et sociales, et beaucoup illégalement consommés. On compte parmi eux certains des psychotropes les plus répandus.

Il peut sembler surprenant au premier abord que certaines personnes veuillent déprimer leur système nerveux. Qui peut bien vouloir se sentir groggy et déprimé ? En fait, les dépresseurs ne provoquent somnolence et stupeur qu'à fortes doses ; à faibles doses, ils permettent de se sentir bien et détendu. L'alcool en est un bon exemple : un verre ou deux rendent gai, vif et alerte, tandis que trois ou quatre rendent saoul, avec des symptômes évidents de diminution des fonctions cérébrales.

Les scientifiques ne savent pas exactement pourquoi à faible dose les dépresseurs ont une action stimulante. Ils émettent l'hypothèse que les premières régions du cerveau touchées seraient les centres inhibiteurs, dont la fonction est de contenir les humeurs. Au fur et à mesure que l'on augmente la dose, d'autres parties du système nerveux sont tour à tour ralenties. À très forte dose, les dépresseurs finissent par provoquer le coma, avec une altération totale de la conscience et une insensibilité aux stimulations sensorielles même les plus fortes, comme le bruit ou la douleur. Une dose encore supérieure peut arrêter des centres aussi vitaux que celui qui contrôle la respiration et entraîner rapidement la mort par asphyxie.

Les dépresseurs sont plus dangereux que les stimulants dans la mesure où, en touchant les centres vitaux, ils peuvent provoquer la mort. Ils produisent aussi des effets plus contrastés pouvant aller, selon les doses absorbées, d'un état de quiétude et d'euphorie au coma.

Les dépresseurs englobent plusieurs catégories de produits distincts, pouvant tous être dangereux ou bénéfiques.

Sédatifs-hypnotiques

Cette importante catégorie de dépresseurs comprend l'alcool, les somnifères et certains tranquillisants. À faible dose, ces substances ont une action relaxante et apaisante (sédative). Quand elles sont administrées à forte dose, elles induisent le sommeil (le mot *hypnos* vient du nom du grec, sommeil). L'appellation « sédatif-hypnotique » fait référence à cette double action.

Alcool (alcool éthylique, éthanol)

L'alcool est la substance psychotrope la plus répandue dans le monde, et consommée par des millions de personnes chaque jour. Ce fut probablement la première drogue connue des hommes puisqu'il suffit d'abandonner des fruits et leur jus dans un endroit chaud pour qu'ils fermentent et donnent une boisson à teneur en alcool. L'alcool est si courant et ses effets, bons et mauvais, sont tellement connus qu'ils ne nécessitent qu'une description succincte. Tous ceux qui ont éprouvé l'agréable excitation que procure un verre de vin connaissent les aspects bénéfiques de l'alcool. Tous ceux qui ont eu un jour affaire à une personne saoule savent à quel point l'alcool peut être puissant et mauvais quand on en boit trop. Tous ceux, enfin, qui ont vécu avec un alcoolique peuvent témoigner des horreurs de cette dépendance.

La formation d'alcool éthylique se fait grâce à la levure qui, quand elle est nourrie de sucre, fabrique deux sous-produits, le gaz carbonique et l'alcool. Les levures sont des végétaux unicellulaires microscopiques que l'on trouve partout : dans l'air et sur la peau de nombreux fruits, celle du raisin en particulier. Les cellules de la levure ont besoin de sucre, d'eau et de chaleur pour croître et se multiplier. Elles cessent d'augmenter quand elles n'ont plus de sucre à consommer, si la concentration croissante d'alcool ne les a pas tuées avant. L'alcool est aussi un poison qui, à forte dose, tue tout être vivant, y compris les levures qui le fabriquent.

Le seul sucre dont disposaient les peuples primitifs était celui qu'ils trouvaient à l'état naturel dans les fruits et le miel, à partir desquels on peut fabriquer du vin dont la teneur maximum en alcool atteint 12 % environ. On peut obtenir de l'alcool avec de l'amidon s'il est préalablement transformé en sucre au moyen d'enzymes pour permettre à la levure de le digérer. La salive contient des enzymes capables d'opérer cette transformation. Les Indiens des régions tropicales d'Amérique fabriquaient une

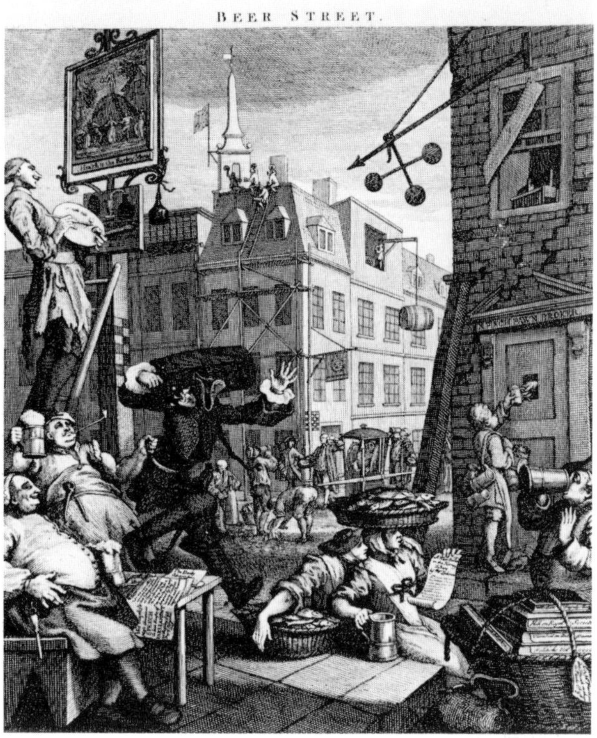

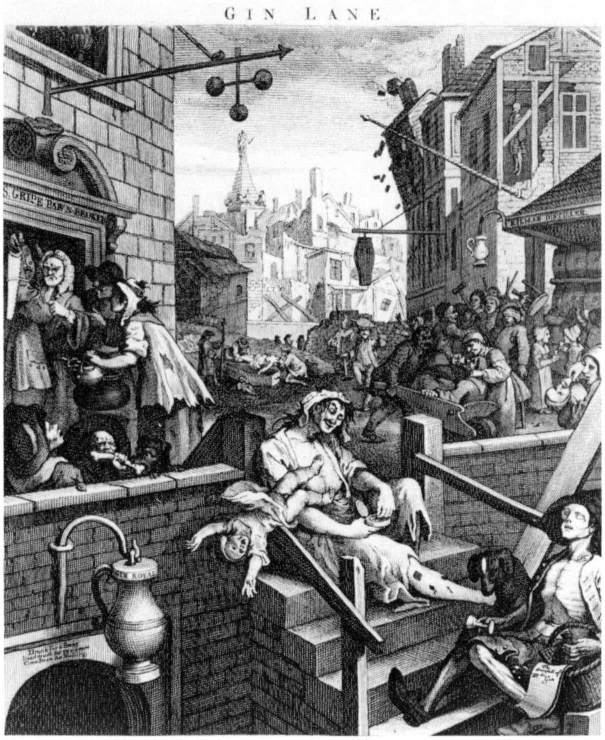

Dans ces célèbres dessins, le peintre anglais William Hogarth (1697-1764) fait état des effets d'une consommation d'alcool fermenté dans un cas et d'alcool distillé dans l'autre. Heureux, bien-portants et productifs, les habitants de Beer Street (rue de la Bière) maintiennent leur quartier bien ordonné tandis que le désordre, le chaos et la mort règnent dans Gin Lane (rue du Gin). Entre autres calamités, on aperçoit un homme qui s'est pendu ; un autre, squelettique, est sur le point de mourir de malnutrition ; une femme ivre laisse échapper son enfant, impuissant devant la mort où il se voit projeté. (The boston Athenaeum)

sorte de bière en mâchant du maïs jusqu'à l'obtention d'une pâte qu'ils crachaient dans des pots d'argile, mélangeaient avec de l'eau et laissaient fermenter. Les grains germés produisent eux aussi des enzymes ; aujourd'hui, la fabrication classique de la bière utilise de l'orge germé (malt) pour convertir l'amidon des grains en sucre et permettre à la levure de croître et de fabriquer de l'alcool. La bière a une teneur en alcool inférieure de moitié à celle du vin ; elle est également plus nutritive, du fait de la présence d'un grand nombre de calories sous la forme d'hydrates de carbone.

L'alcool distillé est un produit relativement nouveau, puisque son apparition remonte à quelques centaines d'années. Le premier alcool obtenu par distillation fut le cognac. L'opération consistait à chauffer du vin, à le refroidir ensuite en recueillant le produit de la condensation dans un autre récipient. Ce processus augmente considérablement la teneur en alcool : de 12 % elle passe à 40 % ou 50 %. L'idée initiale des distillateurs était de réduire le volume du vin afin de faciliter son transport par mer. Le « cognac » devait être redilué à 12 % à l'issue du voyage. Mais ceux qui réceptionnèrent le vin n'attendirent pas qu'on ajoutât de l'eau dans les tonneaux pour boire leur contenu. Une nouvelle et puissante forme d'alcool envahit alors soudainement le monde.

Notre société produit et consomme aujourd'hui de nombreux alcools distillés. Les whiskies sont fabriqués à partir de préparations à base des mêmes grains que la bière, le rhum est obtenu par la fermentation et la distillation des mélasses des sucres de canne, le gin et la vodka sont simplement de l'alcool éthylique dilué (le gin est aromatisé), provenant généralement de la distillation de grains. Du fait de leur forte teneur en alcool, ces boissons sont plus intoxicantes que les simples boissons fermentées.

La bière et le vin sont vraisemblablement consommés de la même façon depuis leur création, et ont toujours constitué un prétexte aux rassemblements sociaux, un intermède à la routine du travail, un moyen de chasser l'inquiétude et l'anxiété. Nos lointains ancêtres avaient sans doute remarqué eux aussi que les effets de l'alcool étaient variables et fonction de la dose absorbée, et qu'on pouvait en devenir dépendant.

L'alcool s'extrait très rapidement du système digestif pour entrer dans le sang puis atteindre le cerveau, à partir duquel il modifie l'humeur et le comportement. Le corps doit beaucoup travailler pour éliminer l'alcool, il en brûle une partie comme carburant, et en rejette également tel quel à travers l'haleine et par l'urine. Quant au surplus, c'est essentiellement au foie qu'il incombe de le métaboliser.

Les effets de l'alcool sont fonction de sa concentration dans le sang à un instant donné. Une faible concentration, surtout si l'on vient de commencer à boire, suscite chez le buveur vivacité, bonne humeur, sensation d'énergie, de chaleur et de confiance et dissipe l'anxiété et les inhibitions. La plupart des gens apprécient ces modifications psychiques.

Il est important de noter, cependant, que certaines de ces sensations, causées par de faibles doses d'alcool, et particulièrement la confiance en soi, sont généralement infondées. Contrairement aux stimulants, l'alcool et les autres dépresseurs, en ralentissant le fonctionnement du système nerveux, diminuent les réflexes, le temps de réaction, et l'efficacité des réponses musculaires. Bien qu'on ait souvent l'impression d'être plus alerte après quelques verres, les tests scientifiques prouvent le contraire. C'est l'un des risques de prendre des dépresseurs dans l'intention de se sentir bien : le sentiment de sûreté qu'ils communiquent peut pousser une personne à prendre des risques injustifiés, comme de conduire en état d'ébriété.

De la même façon, la sensation de chaleur que produit l'absorption d'alcool est trompeuse. Elle provient d'un afflux de sang vers l'épiderme qui libère plus de chaleur à l'extérieur du corps. En fait, la température interne, elle, diminue, si bien qu'en omettant de se couvrir suffisamment par temps froid on risque d'être victime d'hypothermie.

J'AIME L'ALCOOL. C'EST UNE DROGUE VIOLENTE QUI, DIEU LE SAIT, DEVIENT UN ENFER POUR CERTAINS, ALORS QU'UTILISÉE DE FAÇON SENSÉE ELLE PEUT S'AVÉRER UNE GRANDE SOURCE DE PLAISIR. APRÈS UNE LONGUE ET DURE JOURNÉE, LA CHALEUR IRRADIANTE D'UN ALCOOL FORT EST L'UNE DES SENSATIONS QUE JE PRÉFÈRE ; ELLE COMMENCE AU CREUX DE L'ESTOMAC PUIS SE RÉPAND DANS LES MEMBRES ET DANS LE CERVEAU. JE SAIS QUE L'ALCOOL EST UN DÉPRESSEUR, MAIS SON ACTION ET LES SENSATIONS QU'IL PROCURE SONT RELAXANTES — POUR L'ESPRIT COMME POUR LE CORPS. VOUS N'AVEZ QU'À OBSERVER LA MONTÉE D'ÉNERGIE ET LA DIFFÉRENCE DE NIVEAU SONORE APRÈS QU'ON A SERVI L'ALCOOL À UN COCKTAIL POUR VOUS RENDRE COMPTE À QUEL POINT IL PEUT METTRE LES GENS À L'AISE.
Psychanalyste, soixante-deux ans.

On sait que l'absorption d'alcool est capable de supprimer momentanément les symptômes de la gueule de bois ; c'est pourquoi une consommation excessive peut amener un individu à reprendre de l'alcool pour se sentir mieux et le conduire doucement à la dépendance.

La dépendance à l'alcool est une véritable toxicomanie caractérisée par une grande tolérance, un besoin permanent et maladif de cette drogue, et un état de manque si ce besoin n'est pas rapidement satisfait. Le besoin d'alcool chez les alcooliques est légendaire et a fait l'objet de nombreux films et livres. Des alcooliques repentis racontent jusqu'où ils ont été capables d'aller et les quantités d'argent qu'ils ont dépensées pour obtenir leur drogue. Le sevrage de l'alcool a des conséquences médicales majeures qui peuvent aller jusqu'au *delirium tremens* et s'avérer mortelles dans les cas les plus graves. À titre de comparaison, le sevrage des narcotiques est moins dévastateur.

À long terme, la consommation quotidienne de doses relativement élevées d'alcool entraîne de très sérieux dommages physiques. La cirrhose du foie (remplacement des cellules du foie par un tissu fibreux inerte) est une pathologie classique résultant directement de l'abus d'alcool, qui se manifeste, entre autres, par une impuissance sexuelle et une incapacité à digérer la nourriture. Les effets toxiques de l'alcool endommagent aussi très sérieusement le cerveau et le système nerveux périphérique, entraînant, chez l'alcoolique chronique, tremblements, amnésie et perte des capacités intellectuelles, signes de lésion irréversible des nerfs. La liste des troubles neuropsychiques et somatiques liés à l'absorption excessive d'alcool est bien trop longue pour la donner ici dans son intégralité. Citons quand même les effets secondaires sur les fœtus de mères alcooliques (syndrome d'alcoolisme fœtal) et la diminution de la résistance aux maladies infectieuses. Les hôpitaux du monde entier sont remplis de malades chroniques ravagés par l'alcool.

L'alcoolisme est une forme de toxicomanie très persistante, l'une des plus résistantes aux traitements. Les médecins qui travaillent avec des alcooliques reconnaissent qu'ils obtiennent peu de résultats. Les seuls groupes qui semblent en mesure d'aider réellement les alcooliques sont les Alcooliques Anonymes, qui fonctionnent grâce à une quasi adhérence religieuse à une éthique de groupe, et la Native American Church (Église des Indiens d'Amérique), qui a recours au peyotl pour ses rituels religieux et combat activement la consommation d'alcool chez les Indiens d'Amérique.

Tous les buveurs réguliers ne sombrent pas dans l'alcoolisme. La majorité d'entre eux, en fait, sont parfaitement sains. Il est possible que certaines personnes héritent d'une tendance à devenir alcoolique, du fait de particularités de leur métabolisme.

On sait, d'autre part, que les enfants d'alcooliques ont plus de risques d'être eux-mêmes alcooliques, mais c'est également vrai de ceux qui viennent de familles où les parents ne boivent jamais. Ainsi, l'absence de modèle de consommation saine pendant l'enfance pourrait, aussi, être un facteur déterminant.

L'un des signes d'alcoolisme les plus évidents est l'absorption répétée d'alcool dans l'intention de s'enivrer. Les alcooliques ne savent pas se limiter aux deux premiers verres à fonction sociale et poursuivent invariablement leur consommation. Mais leur ébriété n'est pas des plus réjouissantes, que l'on parle du jour même ou du lendemain. Si tel est le cas, pourquoi tant de gens consomment-ils de l'alcool à doses massives ?

C'est justement là que réside le cœur du problème. Comme nous l'avons dit précédemment, ce sont les effets initiaux de l'alcool, similaires à ceux des stimulants, qui sont ordinairement appréciés ; poursuivre sa consommation en altère considérablement la qualité. Il n'est pas facile d'apprendre à maintenir sa consommation dans les proportions qui assurent les effets agréables, et, à l'inverse, il est facile d'entrer dans la zone des sensations pénibles pour le regretter ensuite. Les jeunes qui commencent à boire doivent savoir que c'est en acquérant de l'expérience qu'ils sauront faire face à ce problème. La majorité — étant entendu qu'ils ont un métabolisme normal, un cadre familial solide et pas de problème psychologique grave — apprend à contrôler son absorption d'alcool pour la maintenir en deçà de la zone dangereuse. D'autres n'y parviennent pas.

L'alcool est l'une des drogues les plus difficiles à contrôler, du fait de sa puissance et de l'extrême variabilité de ses effets en fonction des doses absorbées. Utilisé intelligemment, l'alcool peut soulager du stress. Quelques-uns affirment même qu'il est bon pour la santé. Des études médicales donnent à penser qu'une consommation modérée d'alcool diminue les risques cardiaques en réduisant les chances de formation de caillot dans le sang et en améliorant le métabolisme du cholestérol. Les amateurs de vin disent qu'il facilite la digestion. Certains médecins pensent, qu'en petites quantités, l'alcool peut être bénéfique aux personnes âgées. Tout cela est peut-être vrai. Malheureusement, certaines personnes n'apprennent jamais à boire modérément. Les alcooliques repentis, par exemple, finissent très vite par se saouler quand ils essayent de boire à des fins sociales.

L'alcool est indiscutablement la drogue la plus toxique de toutes celles dont il est question dans ce livre. Et pourtant, notre société en a fait sa principale drogue sociale. On le trouve partout sous les formes les plus séduisantes, il fait l'objet d'une publicité massive, et sa consommation a atteint aujourd'hui de telles proportions qu'il est difficile de l'éviter. Dans certains groupes, la fonction de lien social exercée par l'alcool est telle

J'AVAIS BEAU ESSAYER DE MODÉRER MA CONSOMMATION, JE ME SAOULAIS À CHAQUE FOIS QUE JE VOULAIS GENTIMENT FAIRE LA FÊTE, EN DÉPIT DE TOUTES MES BONNES RÉSOLUTIONS. J'AI ESSAYÉ DIVERSES DROGUES DEPUIS CETTE ÉPOQUE ET JE NE CROIS PAS QU'IL EN EXISTE DE PLUS VIOLENTE NI DE PLUS APTE À CRÉER DES PROBLÈMES QUE L'ALCOOL.

Enseignant à l'université, trente-sept ans.

que les non-buveurs s'y sentent mal à l'aise et déplacés. L'alcool est partout autour de nous. On rapporte des bouteilles de ses voyages à l'étranger pour les offrir à ses amis ; les compagnies aériennes vendent de l'alcool pendant les vols et se font pardonner leurs retards en offrant des boissons gratuites à leurs passagers ; les murs de nos villes et les magazines vantent à qui mieux mieux les plaisirs de l'alcool... C'est pourquoi il est indispensable que chacun d'entre nous apprenne à vivre avec cette puissante drogue.

À moins que vous ne soyez musulman ou mormon, ou que vous n'apparteniez à un groupe qui proscrit l'alcool, vous devrez apprendre à refuser l'alcool si vous n'avez pas envie de boire, ou à en user intelligemment en sachant le consommer avec modération.

Conseils pour une sage utilisation de l'alcool

1 — Sachez définir ce que vous attendez de l'alcool. Souvenez-vous que c'est sa capacité à procurer un bien-être temporaire, physique et mental, qui en constitue les aspects positifs. Vous serez en mesure d'en apprécier les effets agréables en apprenant à le consommer avec prudence et dans une intention spécifique. Si vous êtes au lit avec un bon rhume, un petit verre peut s'avérer un remède efficace. Si, lors d'une fête, vous vous sentez mal à l'aise, anxieux et inhibé, un peu d'alcool peut vous aider à entrer dans la danse.

2 — Il est bon d'établir des règles quant aux moments et aux lieux où ne pas boire. On peut boire pour se détendre au terme d'une journée éprouvante, mais il est préférable d'éviter l'alcool après une journée calme, ou avant le soir. Enfin, ne buvez jamais avant de conduire.

3 — Si elles sont appropriées, ces règles permettent de mieux contrôler sa consommation d'alcool. On peut décider de boire avec ses amis mais jamais seul, pendant le week-end et les vacances mais jamais pendant la semaine, le soir mais pas dans la journée.

4 — Apprenez à réguler votre alcoolémie, car seul le temps peut éliminer l'alcool que vous avez dans le sang. Vous contrôlerez plus facilement la rapidité d'absorption de l'alcool par votre sang en buvant des boissons diluées plutôt que concentrées (en ajoutant de l'eau à votre vin, par exemple, ou des boissons non alcoolisées aux alcools forts). Assurez-vous que vous avez l'estomac plein avant de boire. Essayez de boire lentement. Apprenez enfin à refuser un verre quand vous pensez avoir suffisamment bu.

5 — S'il vous arrive d'absorber des doses très élevées d'alcool, n'oubliez pas de boire de l'eau pour compenser ses vertus diurétiques. Vous pourrez ainsi atténuer le triste état dans lequel vous serez le lendemain.

6 — Évitez de fréquenter des gens qui boivent beaucoup et vous encouragent de ce fait à boire plus que vous ne le souhaitez.

7 — Veillez à ne pas tomber dans des habitudes de consommation régulière en cherchant à vous soustraire à des sentiments pénibles comme l'anxiété ou la déprime. L'alcool peut faire disparaître les symptômes momentanément, mais il ne règle pas les problèmes. De plus, la consommation d'alcool dans cette optique conduit facilement à la dépendance.

8 — L'adolescence, où la confusion des sentiments et le désir de rébellion qui la caractérisent nous rendent plus vulnérables à la pression de notre entourage, est une période propice au développement d'habitudes de consommation malsaines qui peuvent persister et s'avérer par la suite difficiles à briser. Les jeunes pensent sans doute qu'ils sont moins concernés par la dépendance à l'alcool que les adultes, mais les faits contredisent cette façon de penser. À n'importe quel âge, l'alcool est une drogue difficile à contrôler. De plus, l'alcoolisme n'est pas un phénomène qui apparaît du jour au lendemain. Il résulte au contraire d'une consommation déraisonnable et prolongée qui commence avec la toute première expérience de l'alcool.

9 — Dans la mesure où l'alcool contient des calories, surveillez d'autant plus votre consommation si vous essayez de perdre du poids.

10 — La meilleure façon de vous prémunir contre les effets nocifs de l'alcool est de ne pas boire tous les jours.

11 — Si vous buvez de façon régulière, veillez à maintenir de bonnes habitudes de repos, d'exercice et d'alimentation. Il est sage, par exemple, d'absorber 100 milligrammes de vitamine B-1 les jours où vous buvez, parce que l'alcool détruit tout particulièrement cette vitamine.

12 — Si vous, ou des gens de votre entourage, avez le sentiment que l'alcool devient un problème, recherchez l'aide de professionnels. Il est difficile, voire impossible, d'y remédier sans une aide extérieure.

Barbituriques et autres calmants

Cette catégorie de sédatifs-hypnotiques — improprement appelés somnifères ou calmants — est connue depuis déjà un certain temps. Fabriqués légalement et illégalement, ils sont très largement consommés. Les médecins les prescrivent à faibles doses pour apaiser les patients durant la journée, à doses élevées pour les aider à dormir la nuit. Des millions de gens prennent des somnifères tous les soirs et ne peuvent s'endormir sans eux. Des millions d'autres en consomment à des fins non médicales, pour se soustraire à la réalité, se sentir bien, faire la fête.

On appelle barbituriques un ensemble de dérivés de l'acide barbiturique, dont la découverte remonte à 1864. Le premier d'entre eux, le barbital, apparut en 1903, puis ce fut le tour du phénobarbital, en 1912. On connaît aujourd'hui des centaines de barbituriques, dont beaucoup sont couramment utilisés.

Certains sont lentement métabolisés et éliminés par les reins : ce sont les barbituriques à longue durée d'action (douze à vingt-quatre heures). Le barbital et le phénobarbital appartiennent à ce groupe. Ils sont généralement utilisés comme sédatifs légers pendant la journée plutôt que comme hypnotiques, et sont rarement consommés à des fins non médicales, du fait de leur faible action euphorisante ou stimulante.

On discerne un second groupe de barbituriques qui sont plus rapidement métabolisés par le foie. On les appelle barbituriques à courte durée d'action (six à sept heures). Citons l'amobarbital (Amytal), le pentobarbital (Nembutal), l'hexobarbital (*Sombulex*) et le secobarbital (*Séconal*). Ils ont une action similaire à celle de l'alcool, car ils procurent d'agréables sensations à faibles doses, particulièrement pendant la montée de leurs effets. Ils sont, de fait, très recherchés pour leurs capacités à modifier la conscience, et sont faciles à trouver sur le marché noir.

Enfin, les barbituriques à action de durée ultra-courte provoquent très rapidement un état hypnotique intense en injection intraveineuse. Le plus connu d'entre eux, le thiopental

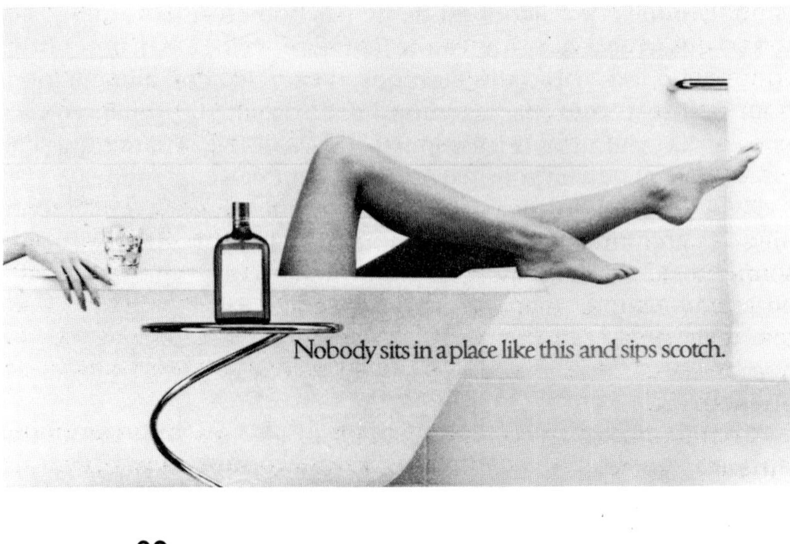

Le fabricant de cet alcool fort incite ici le consommateur à boire en solitaire, une pratique qui favorise l'abus et qui est souvent le signe d'une consommation alcoolique.

(*Pentothal*), est surtout utilisé par les dentistes et les médecins comme anesthésiant général lors d'opérations chirurgicales. Il n'est jamais consommé à des fins récréatives, du fait de l'altération totale de la conscience et de la mémoire qu'il entraîne.

Les gens qui parlent de somnifères font généralement référence aux barbituriques à courte durée d'action ou à d'autres substances analogues que nous mentionnons plus loin. Tous ces produits sont similaires à l'alcool, de sorte que tout ce qui a été dit le concernant s'applique aussi à eux. Les somnifères peuvent créer chez celui qui en prend l'impression d'être saoul et lui en donner l'apparence, et le laisser ensuite dans un état semblable à la gueule de bois. À doses massives, ils peuvent entraîner la mort par arrêt respiratoire. L'administration répétée de barbituriques peut créer une dépendance psychique — physique s'il s'agit de doses élevées —, avec un syndrome de sevrage grave en cas d'arrêt de la consommation. Les symptômes peuvent aller jusqu'aux convulsions, et un sevrage brutal peut être mortel.

Les similitudes entre les somnifères et l'alcool sont extrêmement nombreuses, c'est pourquoi nous avons pensé qu'il serait plus facile de vous parler de leur différences.

Contrairement à l'alcool, les somnifères ne sont pas caloriques. Le corps ne peut pas les brûler comme un carburant et doit donc les métaboliser autrement. D'autre part, ils ne sont pas aussi toxiques en cas de consommation prolongée et n'entraînent pas les maladies et les dommages physiques du type de ceux que l'on rencontre habituellement avec l'alcool. L'absorption régulière de somnifères entraîne, comme pour l'alcool, une tolérance de plus en plus grande. Il existe cependant une différence curieuse : on constate en effet que la tolérance aux effets psychotropes se développe plus vite que la tolérance aux doses mortelles. Il en résulte que le risque de se tuer accidentellement avec ces substances est très important : une personne qui prend des somnifères tous les soirs pour s'endormir commence avec un comprimé, et passe à deux, puis quatre pour obtenir les mêmes effets, jusqu'au jour où la dose nécessaire pour s'endormir sera aussi celle qui provoquera l'arrêt respiratoire.

Il est particulièrement dangereux de combiner alcool et somnifères parce que leurs effets déprimants se cumulent. Une personne qui absorbe une dose d'alcool à laquelle elle est habituée, en même temps qu'une dose de somnifère inoffensive en tant que telle, peut sombrer dans le coma et mourir. On recense de nombreux cas de personnes mortes parce qu'elles ignoraient ce phénomène.

Comme pour l'alcool, les effets psychotropes des somnifères varient largement en fonction de la personnalité du sujet, de ses

Sopor ou Mandrax. Ses effets étaient analogues à ceux des barbituriques, mais présentaient moins de risques de dépression des centres respiratoires à doses très élevées. On dénombra cependant quelques cas de morts dues à la combinaison d'alcool et de méthaqualone. Celle-ci était très appréciée. On mélangeait Quaalude et vin pour obtenir un état d'engourdissement euphorique. Le Quaalude a en effet acquis une réputation d'euphorisant puissant et d'aphrodisiaque, parfait pour faire la fête. Comme tous les sédatifs-hypnotiques, il diminue les inhibitions et réduit l'anxiété de la même façon que l'alcool. Comme l'alcool, il détériore aussi les performances sexuelles chez l'homme et rend difficile l'orgasme chez la femme. Aujourd'hui, le véritable Quaalude est rare, mais il existe des comprimés très ressemblants, qui ne contiennent pas une once de méthaqualone, communément vendus au marché noir à des acheteurs crédules.

L'hydroxyde de chloral est le plus ancien somnifère encore utilisé. Bien que rare de nos jours, il fit l'objet de fréquents abus au siècle dernier. Une pratique célèbre consistait à le glisser dans le verre d'alcool d'une personne sans méfiance, qui sombrait alors dans l'inconscience et était ensuite dépouillée de ses biens ou kidnappée pour travailler contre son gré. (Ainsi utilisé, il portait le nom de *Mickey Finn* ou de *knockout drops*.)

On peut citer aussi parmi les somnifères qui ne sont pas des barbituriques le glutéthimide (*Doriden*), le méthyprylon (*Noludar*), l'éthchlorvynol (placidyl) et le paraldéhyde. Toutes ces substances sont utilisées comme hypnotiques à des fins médicales ; certaines sont disponibles sur le marché noir. Leurs dangers et leurs bienfaits sont les mêmes que ceux des barbituriques.

Conseils d'utilisation des somnifères

1 — Prenez les somnifères par voie orale à des doses ne dépassant pas la posologie indiquée. (À doses inférieures, ils sont souvent aussi efficaces.)

2 — Ne conduisez pas et n'utilisez pas de machines sous leur emprise. Comme l'alcool, ils altèrent le jugement, la coordination et les réflexes.

3 — Ne les mélangez à de l'alcool ou d'autres dépresseurs qu'avec la plus grande prudence.

4 — Ne prenez pas l'habitude d'y avoir recours pour dormir. Vous devez pouvoir venir à bout de l'insomnie en prenant soin de votre santé, en faisant plus de sport, en réduisant votre consommation de stimulants, y compris de caféine et de tabac, en prenant des bains chauds avant de vous coucher, et de bien d'autres façons naturelles.

5 — Ne vous en remettez pas à eux pour vous soustraire à la morosité.

6 — Évitez de les consommer de façon régulière en combinaison avec des stimulants, uniquement parce que vous en aimez les effets.
7 — N'en prenez pas si vous êtes malade, en particulier si vous avez des problèmes de foie ou de reins, à moins qu'ils ne vous aient été prescrits par un médecin.
8 — Si vous ne pouvez plus vous en passer et que vous développez une tolérance ou n'importe quel symptôme physique ou psychologique inhabituel, adressez-vous à un professionnel.

Anxiolytiques (tranquillisants mineurs)

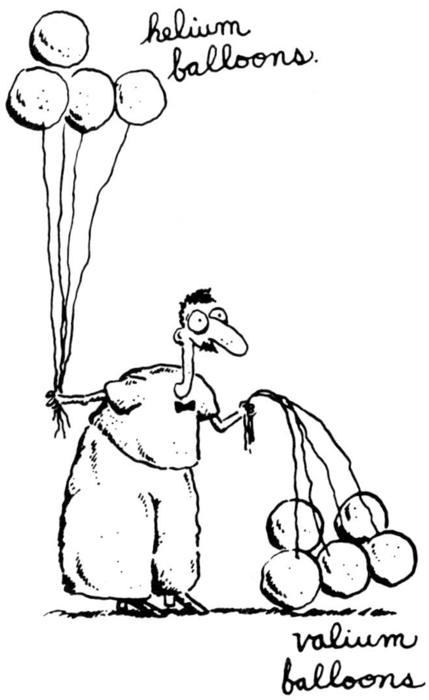

La troisième et dernière catégorie de sédatifs-hypnotiques concerne des substances relativement nouvelles, puisque leur apparition remonte au milieu des années cinquante. Ces produits de l'industrie pharmaceutique moderne portent en anglais le nom inapproprié de tranquillisants mineurs. Le mot « mineur» sert à les distinguer des tranquillisants « majeurs » (ou neuroleptiques), des substances telles que la chlorpromazine (Lagarctil) utilisées pour soigner des personnes psychotiques. Tranquillisants mineurs et majeurs n'ont en fait rien de commun du point de vue chimique et pharmacologique. Les premiers ne sont pas, comme semble le suggérer leur nom, des substances douces. Ni leurs effets ni les problèmes et abus qu'elles peuvent entraîner ne présentent à vrai dire de caractère mineur.

Depuis leur invention, les tranquillisants mineurs ont acquis une immense popularité auprès des médecins. Ils ont figuré sur des millions d'ordonnances et ont rapporté des milliards de dollars aux sociétés pharmaceutiques qui les ont commercialisés sous l'appellation d'anxiolytiques. Ces produits ont sans doute été les médicaments les plus prescrits au monde.

Le premier à être commercialisé a été le méprobamate. Peu de temps après sa mise en vente aux États-Unis sous le nom de Miltown (Équanil en France) en 1954, on a vu apparaître des *Miltown parties,* au cours desquelles les gens en absorbaient à des fins sociales et récréatives.

Dans les années soixante apparaissaient les benzodiazépines, une famille d'anxiolytiques qui devait connaître une immense popularité. Les plus réputés sont la chlordiazépoxide (Librium), le diazépam (Valium), le flurazépam (*Dalmane*), le triazolam (Halcion), l'alprazolam (Xanax) et le lorazépam (Témesta). La société qui fabrique le Librium et le Valium, qui fut autrefois une petite compagnie de vitamines et d'antiacides, est devenue l'une des corporations pharmaceutiques les plus puissantes du monde.

L'industrie pharmaceutique s'est largement employée à convaincre les médecins et leurs patients de l'aspect révolution-

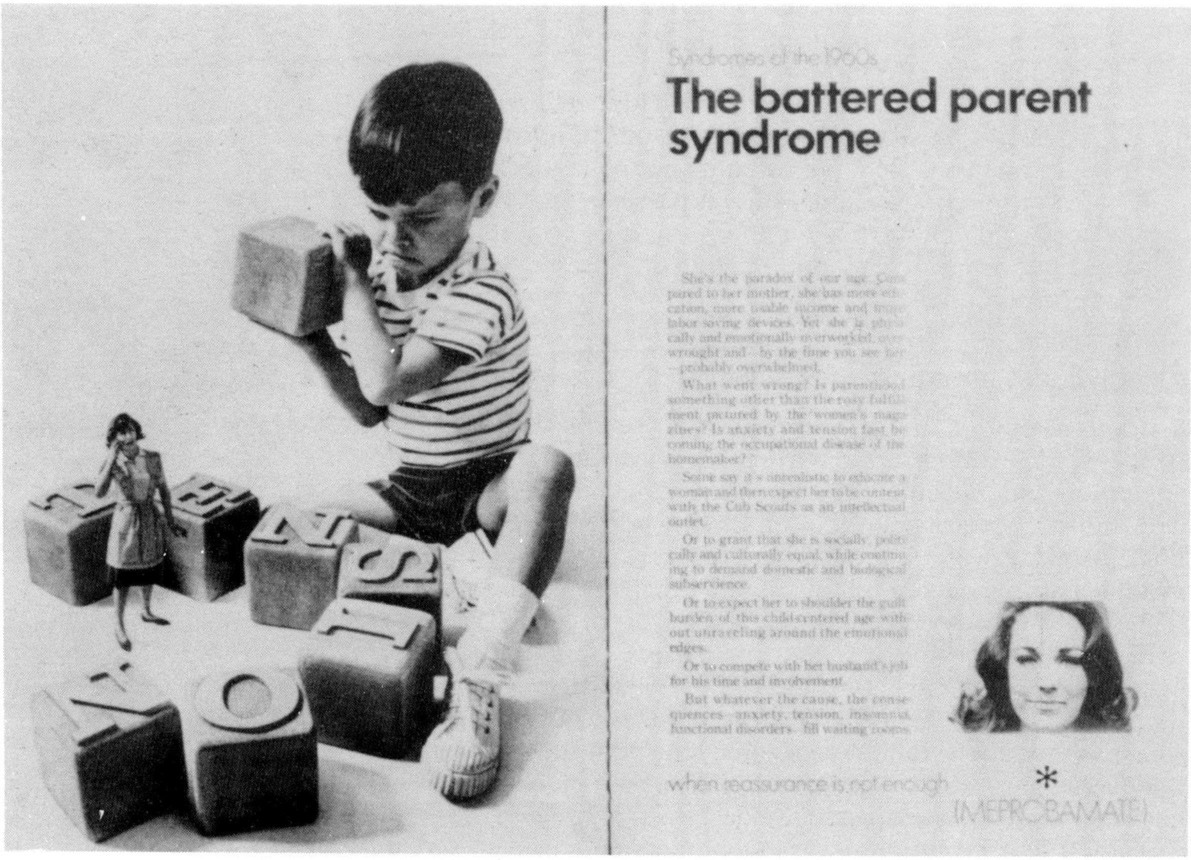

Certaines sociétés pharmaceutiques sont allées jusqu'à inventer de nouvelles maladies afin de vendre leurs produits. Les fabricants d'anxiolytiques étaient tout particulièrement créatifs, comme le montre cette publicité des années soixante.

naire et particulièrement efficaces de ces médicaments dans le traitement de l'anxiété du fait de leur action apaisante et relaxante. Les anxiolytiques ne sont, en réalité, qu'une variante supplémentaire de l'alcool et des autres sédatifs-hypnotiques, avec la même propension à entraîner troubles et dépendance.

Les anxiolytiques sont cependant moins dangereux à doses massives et en combinaison avec l'alcool que les barbituriques et peuvent se montrer très utiles pour relâcher les tensions musculaires. Ils causent moins de somnolence que les barbituriques quand ils sont absorbés comme sédatifs pendant la journée, mais restent dangereux pour la conduite en voiture et altèrent les fonctions motrices, ainsi que la mémoire et les facultés de penser. En tant qu'hypnotiques, ils sont préférables aux barbituriques dans les cas où l'usager est sujet à l'anxiété ou à des tensions musculaires ou encore s'il a besoin de prendre des somnifères plusieurs nuits d'affilée.

Ils sont utilisés à des fins non médicales pour les mêmes raisons que les autres sédatifs-hypnotiques : ils sont euphorisants, réduisent l'anxiété et les inhibitions et facilitent les relations avec autrui.

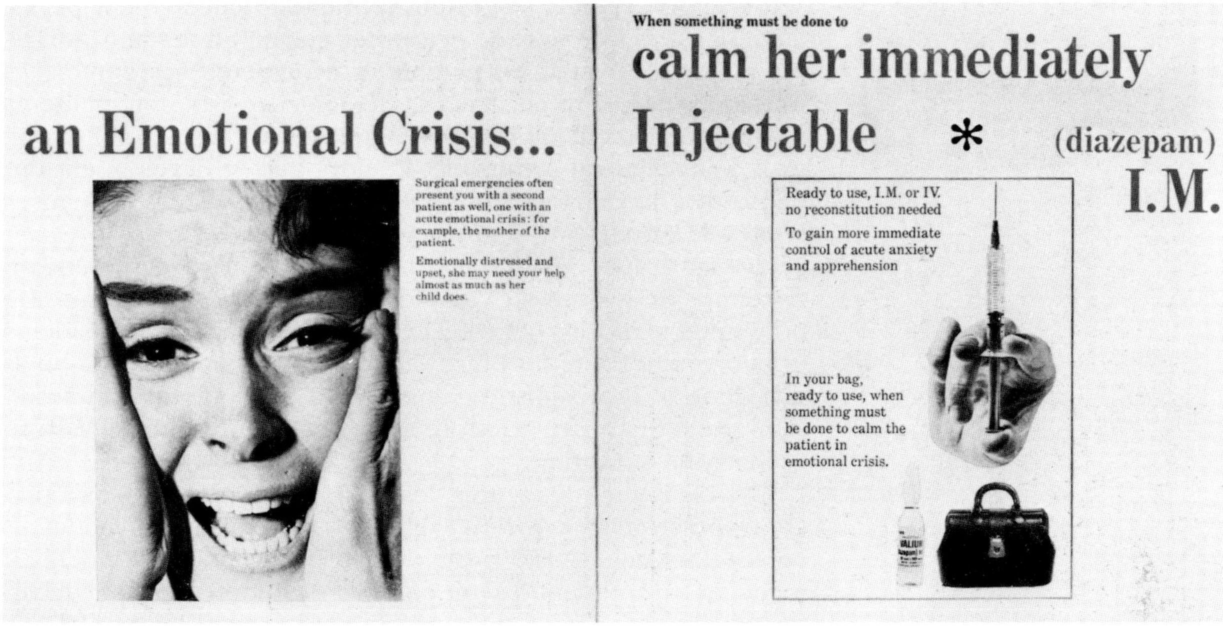

Dans la majorité des cas, l'abus d'anxiolytiques, particulièrement de Valium et de Librium, est le résultat de pratiques de marketing et de prescriptions médicales irresponsables. En vantant les mérites de ces médicaments, les fabricants ont fait du stress quotidien un état pathologique que l'on peut traiter avec ces produits. Par exemple, on a pu voir dans des revues médicales des annonces recommandant le Librium pour les jeunes lycéennes que « *la curiosité intellectuelle fraîchement éclose peut sensibiliser à l'instabilité nationale et mondiale et rendre anxieuses* » (en d'autres termes, prenez un Librium si les nouvelles vous font flipper). D'autres publicités ont suggéré d'administrer des tranquillisants aux mères harcelées, aux femmes au foyer qui s'ennuient, à « *la femme qui ne parvient pas à s'entendre avec sa belle-fille* », au « *nouveau venu en ville qui n'arrive pas à se faire d'amis* ».

Les critiques émises à l'encontre de ces techniques de vente soulignent que les femmes semblent plus souvent visées que les hommes. De la même façon qu'elles avaient, dans les années soixante, encouragé les médecins à prescrire des amphétamines aux femmes aux foyers déprimées, les sociétés pharmaceutiques n'ont cessé depuis de les pousser à donner du Valium, du Librium et de l'Équanil aux femmes angoissées. L'opposition croissante à ces pratiques abusives a permis, jusqu'à un certain point, de les limiter.

Consommer des tranquillisants pour affronter les difficultés quotidiennes entraîne un problème commun à tous les dépresseurs : une dépendance à long terme, particulièrement persistante. Il est très difficile de détourner quelqu'un des benzodiazépines, car le sevrage est pénible et dangereux. Les dommages physiques que peut entraîner la dépendance aux tranquillisants sont généralement moins graves que ceux causés par l'alcool, mais le résultat est semblable. Et alors que se développent des habitudes de consommation d'une drogue légale, les causes réelles de l'anxiété ne sont pas toujours traitées.

Les fabricants du Valium et du Librium ont suggéré pendant un temps de les utiliser dans le traitement de l'alcoolisme. De nombreux médecins ont suivi ce conseil, et, quand leurs patients ont commencé à moins boire, ils ont observé un résultat là où ils n'avaient fait que substituer un sédatif-hypnotique à un autre. (Un spécialiste de l'alcoolisme avait surnommé le Valium « whisky en comprimé ».)

Depuis la nuit des temps, les médecins ont recours aux psychotropes avec leurs patients difficiles. Ces substances modifient l'état du malade, satisfont son désir d'être soigné et donnent au médecin le sentiment d'avoir été utile — ou, du moins, le débarrassent du patient. Il y a une centaine d'années, l'opium et l'alcool étaient, avec le cannabis (marijuana), les produits de base de la médecine. Au début du siècle, on administrait de la cocaïne pour toutes sortes de maux. Aujourd'hui, le Valium et le Xanax figurent parmi les médicaments les plus consommés. Les anxiolytiques sont sans aucun doute utiles au traitement de certaines pathologies, mais les prescrire à des personnes anxieuses pour des périodes de plusieurs semaines, voire plusieurs mois, est symptomatique de très mauvais traitements.

Conseils d'utilisation des anxiolytiques

1 — Sachez que ces substances sont de puissants dépresseurs dont les effets sont similaires à ceux de l'alcool et qu'ils peuvent entraîner la dépendance et de graves troubles.

2 — Toutes les précautions à prendre avec les somnifères sont aussi valables pour les anxiolytiques.

3 — Que vous preniez ces substances à des fins médicales ou non médicales, ne les utilisez pas tous les jours. Prenez-les par intermittence ou occasionnellement, pour éviter d'adopter des habitudes de consommation régulière.

Gamma (Gammahydroxybutyrate)

Le Gamma est un calmant endogène. Fabriqué en petites quantités par le cerveau, il sert à métaboliser le neurotransmetteur sédatif GABA. Des études datant de 1960 montrent qu'il s'agit d'un inoffensif inducteur de sommeil qui n'entraîne ni tolérance ni dépendance. Au début des années quatre-vingt-dix, l'utilisation de Gamma synthétique se répandit chez les amateurs de body-building : en stimulant l'hypophyse, il provoque en effet la libération d'une hormone de croissance qui permet de transformer la graisse en muscle. N'étant soumis à aucun contrôle, le Gamma se vendit par correspondance, sur catalogue, et dans des magasins diététiques où on le présentait comme un élément nutritif plutôt que comme une drogue.

Une petite cuillerée de poudre de Gamma (environ 2,5 grammes), dissoute dans de l'eau tiède et ingérée à jeun, produit en l'espace de quinze minutes des effets spectaculaires, similaires à ceux de l'intoxication par l'alcool ou par la méthaqualone. Beaucoup de gens en sont amateurs, mais il peut provoquer chez certains usagers, *a fortiori* à des doses importantes, des nausées, des troubles sensibles de la coordination ainsi qu'une « hypersomnolence » (sorte de torpeur passagère). Les risques d'effets indésirables augmentent avec l'absorption simultanée d'alcool.

Contrairement à la majorité des psychotropes et à de nombreux dépresseurs, le Gamma ne réduit pas mais prolonge la période de rêve, de sorte que le sommeil qu'il induit est proche du sommeil naturel. Il ne présente pas les risques des autres substances de cette catégorie, mais il reste préférable de s'en méfier à doses élevées, surtout dans les situations qui réclament toute votre vivacité, comme de conduire.

Aux États-Unis, la Food and Drug Administration a établi que le Gamma se délivrerait désormais sur ordonnance et a stoppé sa distribution par correspondance et dans les magasins diététiques. En réponse à cette décision, la fabrication clandestine de Gamma s'est intensifiée.

Anesthésiques généraux

Les anesthésiques généraux sont de puissants dépresseurs utilisés en chirurgie pour insensibiliser les patients à la douleur. Ce sont des gaz ou des liquides volatils que l'on administre par l'intermédiaire d'un masque placé sur le visage ou de tubes glissés dans la gorge. On les trouve rarement ailleurs que dans les blocs opératoires. Quelques-uns cependant ont été utilisés à des fins non médicales par le passé, et l'un d'entre eux, le protoxyde d'azote ou gaz hilarant, l'est encore aujourd'hui.

Une fois inhalés, les anesthésiques généraux pénètrent dans le sang et dépriment les fonctions cérébrales en quelques secondes. Les plus puissants provoquent très vite un état de

WONDERFUL EFFECTS OF ETHER IN A CASE OF SCOLDING WIFE.

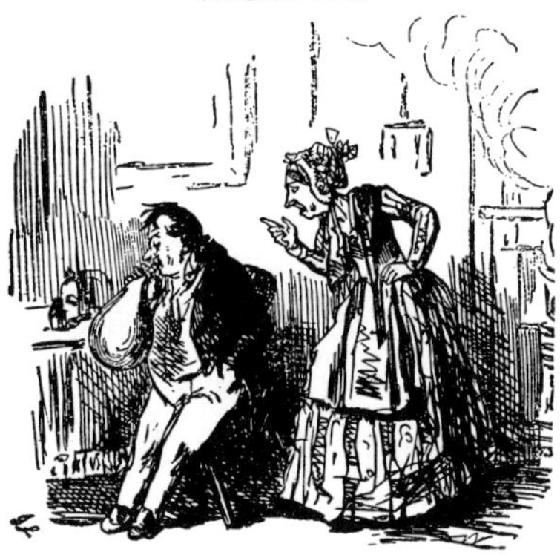

Patient.—"THIS IS REALLY QUITE DELIGHTFUL—A MOST BEAUTIFUL DREAM."
An English reaction to the discovery of ether (From *Punch*, 1847)

Reproduit avec la permission de *Punch*

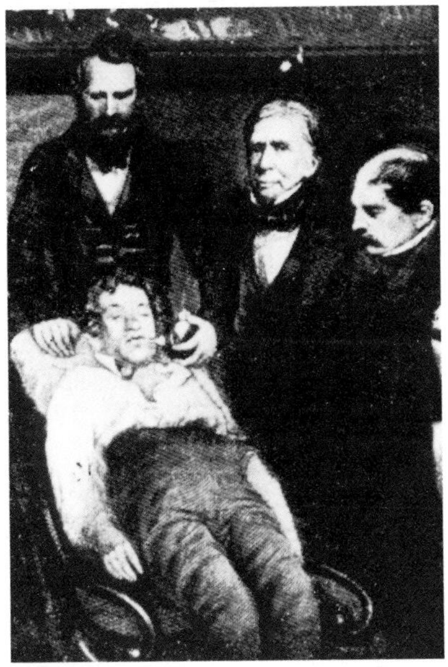

Première démonstration publique de l'anesthésie ; l'anesthésique alors utilisé était l'éther.
(Prêt du Massachusetts General Hospital, Boston)

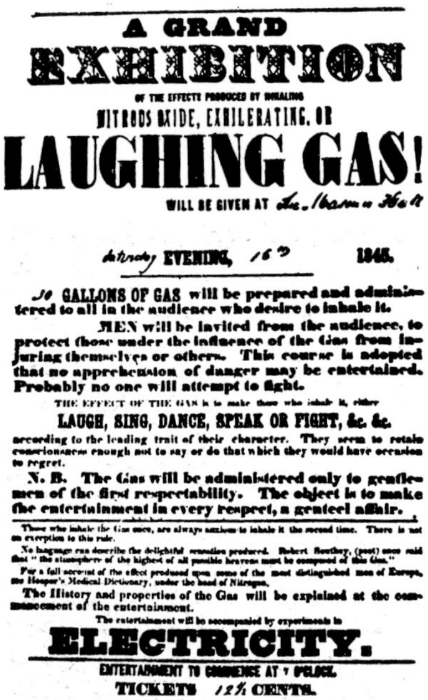

Cette affiche, datant de 1845, annonce une démonstration prochaine des effets du gaz hilarant (protoxyde d'azote). (Extrait de *Clinical Anesthesia, Nitrous Oxide*, publié par D. W Eastwood, M. D. Philadelphia : F.A. Davis Co.,1964.)

totale inconscience, qui dure aussi longtemps qu'on les administre et disparaît peu après. Comme tous les dépresseurs, les anesthésiques généraux peuvent entraîner la mort par arrêt respiratoire ou arrêt d'autres fonctions vitales. C'est pourquoi, pendant toute la durée d'une opération, un médecin anesthésiste contrôle en permanence leur dosage ainsi que l'état du patient qui les reçoit.

À faibles doses, les anesthésiques généraux ont des effets psychotropes similaires à ceux de l'alcool et des sédatifs-hypnotiques, c'est pourquoi ils ont été utilisés pendant des années à des fins non médicales, afin d'altérer la conscience et d'explorer les profondeurs de l'esprit.

Le chloroforme est l'un des plus vieux anesthésiques généraux. Il n'est plus utilisé de nos jours, en raison de sa très forte toxicité. Mais il y a des années, les gens respiraient les vapeurs du chloroforme ou en avalaient de petites quantités afin de ressentir ce que ses détracteurs appelaient l' « ivresse bon marché » .

L'ère de l'anesthésie chirurgicale commença en 1846, quand un dentiste de Boston démontra que l'éther pouvait, sans danger, rendre les patients insensibles à la douleur des opérations. L'éther continue d'être communément utilisé pour provoquer le sommeil avant une opération. C'est un liquide volatil que l'on administre facilement par un masque respiratoire. Il a une très forte odeur chimique et, principal désavantage, ses vapeurs deviennent très explosives au contact de l'air. Il faut faire extrêmement attention aux projections ou aux flammes éventuelles pouvant déclencher de violentes explosions quand on utilise de l'éther. À doses élevées, il peut entraîner le coma ou l'arrêt respiratoire.

Les opérations chirurgicales antérieures à 1846 étaient horriblement douloureuses. On était contraint d'attacher les patients dont les cris résonnaient bien au-delà des blocs opératoires. C'est pourquoi la découverte de l'éther en tant qu'anesthésiant marque une révolution. On connaissait pourtant le produit depuis longtemps, dès 1800, mais ce n'était qu'une curiosité dont on s'amusait parfois à expérimenter les curieux effets sur la conscience.

Les *ether parties* furent populaires aux États-Unis tout au long du XIXe siècle. Les Américains se rassemblaient dans l'intention d'inhaler des vapeurs d'éther ou d'en boire de petites quantités. À partir de 1850, l'éther connut une grande vogue dans différents pays d'Europe. Les effets qui survenaient en quelques minutes et disparaissaient dans la demi-heure qui suivait, étaient, comme avec l'alcool, extrêmement variables. On rapporte quelques cas d'éthéromanie datant de cette époque, mais il est probable que la plupart des gens se contentaient d'une ou deux expériences, par simple curiosité. Quelques écrivains de l'époque parlent de la perception aiguë de la réalité que leur donnait l'éther, et même de révélations mystiques*. Certaines personnes continuent d'utiliser l'éther à des fins récréatives, mais se tournent de plus en plus vers des drogues moins toxiques, à l'odeur moins désagréable et qui ne risquent pas d'entraîner une explosion à tout moment.

Le protoxyde d'azote est l'une d'elles. Ce gaz relativement peu toxique a une odeur légère et n'est pas inflammable — bien qu'il soit préférable de le tenir loin du feu car, comme l'oxygène, il favorise la combustion. Il a été découvert à la fin du XVIIIe siècle, et l'on reconnut très vite ses effets psychotropes ainsi que sa faculté d'insensibilisation à la douleur. Mais, étrangement, personne ne pensa à l'utiliser à des fins chirurgicales avant la démonstration d'anesthésie par l'éther en 1846.

Le protoxyde d'azote est une drogue moins puissante que l'éther et les autres anesthésiques généraux puisqu'il ne provoque pas de perte totale de la conscience, et que son pouvoir anesthésiant est insuffisant dans le cas d'opérations importantes. Il n'est pas non plus assez fort pour bloquer la respiration. Il est fréquemment utilisé en chirurgie dentaire et pour les opérations mineures. Les anesthésistes aiment s'en servir au début d'une opération chirurgicale pour détendre le patient et le plonger dans un état de semi-conscience, avant de lui administrer un produit plus fort, comme l'éther.

Depuis deux cents ans, le protoxyde d'azote est une curiosité. Ses effets, qui surviennent en quelques secondes, durent aussi longtemps que l'on inhale le gaz, et disparaissent aussitôt que l'on arrête. Artistes, écrivains et philosophes n'ont cessé de respirer du protoxyde d'azote à la poursuite de visions éphémères, de révélations, qui semblent les subjuguer tout le temps de l'absorption du gaz, et se dissipent dès qu'ils retrouvent une conscience claire. Quand, dans les années 1790, lors d'une soirée à Londres, le poète anglais Robert Southey essaya le gaz, il déclara ensuite que l'atmosphère du plus élevé de tous les paradis était sans aucun doute composée de protoxyde d'azote.

Le protoxyde d'azote a également été utilisé à des fins moins spirituelles, comme l' « intoxication hilare ». Le nom de « gaz hilarant » remonte à l'époque où les médecins et les cirques itinérants invitaient les curieux à dépenser une ou deux pièces en échange de quelques minutes de protoxyde d'azote. Dans cet environnement tapageur, le gaz suscitait un rire stupide et incontrôlable, qui laissait place à une confusion soudaine quand les effets de la drogue avaient brusquement cessé.

* Le médecin américain, Benjamin Paul Blood, a écrit, en 1874, un livre sur ce sujet intitulé *The Anesthetic Revelation and the Gist of Philosophy*.

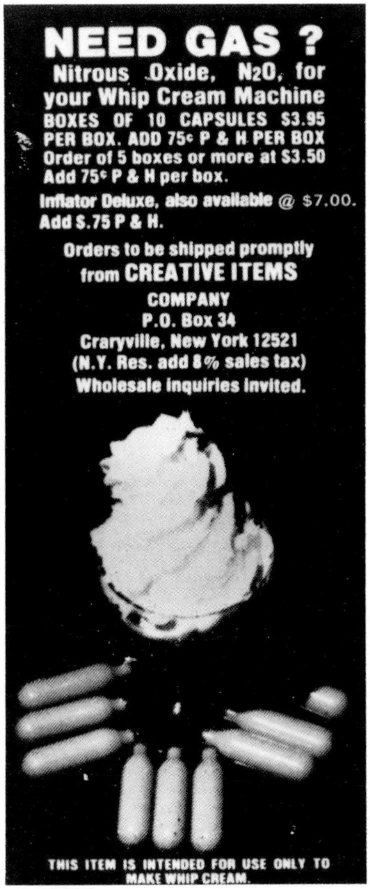

Il est peu probable que les personnes visées par cette publicité fussent intéressés par la crème fouttée ; l'annonce parut dans *High Times*, un magazine de la subculture de la drogue.

On trouve aujourd'hui du protoxyde d'azote chez de nombreux dentistes qui, mesurant le succès des effets du gaz auprès des patients, l'administrent même pour des opérations bénignes, comme un détartrage. D'importantes réserves de gaz disparaissent régulièrement des hôpitaux et des entrepôts médicaux pour rejoindre le domicile des amateurs. Plus fréquemment encore, les usagers se procurent de petits cylindres de gaz auprès des fournisseurs de restaurants, qui les utilisent pour pressuriser des bombes de crème fouettée. Ils achètent parfois directement ces bombes pour en extraire le gaz sans la crème. On a même vu vendre des ballons de protoxyde d'azote pendant des concerts de rock.

Médecins et dentistes considèrent depuis longtemps le protoxyde d'azote comme un agent pharmacologique inoffensif. On sait pourtant qu'un usage prolongé et à doses élevées peut avoir de graves conséquences pour la moelle osseuse et le système nerveux, du fait d'interférences sur l'action de la vitamine B-12. Son utilisation à des fins récréatives présente en outre des risques qu'il faut connaître. L'inhalation directe du gaz contenu dans des réservoirs pressurisés est dangereuse pour deux raisons : rappelons d'abord que le gaz qui s'en échappe est très froid — suffisamment froid pour entraîner des gelures du nez, des lèvres et (plus grave) des cordes vocales. Quand l'usager, qui est anesthésié, en prend conscience, il est souvent trop tard. Il peut s'avérer d'autre part très dangereux de respirer trop longtemps du protoxyde d'azote non mélangé à de l'oxygène. Il y a rarement des réserves d'oxygène lors de soirées chez des particuliers, si bien qu'on a vu des gens mourir d'asphyxie parce qu'ils avaient respiré du protoxyde d'azote à même les masques. On peut écarter ce risque en transvasant le gaz des réservoirs dans des ballons avant de l'inhaler.

En outre, le protoxyde d'azote conduit rapidement à la perte totale du contrôle moteur, de sorte qu'une personne qui en respire en position verticale chancelle puis tombe. Il est donc préférable d'être au préalable assis ou allongé. Des gens ont été victimes de graves accidents parce qu'ils avaient inhalé du gaz hilarant debout devant une fenêtre, au volant d'une voiture ou aux commandes d'une machine. On rapporte également le cas de personnes qui se sont blessées en voulant soulever un lourd réservoir de gaz alors qu'elles étaient sous son emprise.

L'inhalation de protoxyde d'azote pendant un laps de temps qui excède quelques minutes peut causer des nausées, surtout si l'on vient de manger. On peut également ressentir un pénible contrecoup après l'inhalation. La dépendance au protoxyde d'azote existe, et peut causer de graves modifications de l'humeur et de la personnalité, en plus des dommages sur la moelle osseuse et le système nerveux déjà mentionnés.

Précautions d'emploi du protoxyde d'azote

1 — Ne respirez jamais de protoxyde d'azote directement à même les réservoirs pressurisés.
2 — L'inhalation ne doit jamais excéder quelques minutes.
3 — N'utilisez pas de protoxyde d'azote de façon régulière et prolongée.
4 — N'inhalez jamais de protoxyde d'azote en position verticale ou si vos occupations réclament une coordination motrice normale.

Narcotiques

Narcotique vient d'un mot grec qui signifie « stupeur ». Cet état d'engourdissement de la sensibilité et de l'intelligence a donné naissance à l'adjectif stupide. En déprimant les fonctions cérébrales, les narcotiques peuvent provoquer des états de stupeur, mais cette action déprimante est différente de celle des sédatifs-hypnotiques ou des anesthésiques généraux.

À l'origine de tout narcotique, on trouve l'opium, une pâte gommeuse de couleur brune issue de la fleur de pavot. C'est une jolie fleur, probablement originaire d'Europe du Sud et d'Asie occidentale, qu'on cultive aujourd'hui dans le monde entier. Au fur et à mesure que la fleur se fane, ses capsules vertes, qui contiennent de toutes petites graines, pourrissent et enflent. Parvenues à maturité, elles brunissent et sèchent. On peut recueillir ensuite les graines alors devenues comestibles. En revanche, en incisant les capsules de pavot avant qu'elles ne pourrissent, on obtient un suc blanc laiteux qui se coagule au contact de l'air et donne l'opium brut.

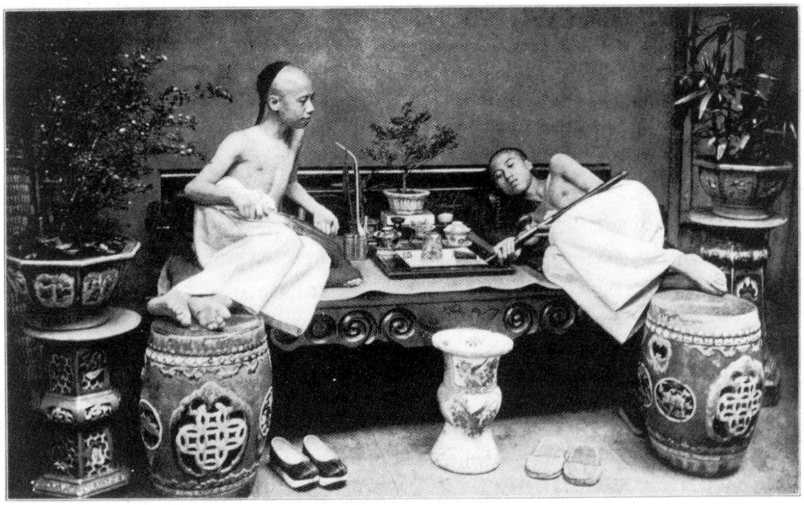

Fumerie d'opium pour gens aisés, Hankou, Chine, vers 1900. (Prêt du Swiss Federal Institute of Technology)

L'opium est l'une des drogues les plus anciennes, son utilisation remonte aux temps préhistoriques. Les Grecs anciens avaient déjà reconnu ses propriétés analgésiques. Tout au long de l'histoire, l'opium a fait l'objet d'un important commerce, et a été, à certaines époques, le produit le plus utilisé à des fins médicales.

Il peut être ingéré par voie orale ou encore fumé. Cette dernière pratique est postérieure à 1492, puisqu'elle était inconnue en Europe et en Asie jusqu'à ce que Christophe Colomb l'y introduise à son retour du Nouveau Monde. Parmi les nombreuses préparations orales d'opium fabriquées par le passé, deux subsistent aujourd'hui : l'élixir parégorique, teinture d'opium diluée et mélangée avec du camphre, et la teinture d'opium désodorisée, plus concentrée, connue autrefois sous le nom de laudanum.

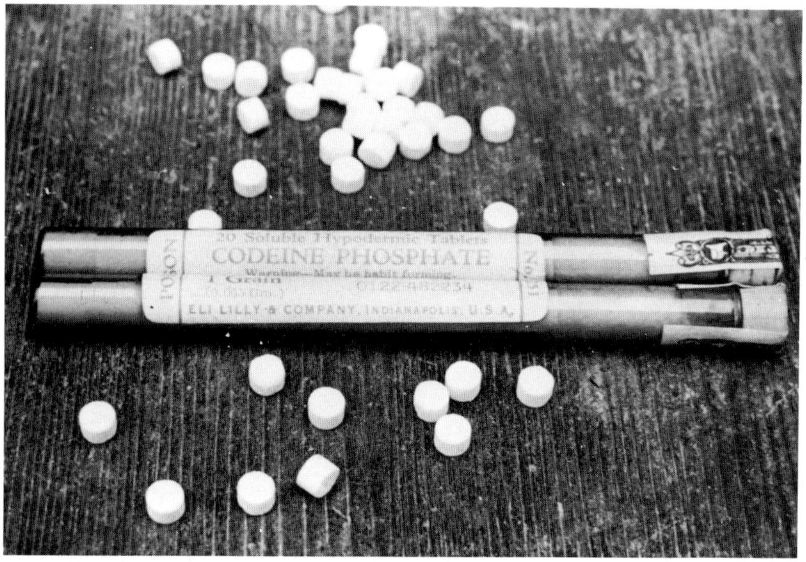

Codéine injectable. (Jeremy Bigwood.)

L'opium brut a un goût très amer et contient plus de vingt alcaloïdes différents. Le principal d'entre eux, la morphine, qui tient son nom de la divinité grecque, Morphée a été isolé en 1803 par un pharmacien allemand, événement qui marqua le début de l'ère moderne du traitement par les médicaments. Ce fut en effet la première fois que l'on parvint à extraire d'une plante son principe actif. La morphine est préparée sous forme de poudre blanche soluble qui peut être injectée une fois mélangée à de l'eau. Elle est beaucoup plus puissante et dangereuse quand elle est absorbée par injection que par voie orale. L'injection de drogues est une pratique relativement récente qui remonte à l'invention, en 1853, de la seringue hypodermique. Il est intéressant de noter que la première morphinomane fut la compagne de l'homme à qui l'on doit cet outil.

La codéine ou méthylmorphine, autre composant naturel de l'opium, est plus active quand elle est prise par voie orale que les autres narcotiques. Son pouvoir analgésique est moins élevé que celui de la morphine, de sorte qu'elle est souvent prescrite pour apaiser des douleurs légères.

À la fin du XIXe siècle, les chimistes commencèrent à tester des transformations sur des molécules de morphine et d'autres composants de l'opium. L'héroïne (diacétylmorphine) naquit de ces expériences, et ce simple dérivé de la morphine fut utilisé dès 1898. Hormis le fait que l'héroïne est plus puissante que la morphine — à dose plus faible, elle a les mêmes effets —, les deux substances sont très similaires. En fait, l'héroïne est rapidement reconvertie en morphine une fois dans le corps.

On appelle opiacés les alcaloïdes de l'opium et les dérivés de la morphine. On connaît aujourd'hui plusieurs centaines d'opiacés : certains sont semi-synthétiques comme l'héroïne, d'autres sont entièrement synthétiques comme le . Tous les opiacés induisent globalement les mêmes effets. Ils ne diffèrent entre eux que par leur puissance et leur durée d'action, par leur capacité d'action s'ils sont ingérés par voie orale et par le rapport entre les effets psychiques et les effets physiques suscités chez l'individu. Les opiacés puissants, de courte durée d'action et dont l'injection intensifie les effets, présentent les plus grands dangers d'abus.

Les principaux effets de l'opium et de ses dérivés concernent le cerveau et les intestins. En touchant le cerveau, ils insensibilisent à la douleur, inhibent le centre de la toux, stimulent le centre du vomissement, créent un état de relaxation et de somnolence. Ils peuvent également provoquer un engourdissement de l'esprit et une incapacité à se concentrer. Ils ont incontestablement une action sédative, moins forte cependant que celle des sédatifs-hypnotiques. Certains individus deviennent anxieux et agités quand ils prennent des opiacés, d'autres sombrent dans une sorte de sommeil nébuleux, agité de rêves colorés. L'opium et ses dérivés provoquent une contraction des pupilles qui peuvent alors atteindre la dimension d'une tête d'épingle. Ils peuvent aussi être à l'origine de nausées et d'une transpiration abondante et désagréable. Des doses plus importantes provoquent des vomissements et une dépression du centre respiratoire. Une dose très élevée, surtout si elle est injectée, peut entraîner la mort par arrêt respiratoire, exactement comme les autres dépresseurs puissants.

Les narcotiques ont une action paralysante sur les muscles des intestins, c'est pourquoi ils sont fréquemment prescrits dans le cadre de traitement de la diarrhée, surtout quand celle-ci s'accompagne de crampes douloureuses.

Les narcotiques sont de puissants remèdes contre la toux, mais la médecine moderne y a principalement recours pour soulager les douleurs intenses. Administrés à doses adéquates et quand ils sont réellement nécessaires, les opiacés sont inoffensifs et extrêmement efficaces. Tous ceux qui ont ressenti ce prompt soulagement qu'offrent les narcotiques aux douleurs les plus terribles savent à quel point ils sont bénéfiques. En outre, en permettant à des personnes malades ou blessées d'être délivrées de la douleur, de se sentir bien, de se reposer et de se détendre, ils favorisent indirectement la guérison. Après des années d'expérience médicale, l'opium et ses dérivés occupent une place importante dans la médecine actuelle.

Cependant, les narcotiques ont suscité plus de peur et de discussions que n'importe quel autre type de drogue. La raison, bien sûr, vient de leur potentiel à engendrer la dépendance, un phénomène certainement déjà observé par les peuples anciens, à

LE LAUDANUM M'OFFRE LE REPOS, NON PAS LE SOMMEIL ; MAIS VOUS SAVEZ, JE PENSE, COMME CE REPOS EST DIVIN, LIEU D'ENCHANTEMENT, ÉCHAPPÉE VERDOYANTE DE FONTAINES, D'ARBRES ET DE FLEURS AU CŒUR D'UN DÉSERT INUTILE !
Samuel Taylor Coleridge (1772-1834), extrait d'une lettre à George Coleridge, 1798.

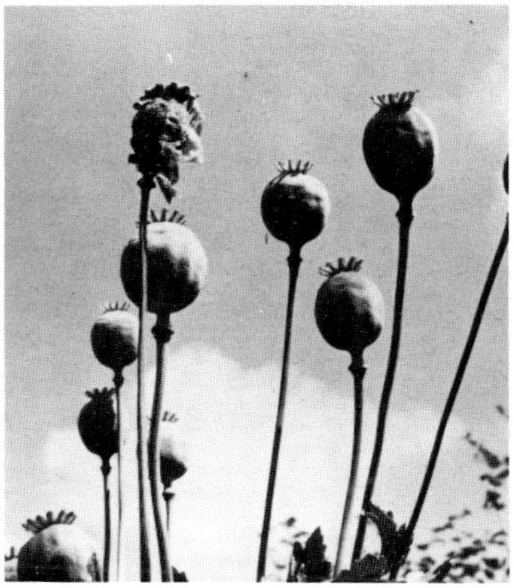

Capsules d'opium pendant la maturation. (Jeremy Bigwood)

l'heure où ils ne connaissaient encore que l'opium brut des fleurs de pavot.

La toxicomanie aux narcotiques fournit le modèle type de la dépendance aux drogues et l'idée qu'on se fait généralement de l'abus nous vient d'elle. Par exemple, le principe fondamental, selon lequel la toxicomanie est définie par les trois caractéristiques : recherche compulsive de la drogue, tolérance, manque, a été établi à partir de l'observation d'opiomanes. En fait, les croyances populaires concernant les narcotiques sont souvent fausses, et le phénomène est tout entier soumis aux préjugés et à l'affect.

Il est indiscutable que la dépendance aux narcotiques survient très rapidement dans le cas d'une administration répétée de drogue. Un malade qui reçoit de la morphine par injection toutes les quatre heures peut développer un certain degré de dépendance en vingt-quatre heures. Si on cesse d'administrer le produit, même après une courte période d'utilisation, de légers symptômes de manque peuvent apparaître, comme de la transpiration, des nausées, des faiblesses, des maux de tête, de l'agitation et une sensibilité accrue à la douleur.

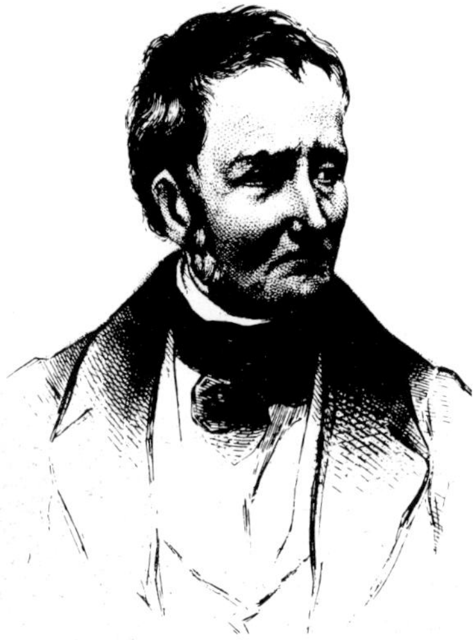

Thomas De Quincey (1785-1859), écrivain de l'époque victorienne, auteur des *Confessions d'un mangeur d'opium anglais.* (Fitz Hugh Ludlow Memorial Library)

La tolérance aux narcotiques se développe rapidement, nécessitant, pour ressentir toujours les mêmes effets, une augmentation progressive des doses, celles-ci pouvant atteindre des niveaux saisissants. Une dose analgésique normale de teinture d'opium (laudanum) est de vingt gouttes diluées dans un verre d'eau, répétée toutes les quatre à six heures si nécessaire. En Angleterre, au XIXe siècle, des écrivains et des artistes consommaient régulièrement du laudanum, et cela dans des proportions phénoménales. Le poète Samuel Taylor Coleridge, par exemple, en absorbait deux litres par semaine. Thomas De Quincey, plus connu pour ses *Confessions d'un mangeur d'opium anglais*, prenait jusqu'à huit mille gouttes par jour. De telles doses tueraient sans doute une personne qui n'a pas développé de tolérance.

Il existe une grande différence entre la tolérance aux narcotiques et celle aux sédatifs-hypnotiques. Comme nous l'avons dit précédemment, la tolérance à des doses élevées de sédatifs-hypnotiques se développe plus vite que celle à la dose létale — un phénomène qui donne lieu à des accidents mortels. Ce n'est pas le cas en ce qui concerne les narcotiques, ce qui en fait des drogues moins dangereuses.

De nombreux héroïnomanes meurent par overdose, mais ces accidents sont plus souvent imputables à la mauvaise qualité de la drogue que l'on trouve dans la rue qu'aux propriétés mêmes de l'héroïne*.

* Un héroïnomane habitué à une certaine dose peut un jour tomber par hasard sur de la drogue moins coupée que d'habitude ; en s'injectant alors ce qu'il croit être la dose normale, il peut, sans le vouloir, en absorber une trop grande quantité.

Le sevrage des narcotiques est également moins dangereux que le sevrage des sédatifs-hypnotiques. Dans le cas de fortes dépendances à l'alcool, aux somnifères ou aux tranquillisants mineurs, l'arrêt de la consommation peut occasionner des convulsions ou même la mort. Le sevrage des narcotiques peut être extrêmement pénible mais il n'est jamais mortel.

En outre, les dommages physiques causés par une consommation prolongée de narcotiques sont mineurs, comparés à ce que peut faire l'alcool. On peut consommer de l'opium et des opiacés pendant des années et rester en bonne santé, pourvu qu'on maintienne de bonnes habitudes d'hygiène et d'alimentation. On recense de nombreux cas d'opiomanes et de morphinomanes qui, en dépit d'une intense consommation tout au long de leur vie, sont demeurés en bonne santé et morts très vieux. Thomas De Quincey, par exemple, commença à prendre du laudanum pour une rage de dents alors qu'il était étudiant et se drogua jusqu'à sa mort, à l'âge de soixante-dix-sept ans. Le pire trouble médical que peut occasionner un usage prolongé d'opiacés est une sévère constipation chronique. Certes, cela peut s'avérer très pénible, mais ce ne sera jamais comparable à la cirrhose du foie et à la dégénérescence du système nerveux communément observées chez les alcooliques chroniques.

Certains individus affirment que les opiacés les rendent plus résistants à la maladie. De nombreux consommateurs d'héroïne disent qu'ils n'attrapent ni rhume ni aucune autre infection respiratoire tant qu'ils prennent de la drogue. Les symptômes de sevrage de l'héroïne étant très similaires à ceux de la grippe, il n'est pas impossible que la drogue supprime ce type de réactions. Personne jusqu'ici n'a cherché à étayer ces affirmations, cela constituerait pourtant un excellent sujet de recherche.

Le besoin compulsif de drogue qui caractérise la dépendance aux opiacés a poussé leurs détracteurs à suggérer que les narcotiques détruisaient la volonté et le sens moral, transformant des gens normaux en démons et en dégénérés. En fait, le besoin d'opiacés n'est pas différent de celui d'alcool chez les alcooliques. Il est en outre moins fort que le besoin de cigarettes qui engendre plus facilement la dépendance.

Le comportement antisocial de certains toxicomanes semble davantage le fait de la personnalité, de l'environnement culturel, des attentes et du contexte que des drogues elles-mêmes. Il est rare qu'un malade qui développe une dépendance à la morphine lors d'un séjour à l'hôpital corresponde aux stéréotypes des drogués. En effet, une fois rétablis et sortis du contexte hospitalier, ils ont généralement peu de difficultés à se défaire des narcotiques. Les gens qui ont la possibilité de consommer légalement des opiacés mènent souvent une vie normale tout en étant toxicomanes. On rapporte de nombreux cas de médecins et d'infirmières

L'HÉROÏNE N'EST PAS UN PLAISIR. C'EST UN MODE DE VIE.

William S. Burroughs, extrait du roman *Junky* (1953.)

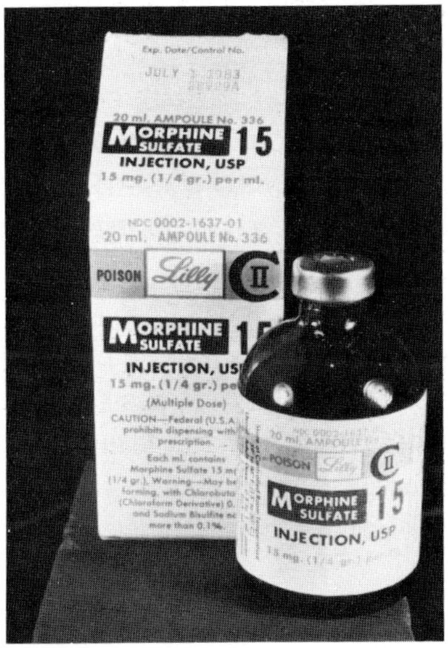

La morphine fut le premier principe actif jamais extrait d'une plante. Son extraction de l'opium marqua le début de l'ère moderne en matière de traitement par les médicaments. (Jeremy Bigwood.)

accros aux opiacés qui conservaient une apparence normale et continuaient d'assumer leurs responsabilités professionnelles et sociales.

Il semblerait qu'il existe une différence cruciale entre les gens qui deviennent toxicomanes par hasard ou à l'issue d'un traitement médical et ceux qui y voient un moyen de se soustraire aux difficultés de la vie. Comme avec les autres dépresseurs, les risques de forte dépendance sont très importants chez les usagers qui cherchent à se débarrasser de leurs angoisses, de leur déprime, de leur ennui. Les narcotiques sont d'autant plus séduisants qu'ils permettent justement d'accéder à un monde particulièrement calme, serein et indolore, où le temps semble passer plus vite, loin de la réalité et de ses exigences.

L'héroïnomanie a atteint aujourd'hui des proportions épidémiques. Des millions de personnes, des jeunes en particulier, mènent avec elle une existence improductive et difficile, le tort qu'elle cause étant immense, pour eux et pour la société. C'est pourquoi ce phénomène mérite qu'on s'en occupe très sérieusement. Les défavorisés des ghettos urbains ne sont pas seuls en cause, car l'héroïnomanie touche des enfants issus de tous les milieux socioculturels, ainsi que leurs parents.

RIEN NE RESSEMBLE À UNE MONTÉE D'HÉROÏNE. J'AI COMMENCÉ À ME SHOOTER QUAND J'AVAIS QUATORZE ANS. C'EST LA SENSATION LA PLUS INTENSE, LA PLUS MERVEILLEUSE QUE JE CONNAISSE. J'AI TOUJOURS AIMÉ PLANER D'UNE FAÇON OU D'UNE AUTRE. QUAND J'ÉTAIS GAMINE, CE QUE JE PRÉFÉRAIS, C'ÉTAIT ROULER DU HAUT D'UNE COLLINE. JE L'AI FAIT DES CENTAINES DE FOIS. L'HÉROÏNE M'A CRÉÉ BEAUCOUP DE PROBLÈMES. LE SEVRAGE ME TERRIFIE, MAIS JE SAIS QUE JE DOIS LE FAIRE. J'AIME AUSSI LA MÉDITATION ET CE GENRE DE CHOSES, MAIS J'AI PEUR D'ÊTRE TOUJOURS TENTÉE DE RECOMMENCER L'HÉRO, PARCE QUE RIEN DE CE QUE JE CONNAIS NE S'EN RAPPROCHE UN TANT SOIT PEU.

Patiente d'un centre privé de traitement de la toxicomanie, dix-sept ans.

Les héroïnomanes sont avant tout perçus par les autres comme les victimes de contraintes sociales écrasantes. Les plus visibles d'entre eux sont le plus souvent désemparés, psychologiquement et physiquement meurtris, misérables et finalement incapables de sortir de leur sombre condition et de l'univers criminel dans lequel ils évoluent. Cette situation est due bien plus aux tristes tentatives de la société pour contrôler l'abus de drogues qu'à l'héroïne elle-même.

On dit de l'héroïne qu'elle est la pire de toutes les drogues, que c'est une substance diabolique, particulièrement dangereuse et malfaisante. En réalité, elle est assez peu différente de la morphine, un produit dont l'usage médical est pourtant bien accepté. L'héroïne est strictement interdite aux États-Unis et en France, ce qui signifie que les médecins eux-mêmes ne peuvent en obtenir pour leurs patients. Ce n'est pas le cas en Angleterre, où les docteurs l'utilisent avec parfois de bons résultats. Plus puissante que la morphine, l'héroïne peut s'avérer, à faibles doses, un meilleur analgésique pour les gens trop sensibles aux effets nauséeux de la morphine.

Une société qui interdit l'héroïne fait inévitablement de ses héroïnomanes des criminels. Il est manifeste que les lois antidrogue n'ont découragé personne : les toxicomanes sont plus nombreux que jamais. Quant à la toxicomanie, elle est d'une nature bien pire qu'avant l'adoption de ces lois. L'interdiction des opiacés a donné le jour à un sinistre monde souterrain qui fournit de l'héroïne aux toxicomanes à des prix exagérément élevés : aux États-Unis, on achète jusqu'à 1 000 dollars un gramme de drogue d'une pureté discutable, souvent coupée avec des produits plus dangereux que l'héroïne elle-même. Ceux dont la consommation nécessite plusieurs centaines de dollars par jour n'ont d'autre choix que de recourir à des activités illégales pour se soustraire aux terribles symptômes du manque.

Les pires aspects de l'héroïnomanie sont sans aucun doute liés à la vie qu'elle impose et à la situation sociale qu'elle engendre, plutôt qu'à l'héroïne elle-même. Quand vous devez trouver plusieurs centaines de francs par jour pour vous procurer la drogue qui vous évitera d'être malade, il est peu probable que vous mangiez bien, que vous dormiez régulièrement et que vous viviez dans un environnement sain. Les héroïnomanes sont généralement improductifs, parce que l'héroïne leur laisse peu de temps pour autre chose.

Les aspects de l'héroïnomanie directement imputables à la drogue elle-même sont liés à sa puissance, à sa brièveté d'action et au fait qu'elle est généralement injectée*. L'héroïne peut être fumée (mélangée à du tabac ou à de la marijuana), prisée ou injectée sous la peau, dans un muscle ou dans une veine. Ses effets sont bien plus puissants par n'importe lequel de ces trois modes d'administration que par voie orale. La plupart des gens trouvent peu agréable leur première expérience de l'héroïne, dont ils ne retirent bien souvent que les nausées, la transpiration et un sentiment général de malaise. Après plusieurs essais — surtout si la drogue est injectée —, ils ressentent une très forte « montée » (appelée *flash*), qui dure quelques minutes, avant de sombrer dans un état de somnolence.

Le récit par des héroïnomanes de l'intensité de cette montée est à la fois fascinant et effrayant. Certains disent que c'est la plus forte sensation qu'ils aient jamais ressentie, bien plus intense qu'un orgasme. Ceux à qui l'injection par voie intraveineuse a permis de connaître cette sensation de flash — ce n'est pas le cas de tous — ont du mal à apprécier d'autres types d'expériences, en particulier celles, plus subtiles, qui ne sont liées à aucune drogue. Le pouvoir du flash, assez fort pour que ses amateurs aient banni toute autre expérience et soient totalement soumis à l'héroïne, constitue sans aucun doute le meilleur argument pour ne jamais essayer cette drogue. C'est exactement ce qu'exprime un junkie avec cette phrase souvent citée : « *C'est trop bon, n'essayez jamais.* »

Quand elle n'est pas injectée par voie intraveineuse, l'héroïne ne procure pas une montée aussi intense et présente, de ce fait, moins de risques de dépendance. Certaines personnes peuvent sniffer de l'héroïne de façon irrégulière pendant de longues

* Pas d'ordre médical liés à l'injection par intraveineuse. Voir chapitre 12, p. 190.

périodes sans développer de forte dépendance. Même l'injection sous-cutanée peut épargner les usagers qui parviennent à limiter leur consommation à certaines occasions spécifiques. On sait que certains adeptes ont recours à l'injection par voie intraveineuse de temps en temps seulement, généralement lors de situations particulières et dans une intention précise — pour libérer des relations personnelles de toute anxiété, pour acquérir de l'assurance avant une apparition en public ou trouver le bien-être pendant un week-end de fête. Il semble que certains individus puissent rester fidèles à ce type de consommation occasionnelle pendant des mois, voire des années. La pratique est risquée cependant, puisque un grand nombre d'entre eux finissent par devenir des héroïnomanes. Beaucoup de junkies ont commencé comme consommateurs occasionnels, sans jamais penser qu'ils pourraient devenir dépendants.

À partir du moment où il y a dépendance physique, le besoin d'éviter le manque est un argument suffisant pour reprendre de la drogue. Dans les trois à huit heures qui suivent la dernière absorption, l'héroïnomane commence à se sentir malade, et seule une autre injection (plus communément appelée *fix*) peut empêcher les symptômes de croître en intensité.

Il est très regrettable que l'héroïne soit devenue l'opiacé le plus utilisé à des fins non médicales. L'opium brut, quand il est avalé, est beaucoup moins dangereux, parce que moins concentré, d'une plus longue durée d'action et plus commode à gérer. Le fait que cette pâte gommeuse ne puisse pas être injectée directement dans le sang joue beaucoup, et s'il est vrai que l'on peut développer une dépendance à l'opium, comme ce fut souvent le cas en Angleterre et aux États-Unis au XIXe siècle, le risque est moindre. L'opium absorbé oralement ne procure pas de montée, mais, à doses élevées, il provoque des nausées, ce qui encourage les usagers à modérer leur consommation. Quand il est fumé, l'opium pénètre dans le sang et le cerveau par des voies plus directes, et engendre plus facilement l'abus.

Les héroïnomanes sont généralement tout autant attachés au rituel de l'injection par intraveineuse qu'aux effets mêmes de l'héroïne. Certains d'entre eux s'injectent d'autres drogues, ou combinent l'héroïne à d'autres substances. Le mélange d'héroïne et de cocaïne, par exemple, appelé *speedball*, a une action très euphorisante. Cette pratique est bien évidemment dangereuse, bien plus que la combinaison de stimulants et de dépresseurs absorbés par voie orale.

Les traitements de la dépendance aux narcotiques donnent peu de résultats. On vient à bout de la dépendance physique sans trop de difficultés en réduisant progressivement les doses et en traitant les symptômes au fur et à mesure qu'ils se développent. Mais, comme avec la cigarette, le taux de rechute est très élevé, et

Le premier opiacé que j'ai essayé était de la codéine. J'en ai sniffé, et pour la première fois de ma vie, je me suis sentie bien. D'aussi loin que je me souvienne, je ne me suis jamais vraiment sentie à mon aise ; j'ai essayé tout et n'importe quoi pour y remédier. J'ai pris beaucoup de drogues, y compris de l'herbe, des somnifères, des tranquillisants et de l'alcool, mais aucune d'elles n'a été vraiment concluante. La codéine a été une révélation, et depuis, je n'ai jamais cessé d'utiliser des opiacés. Les opiacés m'ont créé beaucoup de problèmes, mais ce qu'ils ont fait pour moi en valait vraiment la peine.
Chanteuse de rock, trente-quatre ans.

de nombreux héroïnomanes reviennent à l'héroïne même après une abstinence de plusieurs mois, voire de plusieurs années.

Le traitement à l'héroïne, qui consiste à donner, légalement et sous contrôle, de l'héroïne pure aux toxicomanes, a été proposé comme une éventualité possible, mais notre société, cramponnée à sa mentalité prohibitionniste, s'est opposée à cette solution, même à titre d'expérience. Au lieu de cela, elle a encouragé le traitement à la méthadone, un opiacé de synthèse très efficace par voie orale et à longue durée d'action. Ce narcotique entraîne lui aussi la dépendance, mais son action est peu euphorisante. Il annule les effets de l'héroïne et, de ce fait, peut effectivement réduire l'envie d'en reprendre. Certains héroïnomanes s'engagent dans des programmes de méthadone afin de se sortir de la délinquance pendant quelque temps, puis retournent à leur ancien mode de vie. Mais ces cures sont aussi le moyen pour les sujets les plus motivés de mettre un terme définitif à leur toxicomanie.

Le principal avantage de la méthadone est qu'elle aide le patient à se maintenir hors du circuit illégal et criminogène de l'héroïne, ce qui est toujours préférable. Son inconvénient majeur est de ne pas prendre le problème de la toxicomanie à la racine : non seulement il apprend à l'héroïnomane qu'on peut se défoncer par des biais plus simples et moins restrictifs, mais il n'offre aucune solution aux problèmes qui l'ont initialement conduit à abuser de l'héroïne. Il ne fait que remplacer un narcotique par un autre, et la méthadone a beau être moins dévastatrice que l'héroïne, le toxicomane reste un toxicomane.

Quelle que soit la façon dont vous envisagez l'héroïne, la dépendance qu'elle entraîne restreint votre liberté. Comme le fumeur, l'héroïnomane ne peut aller nulle part, ni entreprendre quoi que ce soit sans se préoccuper de savoir où il pourra trouver la prochaine dose. Mais, contrairement au fumeur, il n'obtiendra pas sa drogue à un prix raisonnable au tabac du coin, et deviendra réellement malade s'il ne peut se la procurer.

À l'heure actuelle, l'usage de l'héroïne est une pratique de plus en plus courante qui envahit les couches aisées et « respectables » de la société. Dans certains milieux branchés, il semble de bon ton d'essayer l'héroïne ou d'en user occasionnellement, en particulier selon la pratique de la « chasse au dragon », qui consiste à chauffer du *brown sugar* placé sur une feuille d'aluminium pour en inhaler les vapeurs. Certes, les dangers de l'héroïne ont été très exagérés, mais le risque de dépendance est réel.

Si vous n'essayez pas l'héroïne, vous n'en consommerez pas. Si vous n'en consommez pas, vous n'en deviendrez jamais dépendant.

De nombreuses questions concernant la dépendance aux opiacés demeurent en suspens. On sait que les molécules des opiacés agissent sur certains récepteurs spécifiques des cellules nerveuses du cerveau. La dépendance pourrait-elle résulter de la disparition des endorphines, ces molécules du cerveau similaires à celles des opiacés ? Pourquoi certains individus qui essayent les opiacés n'ont-ils d'autre choix que de devenir toxicomanes, et pourquoi n'est-ce pas vrai pour d'autres personnes ? S'agit-il de différences de personnalité ou de chimie du cerveau ? Malheureusement, les réponses nous sont encore inconnues.

Étant donné ces incertitudes, il est impossible de dire qui est exposé aux risques de la toxicomanie et qui ne l'est pas. Rien ne peut vous permettre d'affirmer que vous ne deviendrez pas un jour toxicomane si vous commencez à consommer des opiacés de façon régulière. Il n'existe pas non plus de modes de consommation qui puissent vous prémunir d'une telle éventualité. En outre, sachez que si une dépendance apparaît, il n'existe pas de méthode sûre pour s'en débarrasser.

Précautions à prendre vis-à-vis des narcotiques

1 — L'opium et ses dérivés sont des drogues puissantes dont l'usage doit être limité au traitement de douleurs et de gênes physiques intenses.

2 — Consommer des narcotiques dans l'intention de faire disparaître son anxiété et son mal de vivre, ou plus simplement par plaisir, en l'absence de douleur physique, mène facilement à une utilisation régulière et à la dépendance.

3 — Ne vous injectez jamais de narcotiques dans le corps à des fins non médicales.

4 — Si vous essayez un jour un narcotique par intraveineuse et que vous en retirez un plaisir particulièrement fort, ne recommencez jamais.

5 — Si vous commencez à consommer des narcotiques de façon régulière, quel qu'en soit le mode d'administration, en pensant que vous êtes capable d'éviter l'injection par intraveineuse et la dépendance, souvenez-vous : la majorité des héroïnomanes voyaient aussi les choses de cette façon.

8

Psychédéliques ou hallucinogènes

Les plantes et produits chimiques dont il est question dans ce chapitre figurent parmi les drogues les plus singulières et les plus controversées. Certains usagers les ont recommandées avec ferveur, affirmant qu'elles étaient la clé de notre compréhension intérieure et qu'elles avaient fait naître chez eux des sentiments religieux. Beaucoup de ceux qui n'en ont jamais pris en ont peur et les considèrent comme de dangereux agents capables de conduire à la folie et au suicide.

La question de savoir si ces drogues sont bonnes ou mauvaises soulève une controverse si houleuse qu'il est difficile de leur trouver une appellation neutre. Quand les produits furent remarqués pour la première fois dans les années cinquante par les scientifiques européens et américains, on les nomma psychotomimétiques, croyant qu'ils rendaient temporairement fou. Aujourd'hui, les psychiatres reconnaissent que les états psychotiques et les états induits par ces psychotropes sont très différents.

La plupart des gens qui se portèrent volontaires pour les premières recherches sur ces produits en appréciaient beaucoup les effets. Contrairement aux médecins qui les étudiaient, ils les considéraient d'un bon œil et désiraient renouveler l'expérience avec des amis, loin du laboratoire. Tandis que les adeptes croissaient en nombre, ils se mirent à réfléchir à un nom plus favorable. Ils choisirent psychédélique, un mot dont les racines grecques signifient « qui rend l'esprit manifeste », parce qu'ils voyaient dans ces drogues un moyen de développer certains potentiels inutilisés de l'esprit humain.

À peu près à la même époque, le corps médical utilisait le terme d'hallucinogènes pour désigner ces mêmes composés, terme qui signifie « qui provoquent des hallucinations ». Dans la mesure où les hallucinations sont des symptômes courants de la schizophrénie, ce terme sous-entend que l'état induit par ces substances est anormal et malsain. Aujourd'hui encore, la question de l'appellation subsiste. Nous avons choisi, pour notre part, d'utiliser indifféremment psychédélique et hallucinogène.

Ces produits connaissent probablement le potentiel d'abus le plus faible de toutes les substances psychotropes. En termes purement médicaux, ce sont sans doute les moins dangereuses de toutes les drogues connues. Même en surdose, les psychédéliques ne tuent pas, et certains individus en absorbent fréquemment tout au long de leur vie sans jamais développer de graves symptômes physiques, ni de dépendance. Bien utilisés, ils peuvent constituer d'excellents remèdes à certaines maladies physiques ou mentales. Mais ils peuvent aussi être à l'origine d'expériences terrifiantes, et laisser des séquelles psychologiques durables.

Les peuples primitifs découvrirent les plantes hallucinogènes et commencèrent à les utiliser bien avant les origines de l'histoire. Très nombreuses, ces plantes sont pourtant concentrées en Amérique du Sud et du Nord, et surtout consommées par les Indiens du Mexique et de Colombie. Très peu sont originaires de l'Ancien Monde, où elles font rarement l'objet d'une consommation traditionnelle. Le principal psychédélique non originaire d'Amérique est une plante appelée iboga, dont les racines servent à fabriquer une boisson consommée lors de rituels religieux par quelques tribus de l'Afrique Occidentale.

En revanche, des centaines de tribus indiennes du Nouveau Monde utilisent des dizaines de plantes hallucinogènes dans les régions tropicales d'Amérique du Sud et du Nord. Chez ces peuples, la consommation de plantes hallucinogènes est liée à des pratiques traditionnelles occultes, médicales et religieuses, et particulièrement à une religion qu'on appelle chamanisme. Certains individus spécialement entraînés, les chamans, s'efforcent de contrôler les forces du bien et du mal à l'intérieur de la communauté tribale, en faisant communiquer le monde des humains avec celui des esprits. Pour entrer en contact avec ces derniers, les chamans altèrent leur conscience, généralement au moyen de plantes hallucinogènes. Les psychédéliques leur serviraient, d'autre part, à localiser des personnes ou des objets disparus, ainsi qu'à diagnostiquer des maladies par l'intermédiaire de visions. Ces guérisseurs soignent également les malades en leur administrant des psychédéliques. Certaines tribus pratiquent des rituels destinés à susciter des visions collectives au cours desquelles tous les éléments d'un groupe absorbent simultanément un hallucinogène.

La plupart des plantes hallucinogènes ont un goût amer et provoquent des nausées, des vomissements et d'autres symptômes physiques désagréables quand les effets commencent à se faire sentir. Ils induisent ensuite des états de conscience inhabituels et des visions intérieures fantastiques. Cependant, ces hallucinations et modifications sensorielles semblent résulter de modes de consommation particuliers, et ne sont en aucune façon systématiques. Les Indiens qui croient en leur importance et mangent des plantes hallucinogènes la nuit, autour d'un feu, en chantant et en priant sous la direction de chamans exercés, ont plus de chances d'avoir des visions qu'un étranger qui absorbe la même plante à des fins purement récréatives. En fait, les effets des psychédéliques sur le psychisme dépendent totalement de la prédisposition du consommateur et du contexte — de qui les prend, pourquoi, où et comment.

Les effets physiques sont plus constants parce que tous les hallucinogènes ont sensiblement la même action pharmacologique. Ce sont de puissants stimulants, qui intensifient l'activité du cerveau et l'état d'éveil. Ils stimulent le système nerveux sympathique, provoquant la dilatation des yeux, de la nervosité, et une sensation de froid aux extrémités des membres. Les psychédéliques diffèrent entre eux surtout par leur durée d'action et la rapidité avec laquelle surviennent leurs effets.

Ces substances se répartissent en deux grandes familles chimiques. Les premières sont les indoles, qui possèdent une structure moléculaire connue sous le nom de noyau indolique et qui sont analogues aux hormones fabriquées dans le cerveau par l'épiphyse. Les secondes n'ont pas ce noyau indolique, mais ressemblent beaucoup aux molécules de l'adrénaline et des amphétamines.

Hallucinogènes indoles

LSD (diéthylamide de l'acide lysergique, acide, d-LSD 25)

Le LSD est le plus connu des psychédéliques et probablement celui qui a été consommé par le plus grand nombre de personnes. C'est un produit semi-synthétique qui n'existe donc pas à l'état naturel. Albert Hofmann, un chimiste suisse, le synthétisa en laboratoire pour la première fois en 1938, à partir de l'acide lysergique, un alcaloïde présent dans l'ergot, ce champignon qui s'attaque aux grains de céréales, de seigle en particulier. Il cherchait alors à fabriquer des médicaments à partir des composés de l'ergot. Hofmann découvrit par hasard la puissance des effets psychotropes du LSD après en avoir absorbé involontairement en 1943. À la fin des années quarante, la société pharmaceutique suisse pour laquelle il travaillait commença à fournir du LSD pour la recherche aux médecins et aux hôpitaux du monde entier.

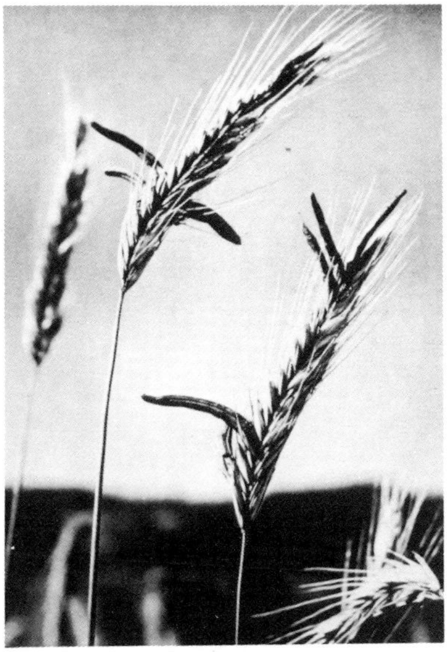

Ergot poussant sur du seigle. Le champignon, petite excroissance dure et noire qui prend la place du grain, contient un grand nombre de substances, dont l'acide lysergique, précurseur du LSD. (Sandoz, Ltd, Basel, Switzerland)

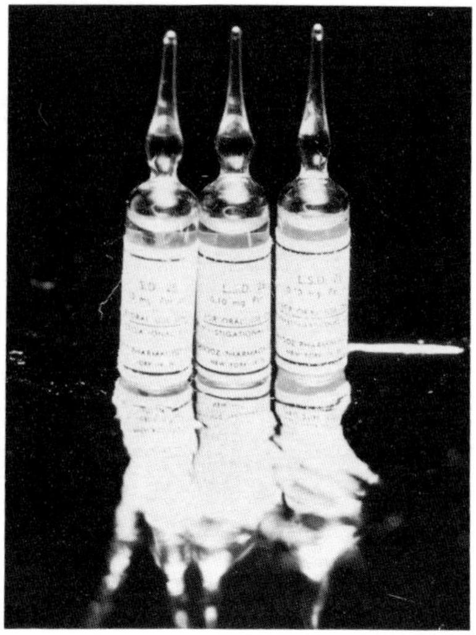

Le d-LSD 25 pharmaceutique.
(Jeremy Bigwood)

Le LSD est l'une des substances connues les plus puissantes : ses effets se font sentir dès la dose de 25 microgrammes. (Un microgramme correspond à un millionième de gramme. Un timbre-poste normal pèse environ 60 000 microgrammes.) Un *trip*, ou voyage de LSD dure entre dix et douze heures.

Tout au long des années cinquante, le LSD resta entre les mains des chercheurs, et surtout des psychiatres. Mais beaucoup de gens l'essayèrent et trouvèrent ses effets si intéressants qu'ils en parlèrent autour d'eux et commencèrent à en prendre d'eux-mêmes. La majorité du LSD en circulation demeura, dans un premier temps, un produit purement pharmaceutique, provenant exclusivement de la société suisse qui le fabriquait. Dans les années soixante, quand le mouvement psychédélique émergea en Europe et aux États-Unis, le marché noir du LSD fit alors son apparition.

Aux premiers jours du mouvement, les gens qui prenaient du LSD faisaient généralement l'expérience de trips positifs. Ils parlaient d'intenses sentiments d'amour, de symbioses mystiques avec toute chose, d'union avec Dieu et d'une profonde compréhension d'eux-mêmes. Certains décrivaient des modifications sensorielles extrêmement nettes, qui leur permettaient de voir des fleurs respirer, des objets miroiter leur énergie et des motifs en mosaïque apparaître sur toutes les surfaces. Ces descriptions suscitèrent, chez les jeunes en particulier, le désir d'essayer cette drogue à leur tour.

Cependant, dès le début, il fut évident que l'expérience du LSD n'était pas toujours agréable. Certaines personnes faisaient en effet de « mauvais trips » : ils étaient pris d'angoisse, de panique, et redoutaient de perdre l'esprit et de ne jamais retourner à la réalité. Quand les effets du LSD disparaissaient, la majorité revenait à un état normal mais quelques-uns restaient angoissés et déprimés pendant les jours qui suivaient, avec parfois des problèmes psychologiques durables.

Dans les années soixante, quelques mauvais trips donnèrent lieu à des accidents et à des suicides. Bien que ces cas fussent exceptionnels, les médias s'en emparèrent et présentèrent le LSD comme une drogue dangereuse qui menaçait de faire des adolescents des malades mentaux. De fait, les gens qui paniquent ont parfois des comportements violents et irrationnels.

Un individu qui prend du LSD dans un contexte inadéquat court plus de risques de faire une mauvaise expérience, surtout si c'est la première fois et qu'il en ingère une dose élevée. Le LSD qu'on trouvait au marché noir dans les années soixante était généralement peu fiable, souvent mélangé à d'autres produits, et, dans la mesure où peu de gens en connaissaient réellement les effets, les mauvais trips étaient fréquents. Dès les années soixante-dix cependant, ces expériences négatives se sont raréfiées, non pas parce que moins de gens prenaient du LSD, mais parce qu'ils avaient appris à l'utiliser intelligemment : ils prenaient alors des doses raisonnables, dans des contextes favorables (un endroit familier, un champ paisible à la campagne) et avec des amis qui savaient de quoi il retournait.

Le LSD que l'on trouve dans la rue se présente sous les formes les plus singulières : petits comprimés de toutes les couleurs, minuscules morceaux de gélatine transparente (*windowpane*), buvards imprégnés d'une solution de LSD ou tamponnés avec de l'encre qui en contient. Les windowpanes et les buvards sont généralement les formes de LSD les plus pures, du fait de leur petite taille qui ne permet pas l'adjonction d'autres produits.

Malgré les vives controverses et la très mauvaise publicité suscitées par les dangers supposés du LSD, on n'a pu établir jusqu'à présent qu'il détériorait les chromosomes, le cerveau, ou provoquait d'autres désordres somatiques*.

Gloires du matin

La substance la plus proche du LSD existant à l'état naturel est un produit chimique appelé ergine, ou amide de l'acide lysergique, que l'on trouve dans les graines d'une plante grimpante communément appelée volubilis ou gloires du matin. Les Indiens du sud du Mexique en mangeaient à l'occasion de rituels avant l'arrivée des Espagnols, et certains d'entre eux ont perpétué ces pratiques jusqu'à aujourd'hui.

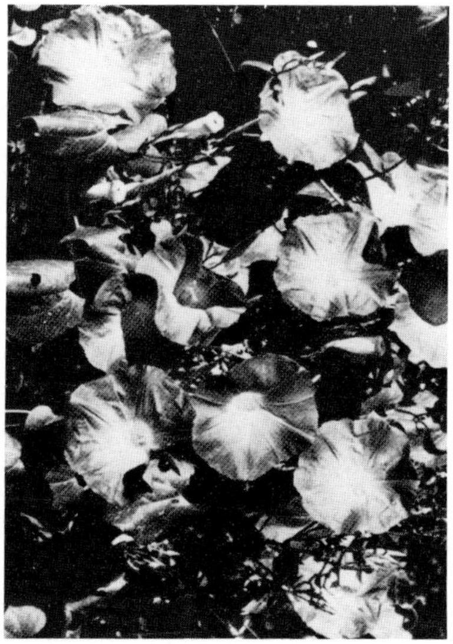

Gloires du matin.
(R.G. Wasson)

Toutes les variétés de gloires du matin commercialisées par les sociétés de graines ne sont pas des psychotropes. Parmi celles qui le sont, les plus connues sont les Heavenly Blue aux grandes fleurs bleues, les Pearly Gates blanches, les Wedding Bells roses et les Flying Saucers bleues à raies blanches.

L'action psychédélique de ces plantes est faible, de sorte qu'il faut plusieurs centaines de leurs graines, soit une tasse pleine, pour obtenir un effet notable. Du fait de leur tégument coriace et indigeste, celles-ci doivent être fendues ou pulvérisées afin d'en retirer la substance. Leur légère toxicité, causant des nausées, des vomissements et d'autres effets secondaires désagréables, en fait une drogue assez peu recherchée. Les Indiens du Mexique qui consomment des gloires du matin les considèrent d'ailleurs comme un psychédélique de remplacement et ne les utilisent que lorsqu'ils n'ont pu se procurer les champignons hallucinogènes qu'ils affectionnent.

---

* On sait, en revanche, que, comme les autres dérivés de l'ergot, le LSD provoque des contractions de l'utérus. Il est donc fortement déconseillé aux femmes enceintes.

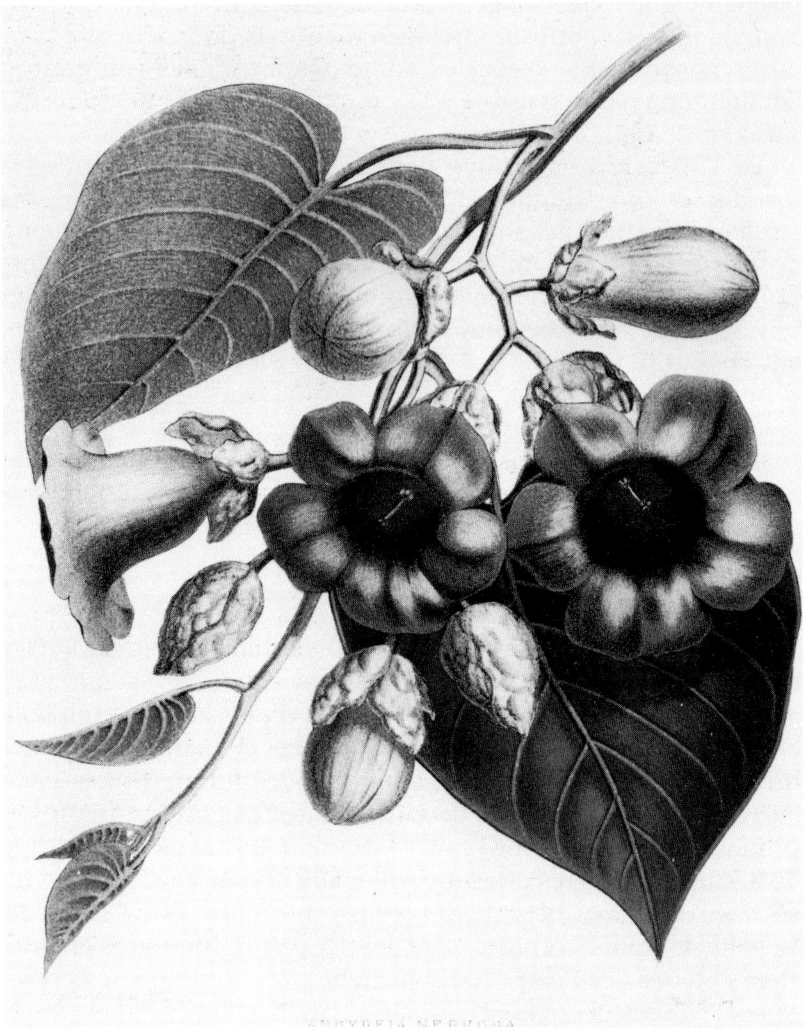

La *Baby Woodrose* hawaïenne (*Argyreia nervosa*) appartient à la famille des gloires du matin. (Illustration extraite de *Familiar Indian Flowers* de Lena Lewis, Londres, 1881. Prêt du Dr. Otto Solbrig, Gray Herbarium, Université de Harvard. Photographie John Lupo.)

Il existe une espèce de gloires du matin plus forte que les autres qu'on appelle les *Baby Woodroses* hawaïennes. C'est une plante grimpante qui couvre de nombreuses plages hawaïennes et dont les fleurs séchées sont souvent vendues par les fleuristes. Une douzaine de leurs graines, dures et de grande taille, auront un puissant effet, mais rendront, elles aussi, fréquemment malade.

Les amateurs de psychédéliques n'apprécient guère les gloires du matin, qui présentent selon eux trop d'inconvénients pour un effet très relatif. Il faut ajouter à cela que la plupart des graines de gloires du matin actuellement commercialisées sont trempées dans du poison afin de dissuader les gens de les manger, sans que cela soit toujours mentionné à l'achat.

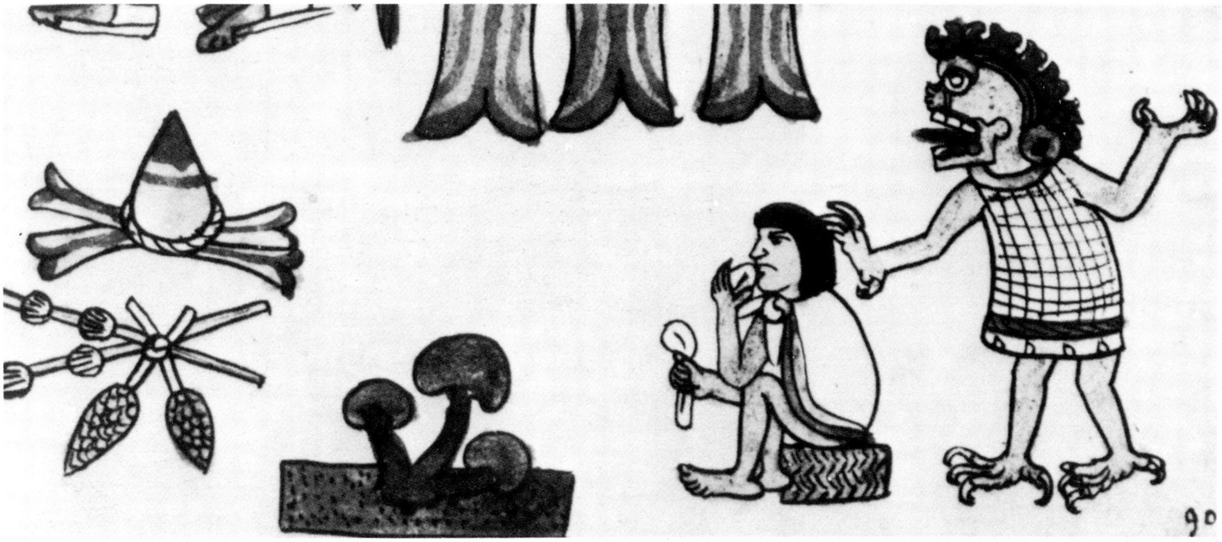

Sur ce dessin extrait d'un manuscrit aztèque du XVIe siècle, un homme mange des champignons sacrés, tandis qu'une divinité se tient debout derrière lui. Trois autres champignons poussent devant lui. (Prêt de la Biblioteca Medicea Laurenziana.)

Champignons (magic mushrooms, psilocybine)

Les champignons constituent la catégorie de psychédéliques naturels la plus importante du sud du Mexique.

Utilisés lors de cérémonies sacrées, les Indiens prirent soin de les dissimuler aux Européens jusqu'au XXe siècle. Ce n'est que dans les années cinquante qu'on commença à entendre parler de ces champignons mexicains dans le reste du monde. Très vite, les botanistes identifièrent les espèces utilisées, et les chimistes découvrirent que le principal agent responsable de leurs propriétés psychotropes était la psilocybine, un hallucinogène à noyau indole similaire au LSD mais à durée d'action plus courte : quatre à six heures.

Les cérémonies mexicaines sont orchestrées par des chamans, généralement des femmes, et sont destinées à guérir la maladie, résoudre un problème, prévoir l'avenir par l'intermédiaire de visions et faire entrer les gens en contact avec le monde surnaturel. Elles se déroulent la nuit, à la lueur de bougies, et constituent aujourd'hui un curieux mélange de rituels chamaniques et catholiques.

Les scientifiques ont cru pendant longtemps que les champignons à teneur en psilocybine ne poussaient que dans le sud du Mexique, si bien qu'à la fin des années soixante et au début des années soixante-dix, des milliers de personnes, venues principalement d'Europe et d'Amérique du Nord, ont fait le voyage pour ingérer ces champignons dans des villages indiens très reculés. Plusieurs sociétés pharmaceutiques suisses ont fabriqué pendant quelques temps de la psilocybine pure qu'ils fournissaient aux chercheurs. Comme le LSD, une partie de cette production a fini

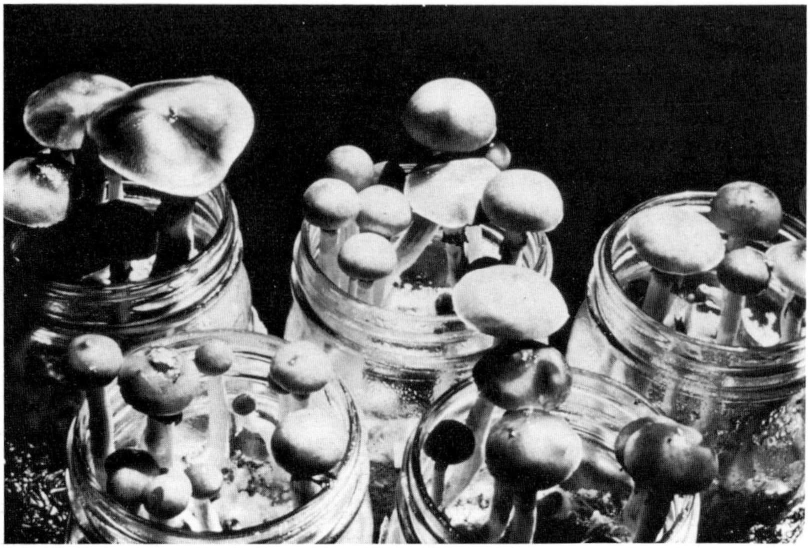

***Psilocybe cubensis* de culture poussant sur des grains. (Jeremy Bigwood.)**

dans la rue, mais les chimistes clandestins ne l'ont jamais fabriquée, en raison du coût trop élevé de sa synthèse.

Bénéficiant d'une bonne réputation en tant que substances naturelles capables de susciter des expériences intéressantes et peu de mauvais trips par rapport au LSD, les champignons hallucinogènes ont toujours été très recherchés sur le marché noir. Cependant, ils sont restés longtemps introuvables, et nombre de dealers peu scrupuleux ont vendu à prix fort des champignons ordinaires arrosés de LSD et d'autres produits à des acheteurs naïfs.

La découverte, à la fin des années soixante-dix, d'un grand nombre de champignons à teneur en psilocybine dans plusieurs régions du monde modifia alors les données. L'une des principales espèces, le *Psilocybe cubensis*, est un grand champignon qui pousse dans les pâturages à vaches sous les climats chauds. On le trouve en Asie du Sud-Est, en Amérique centrale et en Amérique du Sud, tout le long du golfe du Mexique et dans de nombreux États du sud-est des États-Unis. Plus d'une douzaine d'espèces de champignons psychotropes poussent dans les champs et les forêts du nord-ouest des États-Unis. On en trouve également en Europe. Dans certaines régions, ils sont si abondants que les ramasseurs peuvent en rassembler suffisamment pour la vente et pour leur consommation personnelle.

Il est bien évident que la cueillette de champignons sauvages, quels qu'ils soient, nécessite un savoir et une longue pratique, certains d'entre eux étant vénéneux. Il est donc préférable de ne pas cueillir de champignons hallucinogènes à moins de savoir les reconnaître.

On peut aussi cultiver ces champignons. Bien qu'il soit beaucoup moins facile de les faire pousser à partir de spores que les plantes vertes à partir de graines, un grand nombre de gens ont su en maîtriser la technique. À cet égard, le *Psilobe cubensis* est la variété qui présente le moins de difficultés. Au cours de ces dernières années, un très grand nombre de kits contenant des spores de champignons ont été vendus par correspondance ou en magasin. Ne contenant pas de psilocybine, les spores n'étaient pas illégaux. Tirant parti de cette faille de la législation, des milliers de personnes ont fabriqué et distribué des champignons hallucinogènes. On trouve aujourd'hui au marché noir des champignons parfaitement naturels.

Les champignons, qu'ils soient sauvages ou de culture, diffèrent grandement par leur puissance. Un champignon de taille moyenne, d'une famille donnée, peut produire les mêmes effets qu'une vingtaine de spécimens d'une famille moins puissante. C'est pourquoi il est important de se renseigner au préalable sur la puissance d'action d'un champignon si l'on veut éviter les effets indésirables que pourraient provoquer de trop fortes doses.

De nombreux champignons sauvages sont très indigestes quand ils sont mangés crus, d'autres sont légèrement toxiques à moins d'être cuits. Les champignons psychédéliques peuvent avoir meilleur goût et présenter moins de risques d'effets indésirables s'ils sont séchés ou légèrement cuits avant d'être mangés. Ils sont généralement plus faciles à absorber que les autres plantes hallucinogènes, et on les préfère souvent aux autres psychédéliques du fait de cette facilité de consommation. D'autre part, leur durée d'action étant plus courte, ils exigent moins de dépenses de la part de l'organisme. On se sent généralement apathique le jour qui suit l'absorption de LSD ou d'un autre psychédélique à longue durée d'action, ce qui est plus rare avec les champignons*.

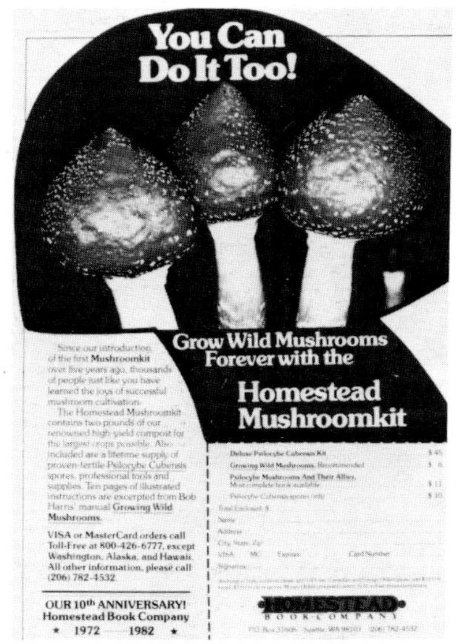

(Home stead Book Company)

Ibogaïne

L'ibogaïne est le principe actif d'une plante hallucinogène africaine appelée iboga. Si les racines d'iboga sont pratiquement inconnues ailleurs que sur le continent africain, on trouve parfois de l'ibogaïne de synthèse au marché noir. Ce psychédélique à longue durée d'action a des effets similaires à ceux du LSD mais c'est un stimulant plus puissant.

Les Africains qui boivent de l'iboga lors des cérémonies nocturnes pendant lesquelles ils exécutent des danses très physiques, restent généralement éveillés la journée et la nuit suivantes et ne sombrent dans un profond sommeil qu'une fois les effets de la drogue disparus.

* Excepté avec l'amanite tue-mouches, qui n'est pas un véritable hallucinogène. Voir chapitre 10, section des délirogènes.

On a récemment parlé de l'ibogaïne comme d'un traitement possible de la dépendance aux opiacés. Après que des héroïnomanes ont constaté qu'une seule prise d'ibogaïne suffisait à les débarrasser de leur besoin compulsif d'héroïne, les scientifiques ont commencé à tester le produit sur des animaux. Si les premiers résultats laissent en effet supposer une probable efficacité, l'ibogaïne ne peut encore faire figure de traitement officiel à ce stade des recherches.

DMT (N-diméthyltriptamine) et 5-MeO-DMT (5-méthoxy-N)

Le DMT est l'agent responsable des propriétés hallucinogènes de diverses plantes utilisées par les Indiens d'Amérique du Sud. C'est un produit chimique simple très similaire à certaines hormones fabriquées par le cerveau. Il est d'ailleurs probable que le cerveau en produise lui-même. Le DMT serait ainsi notre propre psychédélique endogène. Facilement synthétisé en laboratoire, il a été vendu en abondance au marché noir dans les années soixante.

Contrairement aux autres psychédéliques, le DMT a cette particularité de ne pouvoir être absorbé oralement parce qu'une

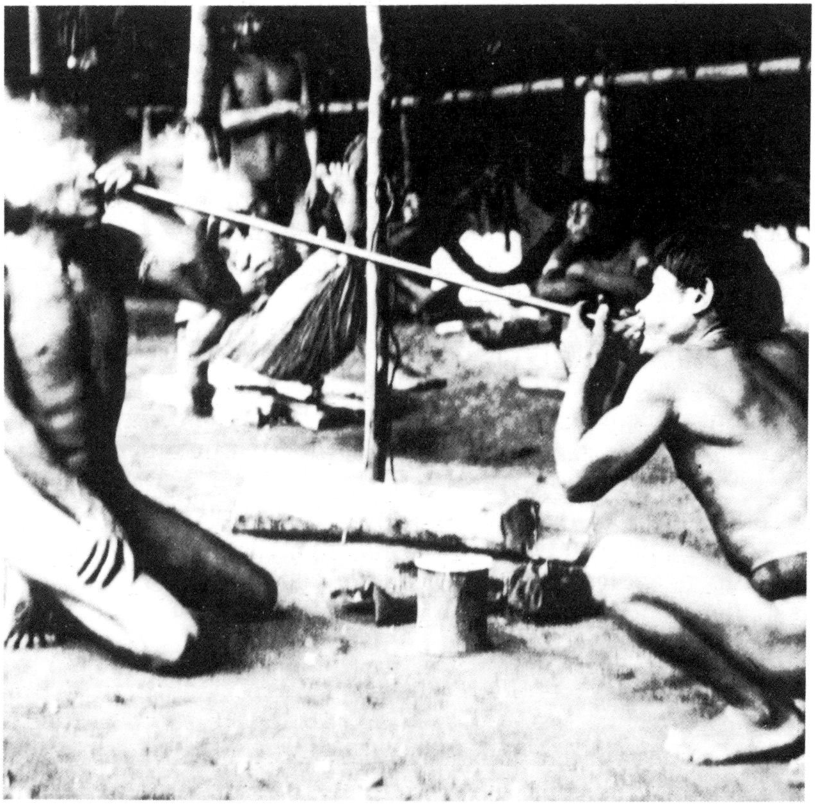

Indiens d'Amérique du Sud s'insufflant une poudre à teneur en DMT. (R. E. Schultes.)

enzyme le détruit dans l'estomac avant qu'il ne pénètre le sang. Les Indiens qui utilisent des plantes à teneur en DMT les préparent sous forme de poudre à priser. Quant aux consommateurs du produit isolé qu'on trouve au marché noir, ils le fument ou, plus rarement, se l'injectent en intramusculaire.

Le yopo est une poudre à teneur en DMT communément utilisée par les tribus de la forêt amazonienne. Elles le fabriquent à partir de la résine d'un grand arbre de la jungle, qu'elles cuisent, font sécher puis réduisent en une fine poudre que les hommes se soufflent mutuellement dans le nez au moyen de longs tubes. Ingéré de cette façon, le yopo a un effet très puissant qui apparaît en quelques secondes et ne dure jamais plus d'une demiheure. Sous son emprise, les Indiens dansent, chantent et ont des visions de leurs dieux et de leurs esprits.

Le DMT que l'on trouve au marché noir se présente sous la forme d'un solide de couleur marron qui dégage une odeur de naphtaline. Ses consommateurs en placent une toute petite quantité à l'extrémité d'une cigarette de marijuana, de menthe ou d'origan pour le fumer. Une seule inhalation d'un tel joint suffit parfois à provoquer un trip de cinq à dix minutes d'une remarquable intensité. Les effets peuvent apparaître avant même que le consommateur ait retiré le joint de ses lèvres et atteignent généralement leur intensité maximale pendant la première minute. Certains individus perdent totalement conscience de leur environnement du fait de puissantes hallucinations visuelles. Les amateurs de DMT parlent d'une montée psychédélique suprême. Inutile de dire que l'expérience peut être terrifiante pour une personne qui n'y a pas été préparée.

Au bout de quinze minutes, l'intensité des effets subsiste et il faut bien trente minutes pour qu'un individu retrouve son état normal. Du fait de sa courte durée d'action, le DMT est connu comme le « trip du businessman ».

Le 5-MeO-DMT est un produit chimique parent du DMT. Il entraîne, quand on le fume, une montée d'une intensité équivalente et ne provoque pas d'hallucinations visuelles mais une totale dissolution de la réalité. Certains consommateurs parlent d'une « projection dans le vide ». Ces deux tryptamines sont généralement présentes ensemble dans les plantes qui servent à fabriquer les poudres à priser d'Amérique du Sud, mais le 5-MeO-DMT, qu'on trouve lui aussi sous sa forme synthétique aux États-Unis, a beaucoup moins de succès que son frère chimique parce qu'il expose davantage aux mauvais trips.

La récente découverte d'une autre source naturelle de ce produit a néanmoins suscité un certain intérêt chez les amateurs de nouveaux psychédéliques. L'énorme crapaud du désert de Sonora, qu'on trouve dans le sud de l'Arizona, fabrique de grandes quantités de 5-MeO-DMT dans ses glandes à venin. On peut, sans blesser le crapaud, extraire ce venin, puis le faire sécher pour le fumer. Ceux qui ont essayé prétendent qu'ainsi l'expérience est plus douce qu'avec la drogue synthétisée.

Des articles parus dans la presse populaire ont raconté que des personnes léchaient des crapauds pour leurs effets psychotropes. (C'est faux. En tout état de cause, il est préférable de n'en rien faire.) Seul le spécimen du désert de Sonora produit un venin aux propriétés psychotropes (ceux des autres espèces sont exclusivement toxiques). Il peut en outre provoquer de graves empoisonnements en cas de contact avec les yeux ou la bouche. Il semblerait que le fait de fumer le venin détruise la majeure partie de ses constituants toxiques, tout en épargnant le 5-MeO-DMT.

L'action de ces deux tryptamines fournit un bon exemple de la corrélation entre le mode d'administration, la durée d'action et l'intensité de l'effet. Les drogues à courte durée d'action, directement introduites dans le sang par inhalation ou injection, provoquent généralement une soudaine et intense altération de la conscience. Cette montée exerce une très forte fascination sur certaines personnes et, ainsi que nous l'avons fait remarquer à propos des narcotiques, elle est souvent à l'origine d'une consommation compulsive.

On ne connaît pas, cependant, de cas de dépendance au DMT et au 5-MeO-DMT. Leur consommation régulière entraînant une tolérance rapide à leur effets, ils perdent très vite de leur intérêt. D'autre part, leur puissance d'action les empêche d'être intégrés à la vie quotidienne comme peuvent l'être l'alcool, la marijuana ou la cocaïne.

Cette caractéristique est commune à tous les psychédéliques. Le corps développe si vite une tolérance qu'une utilisation fréquente annihile les effets désirés. Les grands amateurs de psychédéliques eux-mêmes n'en prennent pas tous les jours, les gardant généralement pour des occasions particulières.

Yagé (Ayahuasca, Caapi)

Le yagé (prononcer yah-hay) est une forte boisson psychédélique, préparée à partir de l'écorce d'une liane de la forêt amazonienne. Les Indiens broient les morceaux d'écorce à l'aide de pierres, et les font cuire dans de l'eau pendant plusieurs heures, y ajoutant parfois d'autres plantes qui en potentialisent les effets. Ils utilisent le yagé à l'occasion de rituels nocturnes présidés par des chamans et destinés à susciter des visions, ou lors de grandes cérémonies tribales, telles que les rites d'initiation des adolescents. La plante doit ses propriétés hallucinogènes à l'harmine, une substance pratiquement introuvable au marché noir. Le yagé provoque d'abord des vomissements et des diarrhées, et place ensuite le consommateur dans un état plus paisible que celui produit par le LSD, pour une durée de six à dix heures. Les Indiens expliquent que l'esprit de la liane pénètre leur corps et leur donne des visions de la jungle et de ses animaux, du jaguar en particulier. La drogue est en outre supposée les rendre capables de voir l'avenir et de communiquer par télépathie à très grande distance. Les visions que suscite le yagé, comme les autres psychédéliques, sont fonction du contexte et de la prédisposition du sujet.

Curieusement, la plante le plus souvent mêlée au yagé dans les préparations buvables est une feuille à teneur en DMT. Les Indiens affirment que l'association des deux permet d'accéder à des visions plus nettes et plus belles. Lorsque les scientifiques ont eu vent de cette pratique, ils ont écarté la possibilité de son efficacité arguant que le DMT était détruit dans l'estomac. De plus amples recherches ont pourtant mis en évidence que l'harmine neutralise l'action de l'enzyme qui détruit le DMT. Ainsi, combiné au yagé, le DMT conserve son efficacité, même quand il est absorbé oralement, et devient une drogue moins intense, à plus longue durée d'action, qui ne produit pas de montée.

Comment les Indiens ont-ils découvert cette remarquable combinaison de plantes ? Les anthropologues et botanistes prétendent

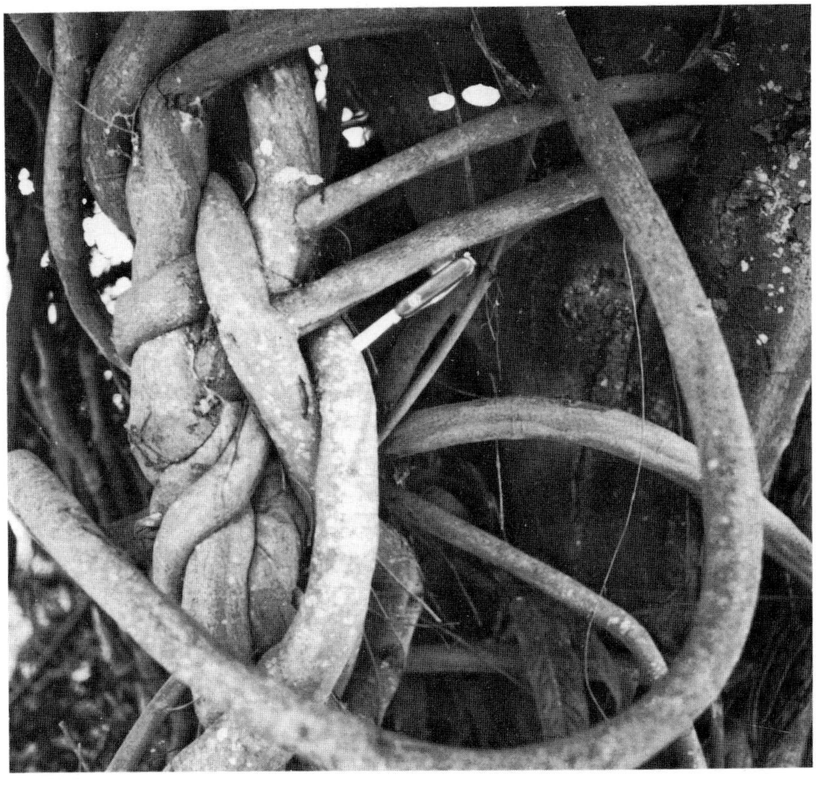

Yagé dans la jungle colombienne. Cette liane est à l'origine d'une boisson psychédélique. (R. E. Schultes.)

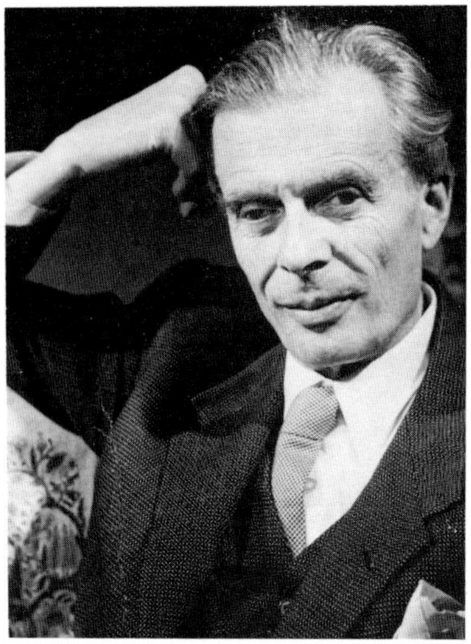

L'écrivain et philosophe anglais Aldous Huxley (1894-1963) expérimenta beaucoup la mescaline dans les années cinquante. (Prêt de Laura Huxley.)

qu'ils y seraient parvenus à force d'expérience. Cette thèse impliquerait de leur part une multitude d'essais et d'erreurs au vu du nombre de plantes que renferme la jungle amazonienne. Les Indiens, quant à eux, affirment qu'ils ont été inspirés par des visions au cours desquelles l'esprit de yagé leur a indiqué les feuilles à ajouter et la méthode de préparation.

Hallucinogènes apparentés à l'adrénaline et aux amphétamines

L'action psychotrope des hallucinogènes à noyau indole est très rapide. Leurs effets se font généralement sentir entre vingt et quarante minutes après l'absorption et atteignent leur intensité maximale au cours des deux premières heures. Les substances appartenant à cette seconde famille d'hallucinogènes ont elles aussi une action rapide bien que progressive, dont l'intensité maximale n'apparaît qu'après plusieurs heures. Certains consommateurs les trouvent moins « électriques » que le LSD et autres substances analogues, bien qu'à fortes doses ils finissent par être plus toxiques que les hallucinogènes indoliques.

Peyotl et mescaline

Le peyotl est un petit cactus sans colonne surmonté d'un bouton gris-vert duquel émergent des touffes de poils blancs. Il est originaire de la vallée du Rio Grande dans le sud du Texas, ainsi que du nord et du centre du plateau mexicain. Les Indiens coupent les parties supérieures des cactus à la racine et les font sécher au soleil afin d'obtenir des « boutons de mescal » qui conservent longtemps leur potentiel d'action.

Depuis la nuit des temps, le peyotl est consommé par de nombreuses ethnies du Mexique qui effectuaient de longs pèlerinages jusqu'au désert pour le rapporter puis le consommer lors de cérémonies très élaborées. Au moment de la conquête du Mexique par les Espagnols, l'Église catholique essaya, en vain, de faire disparaître l'usage du peyotl, une pratique qu'elle disait inspirée par le diable. À la fin du XIXe siècle, l'usage du peyotl s'étendit vers le nord. Des tribus d'Amérique du Nord adoptèrent alors son culte, l'entourant de nouveaux rites. Au fur et mesure qu'il se déplaçait vers le nord, le peyotl faisait de plus en plus d'adeptes. Les Indiens des plaines du Middle West instituèrent une nouvelle religion autour de lui, contribuant à propager son utilisation jusqu'au Canada.

Naturellement, l'explosion de ce mouvement psychédélique suscita une farouche opposition chez les Blancs. Églises et gouvernements accusèrent le peyotl de faire perdre la raison aux Indiens et de les rendre violents. Des histoires circulèrent, selon lesquelles des hommes auraient, sous son emprise, découpé à la

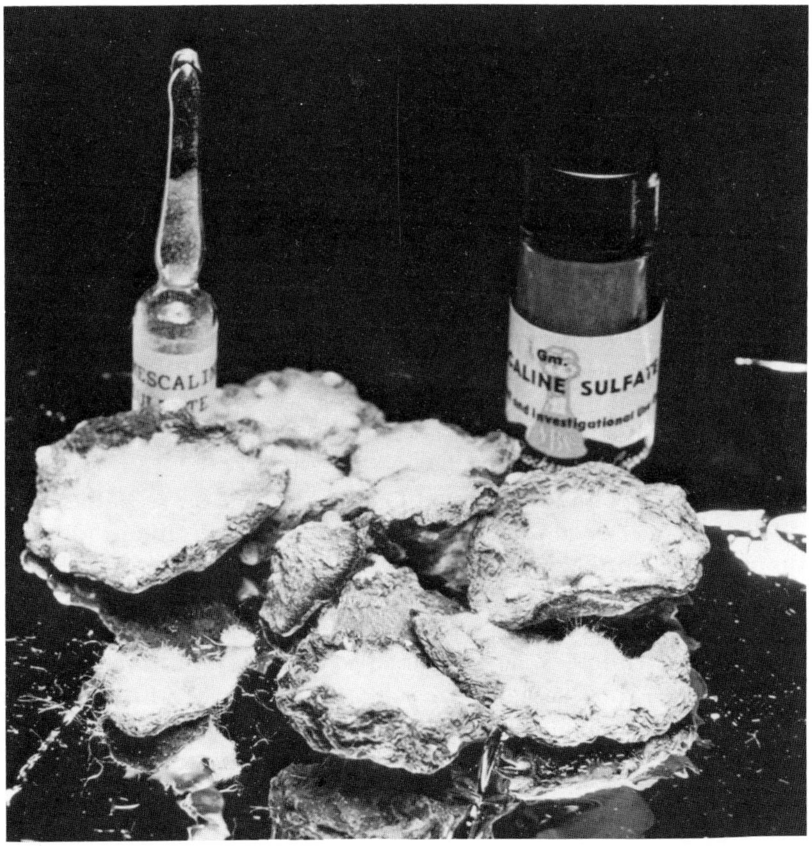

Boutons de peyotl séchés et ampoules de sulfate de mescaline. Principal agent hallucinogène du peyotl, la mescaline fut isolée pour la première fois vers le début du siècle. (Jeremy Bigwood.)

hache des personnes sans défense et des femmes auraient arraché leurs vêtements dans de subits accès de frénésie sexuelle. Il existe une grande similitude entre ces premiers récits sur le peyotl et ceux que l'on a pu entendre par la suite à propos des autres psychotropes. S'il y avait eu des tipis de la taille d'une tour, les journaux auraient sans doute raconté que des Indiens, rendus fous par le peyotl, sautaient dans le vide, croyant qu'ils étaient capables de voler. Le LSD, la marijuana, l'héroïne, la cocaïne et le PCP ont fait l'objet d'accusations semblables, et rarement fondées.

Afin de se protéger des tentatives répétées des Églises et des gouvernements pour supprimer l'usage du peyotl, les Indiens instituèrent des religions légales et portèrent devant la justice leur droit à consommer le cactus. C'est ainsi que naquit la Native American Church qui, forte de ses succès juridiques, compte aujourd'hui plusieurs centaines de milliers de fidèles à travers toute l'Amérique du Nord. Si, depuis sa création, les Indiens consomment du peyotl légalement au cours de cérémonies religieuses, la loi interdit aux autres Américains d'y participer dans la majorité des États. La situation pourrait changer cependant, puisque, en 1990, une décision de la Cour suprême a établit que la liberté de religion n'incluait pas l'utilisation de substances illégales.

La cérémonie typique de la Native American Church commence une fois la nuit tombée et ne s'achève qu'au matin. Elle se déroule généralement dans un tipi où les participants s'assoient autour d'un feu. Animée par un maître de cérémonie ou « éclaireur » , elle se compose de chants, de prières et de récits, et intègre parfois des éléments du culte chrétien. Les Indiens mangent du peyotl tout au long de la nuit et demandent à l'esprit du cactus de les rendre meilleurs et mieux armés face à leurs problèmes. Ils écoutent les témoignages de guérisons survenues à l'issue de cérémonies antérieures, récits de cures contre l'alcoolisme et de cas de toxicomanies notoirement résistantes aux traitements conventionnels.

Le peyotl a un goût amer et écœurant dont on se débarrasse difficilement. Les gens qui en mangent pour la première fois ont du mal à l'avaler et sont fréquemment sujets à des vomissements. Les malaises durent généralement entre une et deux heures puis disparaissent. Les Indiens affirment qu'à long terme un usage répété supprime les nausées et les vomissements. Une dose typique varie entre six et douze boutons. Certains consommateurs les font bouillir dans l'eau pour obtenir une infusion que certains vont jusqu'à utiliser comme lavement afin d'éviter le goût amer et les effets indésirables sur l'estomac.

La légende nourrit depuis longtemps le mythe selon lequel les poils blancs situés au centre des boutons de peyotl contiendraient de la strychnine. Celle-ci serait à l'origine des nausées que provoque le peyotl. En fait, le peyotl ne contient pas de strychnine (pas plus que les autres plantes hallucinogènes), les poils n'étant constitués que de cellulose, probablement indigeste, mais certainement pas toxique. Le goût du peyotl et les nausées qu'il entraîne proviennent de la conjugaison de plus de quarante composés différents. Le plus important est la mescaline, principal responsable de ses propriétés hallucinogènes.

Isolée du peyotl à la fin des années 1890, la mescaline est le seul psychédélique naturel apparenté à l'adrénaline. Si l'on excepte les quelques artistes, philosophes et psychologues qui l'ont expérimentée sur eux tout au long du XIXe siècle, la mescaline a été très peu recherchée avant la révolution psychédélique des années soixante. C'est à cette époque que l'on commença à la trouver au marché noir, bien que de nombreux dealers vendissent du LSD pour de la mescaline parce qu'elle était plus chère. La véritable mescaline se présente sous la forme de longs cristaux blancs ressemblant à des aiguilles. La dose moyenne s'élève à un demi-gramme. Consommée pure, elle peut dans un premier temps provoquer des nausées, mais moins fréquemment que le peyotl. Ses effets peuvent durer douze heures et sont très similaires à ceux du cactus.

STP (DOM)

Le STP est un composé synthétique dont la structure chimique est très proche de celle de la mescaline. Son action, de type psychédélique fortement stimulante, dure environ douze heures et a un effet généralement moins euphorisant. On lui reprocha, à la fin des années soixante, d'être responsable d'une vague de mauvais trips qui duraient plusieurs heures. En fait, le STP était fréquemment consommé à doses excessives puisque de nombreux comprimés vendus au marché noir contenaient vingt fois la dose conseillée. Le STP a hérité de cet épisode une si mauvaise réputation qu'il est depuis très peu recherché.

MDA (Méthylènedioxyamphétamine)

Plusieurs psychédéliques synthétiques appartenant à cette famille ont résulté de modification chimiques opérées sur la molécule de l'amphétamine. La plus ancienne et la plus connue d'entre eux, la MDA, fut fabriquée pour la première fois en 1910, en Allemagne, mais ses propriétés psychotropes ne furent découvertes que beaucoup plus tard. Une dose de 100 à 150 milligrammes procure un sentiment de bien-être physique et mental. Les défenseurs de la contre-culture l'ont surnommée *love drug* parce qu'elle serait censée susciter, au sein des groupes, un sentiment d'amour collectif. Contrairement à la mescaline, la MDA modifie rarement la perception visuelle. Bien qu'il s'agisse d'un puissant stimulant, chimiquement apparenté à l'amphétamine, ses consommateurs affirment qu'elle les calme et les aide à se détendre. Certains prétendent qu'elle améliore leur coordination, qu'elle leur donne un supplément d'énergie et les prépare mieux aux activités physiques. On se sent généralement apathique le jour qui suit l'absorption de MDA, et une dose trop élevée peut provoquer de pénibles tensions musculaires, généralement au visage et plus particulièrement aux mâchoires.

MDMA (Methylènedioxyméthamphétamine ; ecstasy)

Plus récente, la MDMA (généralement appelée *ecstasy* mais également connue sous les noms de XTC, MDM et Adam) produit globalement les mêmes effets, mais ceux-ci ne durent qu'entre quatre et six heures. Du fait de sa plus courte durée d'action, la MDMA est moins astreignante pour le corps et n'implique pas la fatigue du lendemain.

Absorbée par voie orale, à doses raisonnables (125 milligrammes), et dans un contexte favorable, cette substance entraîne rarement de mauvaises expériences. Elle a acquis la réputation de favoriser la communion entre les gens et d'apporter une aide solide en matière de psychothérapie et d'assistance sociopsychologique. Elle est également très réputée comme drogue récréative chez les noctambules qui l'absorbent dans des boîtes de nuit où l'on diffuse de la musique *house* et dansent frénétiquement jusqu'au petit matin. Le phénomène de l'*acid house* s'est développé en Europe (surtout aux Pays-Bas et en Grande-Bretagne) et dans certaines villes des États-Unis. Une version plus récente de ce genre de fête appelée *rave* met en scène de la musique synthétique dite musique techno et des jeux de lumières. La MDMA est également très populaire au sein de la communauté homosexuelle.

Cette substance est restée libre de tout contrôle pendant de longues années après son apparition. Elle est devenue illégale quand les scientifiques du gouvernement ont émis l'hypothèse qu'elle détériorerait de façon irréversible certaines cellules nerveuses du cerveau. Cette supposition n'a toujours pas été confirmée par la recherche, mais la drogue demeure illégale, tandis que circulent les plus étranges rumeurs à son propos, comme sa supposée propension à liquéfier la moelle épinière.

Si ces histoires sont sans fondement, il est vrai que la MDA et la MDMA peuvent à fortes doses provoquer des effets indésirables. Certains consommateurs les prisent ou s'en injectent par intraveineuse, ce qui a pour effet d'intensifier leur action et d'augmenter leurs dangers potentiels. La combinaison de ces drogues avec de l'alcool ou d'autres dépresseurs accroît les risques. Souvent consommées afin d'intensifier l'activité sexuelle, ces substances exacerbent effectivement la sensualité mais elles peuvent empêcher l'érection chez l'homme, ainsi que l'orgasme masculin et féminin. On recense quelques cas de dépendance à la MDMA, très similaires à la dépendance aux amphétamines.

La MDMA est l'une des drogues illégales les plus populaires en Europe et aux États-Unis. Certains médecins et psychothérapeutes s'acharnent à essayer de convaincre le gouvernement de la rendre accessible à la recherche et à la médecine. Les consommateurs de longue date se plaignent le plus souvent d'une sensibilité à la fatigue du lendemain qui augmenterait avec l'âge. Certains grands amateurs de MDMA ont fini par la renier parce qu'ils se sentaient réellement anéantis après en avoir pris et davantage exposés aux rhumes, aux crises d'herpès et à des infections diverses.

Designer Psychedelics

Il existe un grand nombre d'autres substances issues de la même série qui portent des noms tels que MMDA, TMA, 2CB, 2CT2, et ainsi de suite. Ce sont des produits fabriqués sur commande par des chimistes spécialisés dans les psychédéliques ;

c'est pourquoi beaucoup d'écrivains en parlent souvent comme des *designer psychedelics* (psychédéliques « haute couture »). Ce sont des curiosités pharmacologiques pour la plupart, et il est rare qu'on les trouve au marché noir. Seule leur durée d'action et leur capacité à modifier la perception visuelle les rendent différentes des autres substances de leur catégorie.

Bienfaits et dangers des psychédéliques

Le plus grand risque auquel on s'expose en prenant une substance hallucinogène est de faire un mauvais trip. Ces expériences sont généralement liées au contexte et à la prédisposition du sujet, mais elles peuvent aussi résulter de la qualité et de la dose de drogue absorbée. Il n'existe pas de production légale de psychédéliques purs, si bien que les usagers ne savent jamais ce qu'ils achètent. Toutes les poudres, pilules et capsules sont sujettes à caution, seuls les champignons et les boutons de peyotl sont sûrs. Même un psychédélique de bonne qualité peut provoquer des effets indésirables s'il est absorbé à doses excessives, et il n'est jamais facile d'évaluer la dose adéquate d'un produit qu'on a acheté dans la rue.

Les effets des psychédéliques n'ont pas de spécificité propre. Ils se comportent en fait comme des amplificateurs d'un état déjà existant. Si vous en ingérez alors que vous êtes euphorique, il est probable qu'ils auront une action euphorisante ; si vous êtes déprimé, vous risquez de l'être encore plus ; si vous en prenez avec un ami avec qui vous vous sentez parfaitement bien, ils peuvent approfondir votre amitié mais si, en revanche, vous êtes avec une personne qui ne vous met pas en confiance, le malaise peut prendre des proportions insupportables. C'est pourquoi, avant d'utiliser ces substances, soyez très attentif au moment, au lieu et aux personnes en présence.

Les hallucinogènes sont de puissants stimulants dont les effets ne permettent pas qu'on les associe aux activités quotidiennes. Ils exigent au contraire qu'on leur accorde du temps en marge de celles-ci. C'est d'ailleurs cette exigence qui est probablement à l'origine de leur faible potentiel d'abus. Certains stimulants n'empêchent pas de poursuivre des activités ordinaires, ce qui n'est pas le cas des psychédéliques.

Parmi les utilisateurs de psychédéliques, de LSD surtout, certains redoutent par la suite d'être les victimes de flash-backs, également appelés « retours d'acide », ces brèves remontées hallucinogènes qui se manifestent par de nouvelles modifications de la perception visuelle et des sensations de flottement. Le problème réside plus dans l'angoisse de vivre cette expérience que dans les flash-backs eux-mêmes. Il est intéressant de noter qu'un grand nombre de gens qui n'ont jamais pris de drogues hallucinogènes font l'expérience de ces flash-backs ou de sensations analogues. Cela tendrait à prouver que de tels événements sont des manifestations normales du fonctionnement du système nerveux. Le meilleur moyen de pallier ces retours d'acide est de se convaincre de leur caractère anodin. Moins un individu s'inquiétera de la récurrence de ces symptômes hallucinogènes, moins il y prêtera attention et plus vite ils disparaîtront.

Parmi les bienfaits que l'on a reconnus aux psychédéliques, on peut citer, par exemple, des cas de guérison de maladies somatiques et mentales, une sensibilité accrue à la beauté de la nature, une meilleure compréhension de soi, ou simplement le plaisir de passer un moment agréable. Aux États-Unis, entre les années cinquante et soixante, époque où la vente et la possession de LSD étaient encore autorisées, des médecins et des psychologues ont pu guérir des patients qui souffraient de graves désordres affectifs grâce à la thérapie psychédélique. Il existe une abondante littérature sur le bien-fondé de l'utilisation occasionnelle et intelligente de ces substances.

ON NE RETIRE DE L'EXPÉRIENCE DE LA DROGUE QUE CE QUE L'ON Y MET. CET "AUTRE MONDE" OÙ L'ON CHERCHE L'ILLUMINATION N'EST, EN FIN DE COMPTE, QUE NOTRE PROPRE PSYCHISME.
Peter Furst, anthropologue ; extrait de *Flesh of the Gods* (1972).

Conseils et précautions d'emploi concernant les drogues hallucinogènes

1 — Beaucoup de produits vendus dans la rue sont faux ou adultérés, c'est pourquoi vous devez être sûrs de vos sources.
2 — Ne ramassez pas de champignons sauvages à teneur en psilocybine si vous n'y connaissez rien.
3 — Les champignons de culture à teneur en psilocybine ont des puissances très variables. Renseignez-vous sur les doses à prendre avant de les ingérer.
4 — Ne prenez des psychédéliques que si vous êtes en bonne santé physique et psychologique.
5 — Si vous prenez un psychédélique pour la première fois, faites-le avec une personne expérimentée.
6 — Ne prenez des psychédéliques que dans des contextes favorables et seulement si aucune responsabilité ne vous incombe avant un minimum de douze heures.
7 — Souvenez-vous que vous vous sentirez probablement très fatigué le jour suivant.
8 — Ne prenez pas de psychédélique l'estomac plein, vous courrez moins de risques de ressentir des nausées ou d'autres effets secondaires si vous avez l'estomac vide.
9 — Ne prenez pas de psychédéliques avec d'autres drogues. Vous pouvez cependant prendre un somnifère ou un anxiolytique si la stimulation, qui se prolonge parfois au-delà des effets intéressants des psychédéliques, vous rend nerveux et vous empêche de dormir.

10 — Gardez à l'esprit que les psychédéliques altèrent la perception et la pensée. Vous devez donc éviter de conduire, de travailler sur une machine ou d'entreprendre une activité dangereuse quand vous êtes sous leur emprise.

11 — Absorbez les psychédéliques par voie orale. Les autres modes d'administration augmentent les risques de réactions indésirables.

12 — On obtient les meilleurs résultats en réservant ces substances pour des occasions spéciales et en attendant les circonstances adéquates pour les consommer. Vous risquez, en les prenant parce que vous vous sentez mal, d'empirer votre état. D'autre part, une consommation fréquente et insouciante réduit leur capacité à vous faire découvrir les aspects intéressants de vous-même et du monde qui vous entoure.

9

Marijuana

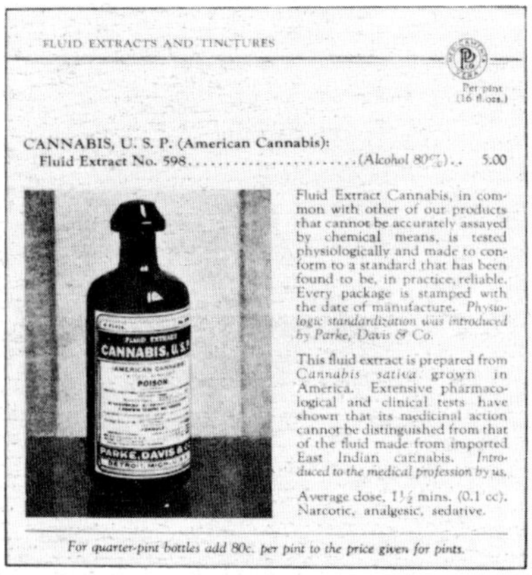
FLUID EXTRACTS AND TINCTURES

Per pint (16 fl. ozs.)

CANNABIS, U. S. P. (American Cannabis):
Fluid Extract No. 598........................(Alcohol 80%).. 5.00

Fluid Extract Cannabis, in common with other of our products that cannot be accurately assayed by chemical means, is tested physiologically and made to conform to a standard that has been found to be, in practice, reliable. Every package is stamped with the date of manufacture. *Physiologic standardization was introduced by Parke, Davis & Co.*

This fluid extract is prepared from *Cannabis sativa* grown in America. Extensive pharmacological and clinical tests have shown that its medicinal action cannot be distinguished from that of the fluid made from imported East Indian cannabis. *Introduced to the medical profession by us.*

Average dose, 1½ mins. (0.1 cc). Narcotic, analgesic, sedative.

For quarter-pint bottles add 80c. per pint to the price given for pints.

L'huile de cannabis figurait encore dans le Parke, Davis & Co. Pharmaceutical Catalog de 1929. (Prêt de Tod H. Mikuriya, M. D.)

La marijuana est une drogue très ancienne dont la consommation dans certaines parties du monde remonte aux temps préhistoriques. La plante qui la produit, le chanvre indien ou *Cannabis sativa*, fournit également une fibre très utile, une graine comestible, une huile et un médicament. L'éventail de ses possibilités explique pourquoi elle a toujours été beaucoup cultivée. Le cannabis est probablement originaire d'Asie centrale. Il a tendance à pousser sur les terrains vagues à proximité des zones d'habitations. Il est associé depuis si longtemps à la présence humaine, qu'on ne sait s'il existerait à un état purement sauvage.

Les propriétés psychotropes du cannabis proviennent de la résine poisseuse et aromatique que sécrètent les têtes fleuries de la plante, et plus particulièrement celles des pousses femelles. La production de résine variant beaucoup selon la souche utilisée, la teneur en résine, et donc la puissance, est très différente d'une préparation de cannabis à l'autre. Une plante hachée avec ses feuilles et ses tiges n'aura qu'une puissance relative du fait de la dilution des têtes riches en résine dans une importante quantité de matière inactive. Les sommités femelles cultivées avec soin et cueillies avant la formation des graines sont collantes au toucher, fortement aromatiques et très actives. On peut également recueillir la résine directement et la presser en blocs : c'est ce qu'on appelle le haschich. On peut, enfin, extraire la résine au moyen de solvants pour fabriquer un épais liquide huileux très concentré appelé huile de haschich. Chacune de ces préparations peut être fumée ou ingérée.

Cas unique parmi les psychotropes, la marijuana forme une classe à part. La structure moléculaire de ses constituants chimiques ne présente de ressemblance avec aucune des autres substances psychotropes. Contrairement à la majorité des produits dont il est question dans ce livre, ils sont insolubles dans l'eau mais solubles dans l'huile. C'est ce qui explique leur absorption non homogène par le corps et leur très lente élimination, du fait de leur affinité avec les tissus graisseux où ils s'accumulent. La marijuana n'est ni un stimulant ni un dépresseur, mais présente des caractéristiques des deux types. Elle est souvent considérée comme un psychédélique mineur, alors que ses effets diffèrent de ceux d'un hallucinogène authentique et ne sont pas nécessairement doux. D'autre part, elle peut faire l'objet d'une consommation fréquente ou continue sans que cela interfère avec des activités quotidiennes, de sorte que son potentiel d'abus est considérablement plus élevé que celui des psychédéliques.

L'utilisation de la marijuana à des fins non médicales n'a commencé que très tardivement dans les pays occidentaux. Les Européens et les Américains la cultivèrent durant de nombreuses années uniquement pour sa fibre, et même au XIXe siècle, où l'huile de cannabis était largement utilisée en médecine par les Occidentaux, peu de gens l'ont consommée à des fins non médicales ou ont fait allusion à ses effets psychotropes après en avoir pris. La façon de fumer le chanvre a été vraisemblablement importée d'Afrique au Brésil par les esclaves noirs. La pratique s'est ensuite déplacée vers le nord jusqu'au Mexique pour finalement atteindre les États-Unis.

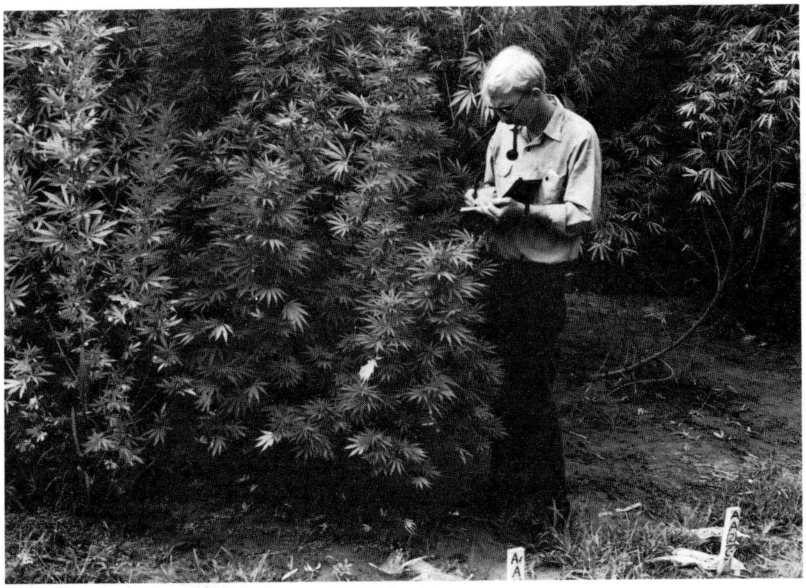

Culture de marijuana à la ferme expérimentale du gouvernement américain à l'université du Mississipi. (Timothy Plowman.)

Aux États-Unis, on commença à fumer de la marijuana après la Première Guerre mondiale. Introduite par les émigrés mexicains venus chercher du travail, elle toucha d'abord la communauté noire des villes du Sud. Parmi ses premiers usagers figuraient de nombreux musiciens. Au fil des ans, elle s'étendit à d'autres sous-groupes, mais ne pénétra guère les classes moyennes avant les années soixante, période durant laquelle elle devint un symbole majeur du mouvement de la jeunesse sur les campus. Sa popularité, qui n'a cessé de croître depuis, en fait aujourd'hui la plus consommée de toutes les drogues illégales.

La marijuana — que l'on connaît sous de nombreux noms familiers, tels que herbe, marie-jeanne, kif — a toujours suscité de vifs débats, surtout à cause des milieux dans lesquels elle circulait. Elle fut la drogue des « sous-cultures perverties » et des minorités raciales avant même d'être associée aux hippies et aux révolutionnaires. En dépit de son statut actuel de drogue illégale la plus consommée, la culture dominante continue de la considérer comme une drogue dangereuse, bien pire que l'alcool et le tabac, qui mène tout droit à l'héroïne.

Dans ce contexte chargé, les querelles au sujet de la marijuana relèvent davantage de la politique que des faits. Les pharmacologues et les médecins n'ayant d'autre choix que de se conformer aux politiques mises en place, il est très difficile de trouver une information neutre. Les recherches menées sur la marijuana ne s'assignent rarement d'autre but que d'étayer les idées préconçues et ne valent guère la peine d'être prises en compte.

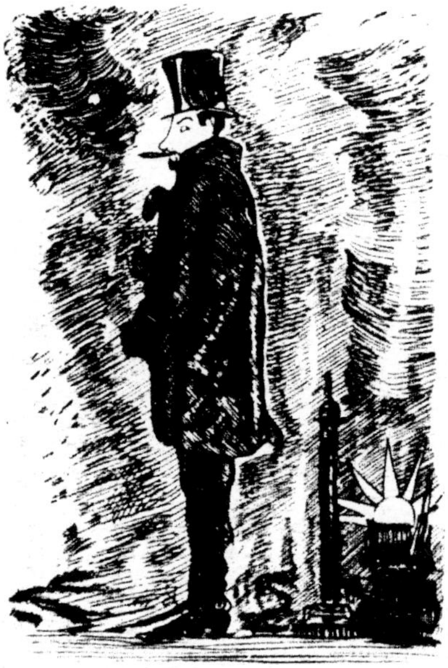

Charles Baudelaire (1821-1867) : autoportrait datant de 1844, exécuté sous l'influence du haschich. (Fitz Hugh Ludlow Memorial Library)

Politique mise à part, les effets de la marijuana sont difficiles à décrire parce qu'ils sont extrêmement variables, bien plus encore que ceux des autres drogues. Cette variabilité ne dépend pas uniquement du contexte et de la prédisposition du sujet, mais aussi de la qualité du produit.

Les gens qui fument de la marijuana pour la première fois ne ressentent rien la plupart du temps, même s'il s'agit d'une dose élevée d'herbe forte. Comme avec n'importe quel psychotrope, il faut apprendre à conjuguer les modifications qu'elle opère sur la conscience avec les effets physiques. Comparés à ceux occasionnés par d'autres drogues, les effets physiques de la marijuana ne sont cependant pas spectaculaires. Elle accélère les battements du cœur, assèche la bouche et les yeux et rougit le blanc de l'œil. Le plus manifeste de ces symptômes est l'assèchement de la bouche, seuls les porteurs de lentilles de contact étant susceptibles de ressentir celui des yeux. Quant à l'augmentation du rythme cardiaque, on en fait facilement abstraction, bien qu'il puisse donner lieu à des réactions de panique chez les novices angoissés qui pourraient les interpréter comme les prémisses d'une attaque cardiaque.

Une fois initié aux effets de la marijuana, les premières expériences sont généralement gaies et animées. Tout devient prétexte à rire, et chaque découverte sensorielle suscite un nouvel intérêt. Écouter de la musique, manger, faire l'amour deviennent des occupations singulièrement captivantes. Le temps s'écoule lentement, on est parfois sujet à des illusions étranges, comme une pièce qui s'agrandit, ou des membres qui deviennent démesurément longs.

Ces effets tendent à disparaître avec un usage répété. Les consommateurs réguliers fument parce que cela les détend et les rend plus sociables, sans que cela n'affecte plus leur perception ou leur humeur. La drogue n'a que très peu d'effets sur les très gros fumeurs, qui ne fument plus que par habitude.

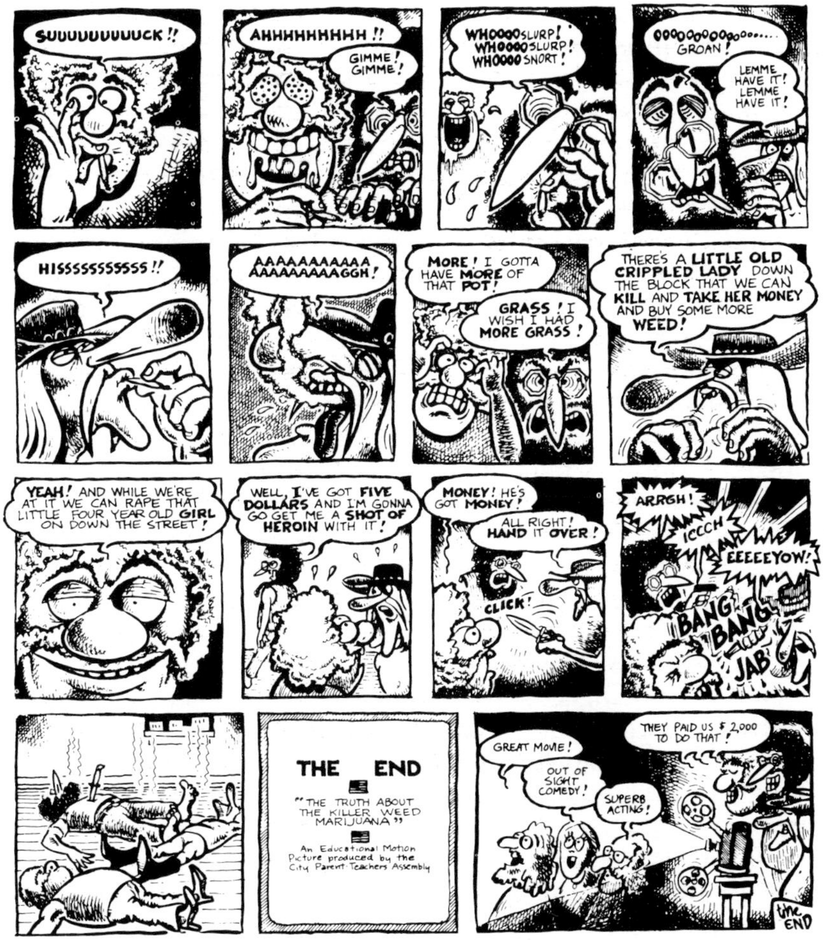
SUUUUUUUUUCK !!
AHHHHHHHHH !!
GIMME! GIMME!
WHOOOOSLURP! WHOOOOSLURP! WHOOOO SNORT!
OOOOOOOOOOOOO..... GROAN!
LEMME HAVE IT! LEMME HAVE IT!
HISSSSSSSSSSS !!
AAAAAAAAAA AAAAAAAAAGGH!
MORE! I GOTTA HAVE MORE OF THAT POT!
GRASS! I WISH I HAD MORE GRASS!
THERE'S A LITTLE OLD CRIPPLED LADY DOWN THE BLOCK THAT WE CAN KILL AND TAKE HER MONEY AND BUY SOME MORE WEED!
YEAH! AND WHILE WE'RE AT IT WE CAN RAPE THAT LITTLE FOUR YEAR OLD GIRL ON DOWN THE STREET!
WELL, I'VE GOT FIVE DOLLARS AND I'M GONNA GO GET ME A SHOT OF HEROIN WITH IT!
MONEY! HE'S GOT MONEY!
ALL RIGHT! HAND IT OVER!
CLICK!
ARRGH!
ICCCH
EEEEEYOW!
BANG
BANG
JAB
THE END
"THE TRUTH ABOUT THE KILLER WEED MARIJUANA"
An Educational Motion Picture produced by the City Parent Teachers' Assembly
GREAT MOVIE!
THEY PAID US $ 2,000 TO DO THAT!
OUT OF SIGHT COMEDY!
SUPERB ACTING!
THE END

(Extrait de *The Further Adventures of the fabulous Furry Freaks Brothers*, par Gilbert Shelton. Rip Off Press, Inc.)

L'absorption de doses élevées d'une herbe forte dans un contexte défavorable peut donner lieu à de mauvaises réactions, surtout si l'usager est inexpérimenté. Ce sont généralement de simples accès de panique, et il suffit d'apaiser la personne en la rassurant jusqu'à dissipation des effets. Ceux-ci diminuent d'ordinaire après une heure et disparaissent complètement après deux ou trois heures. Il peut arriver qu'on se sente fatigué ou confus le jour qui suit une importante consommation d'herbe.

Certains consommateurs trouvent dans la marijuana la stimulation qui les tiendra éveillés durant la nuit ; d'autres, au contraire, s'en servent pour dormir. Elle peut rendre déprimé, irritable ou bien groggy pendant plusieurs heures. Il est possible que certaines sortes d'herbe soient plus sédatives que d'autres. On trouve depuis quelques années de la marijuana de plus en plus forte. Ainsi la très puissante sinsemilla (« sans graine ») est aussi efficace que le haschich et peut fortement désorienter les gens qui n'y sont pas habitués.

Absorbée oralement, la marijuana s'avère plus forte avec des effets plus progressifs, ayant une plus longue durée d'action. L'infusion de marijuana a une faible efficacité du fait de l'indissolubilité de la résine dans l'eau ; en revanche, la substance brute mélangée à des aliments conserve toute sa puissance. Rappelons d'autre part que ses principes actifs sont facilement isolés dans l'alcool et les corps gras. Les consommateurs de marijuana préfèrent cependant la fumer parce que ce mode d'administration présente moins d'inconvénients et qu'elle agit très rapidement. Le problème de l'absorption par ingestion est celui de la surdose. L'absorption non homogène de la drogue par l'estomac ne permet pas de bien estimer la dose adéquate, de sorte qu'il est très facile d'en prendre trop. Bien qu'inoffensives sur un plan médical, les surdoses de cannabis sont très pénibles. Elles peuvent provoquer un état de désorientation et de délire extrême, à la manière de ce que peut faire une forte fièvre, auquel succède un état de stupeur désagréable. Les gens qui mangent la marijuana courent moins de risques de développer une dépendance que les gens qui la fument, sans doute parce que la consommer ainsi demande une longue préparation et accentue son impact.

J'AI COMMENCÉ À DEALER PARCE QUE C'ÉTAIT LE SEUL MOYEN DE ME PAYER DE LA DOPE. MAINTENANT, JE LE FAIS POUR L'ARGENT.
Adolescent, seize ans.

Fumée ou mangée, la marijuana est fréquemment mélangée à d'autres psychotropes, comme l'alcool, les sédatifs-hypnotiques, les stimulants, voire même les psychédéliques. Les effets de ces mélanges ne sont pas prévisibles parce qu'ils dépendent plus de la personnalité de l'individu que des drogues elles-mêmes. Dans la mesure où la marijuana n'est ni aussi puissante, ni aussi toxique que la majorité des autres psychotropes, elle ne présente pas de dangers pharmacologiques spécifiques quand elle est mélangée, comme peut en présenter, par exemple, l'alcool pris simultanément avec des sédatifs. Il faut néanmoins rester conscient du fait que les mélanges auxquels on n'est pas habitué peuvent s'avérer très inopportuns et produire des résultats puissants et inattendus.

La marijuana n'est absolument pas dangereuse sur le plan médical. Elle n'entraîne pas la mort en surdose, pas plus qu'elle ne produit de symptômes de toxicité manifeste. Son usage occasionnel est aussi peu dangereux pour la santé que celui d'alcool.

Fumer de la marijuana de façon régulière entraîne à terme une irritation significative des voies respiratoires, causant des toux sèches chroniques, similaires à celles de certains fumeurs de cigarettes. La marijuana peut en outre contenir autant de goudrons que la fumée de tabac et provoquer des maladies des poumons et des bronches chez les individus à risques. La probabilité de voir survenir ces maladies dépend des quantités fumées et du nombre d'années pendant lesquelles elle a été consommée.

Hormis les irritations respiratoires, il semble qu'une consommation massive de marijuana n'entraîne pas d'autres complications médicales. On a, bien sûr, beaucoup parlé des dangers du cannabis. Des rumeurs ont circulé sur la détérioration du cerveau et autres endommagements des systèmes immunitaire et reproducteur. Mais ces allégations reposent sur une recherche incertaine, le plus souvent dirigée par de fanatiques adversaires des psychotropes. Des études menées sur des populations ayant fumé du cannabis pendant de longues années ne révèlent aucune maladies imputables à la marijuana.

On a également fait grand cas du tétrahydrocannabinol, ou THC, principal responsable des effets du cannabis, qui s'accumule dans les tissus graisseux du corps et ne disparaît complètement que plusieurs semaines après la dernière prise. On est bien loin en effet des schémas d'élimination rapide des substances solubles dans l'eau, mais cette particularité de la marijuana ne tire pas à conséquence. Si le THC était un produit très toxique, sa longue durée de vie dans le corps mériterait qu'on s'en inquiète, mais le THC et la marijuana sont moins toxiques que beaucoup des substances mentionnées dans ce livre*.

Les problèmes d'ordre psychologique pouvant résulter d'une consommation régulière de marijuana font également l'objet d'une controverse. Les prohibitionnistes l'accusent de perturber les fonctions mémorielle et intellectuelle et de conduire au syndrome amotivationnel qui se manifeste par une perte de l'initiative et de la volonté de travailler. Il est

SI VOUS VOUS SOUVENEZ DES ANNÉES SOIXANTE, C'EST QUE VOUS N'Y ÉTIEZ PAS.
Robin Williams, acteur.

* La marijuana peut être très toxique si elle a été contaminée par un puissant herbicide du nom de paraquat. En 1975, les autorités américaines ont encouragé le gouvernement mexicain à pulvériser ce poison à partir d'hélicoptères sur les champs clandestins de marijuana. Les cultivateurs se sont vite rendu compte que si on moissonnait l'herbe immédiatement après la pulvérisation, elle conservait une apparence saine et pouvait être vendue normalement aux dealers habituels. C'est ainsi que des quantités d'herbe mexicaine contaminée se sont retrouvées sur le marché américain.
On connaît mal les dangers qu'il y a à fumer du paraquat, mais il est certain que c'est un produit nocif ; ce que l'on ne sait pas, c'est à quel point. Il pourrait à terme provoquer de graves lésions dans les poumons et affecter d'autres organes. On ne detecte pas facilement le paraquat sur un échantillon d'herbe, mais certains laboratoires de tests peuvent sur demande procéder à des analyses. Bien qu'une opposition publique ait mis un terme à la participation des États-Unis à ce programme mexicain, les autorités américaines font pression à l'heure actuelle pour que le paraquat soit à nouveau pulvérisé sur les champs de marijuana à l'extérieur du pays, mais aussi dans les plus gros Etats producteurs comme la Californie et la Floride. Si elles obtiennent gain de cause, la contamination au paraquat menacera encore tous les usagers qui ne font pas pousser leur herbe eux-mêmes. Des législateurs bien avisés ont demandé que soit adjointe au paraquat une odeur ou une couleur immédiatement décelable par les consommateurs, mais ce n'est encore qu'une suggestion.

J'AI FINI PAR FUMER TOUS LES JOURS, EN COMMENÇANT PARFOIS DÈS LE MATIN. C'ÉTAIT CE QUI ME PERMETTAIT DE COMMUNIQUER AVEC LES AUTRES. MAIS LES EFFETS ATTENDUS ONT COMMENCÉ À DIMINUER. EN FAIT, FUMER ME RENDAIT DE PLUS EN PLUS GROGGY ET ENDORMI, ET PUIS J'AI COMMENCÉ À TOUSSER. CES EFFETS N'ONT CESSÉ D'EMPIRER JUSQU'AU JOUR OÙ J'AI COMPRIS QU'IL ME FAUDRAIT ARRÊTER. C'EST DONC CE QUE J'AI DÉCIDÉ DE FAIRE.

J'AI ÉTÉ SURPRIS À VRAI DIRE DE DÉCOUVRIR QUE CE N'ÉTAIT PAS SI FACILE. IL M'A FALLU EN EFFET TROIS ANS POUR ARRÊTER COMPLÈTEMENT LA MARIJUANA. JE N'AVAIS JAMAIS PERÇU À QUEL POINT J'ÉTAIS EN PROIE À UNE ACCOUTUMANCE, À QUEL POINT J'ÉTAIS ACCRO.

Avocat, quarante et un ans.

certain que de nombreux jeunes gens désabusés consomment de grandes quantités d'herbe, ne manifestant guère d'intérêt pour autre chose, mais il est peu probable que la marijuana soit à l'origine de leur vision de la vie. La consommation massive de marijuana est vraisemblablement un symptôme plutôt qu'une cause de la perte de motivation, et ces mêmes jeunes gens fuiraient leur désarroi par d'autres moyens ou d'autres drogues si l'herbe leur faisait défaut.

En ce qui concerne les effets sur l'intellect et la mémoire, il n'est pas rare en effet que les consommateurs réguliers parlent de troubles. Ceux-ci, cependant, semblent disparaître avec la diminution ou l'arrêt de la consommation.

L'absorption régulière de marijuana peut entraîner une dépendance. Le nombre de cas s'est sensiblement accru avec la vulgarisation de son usage. Cependant, elle ne s'apparente à aucun autre type de dépendance à un psychotrope. Dans ses pires manifestations, elle consiste en un usage ininterrompu, qui commence au lever du sujet et ne cesse qu'au moment où il se couche — un mode de consommation similaire à celui des fumeurs de cigarettes. L'arrêt brutal de la consommation ne provoque pas de syndrome de sevrage grave, la recherche compulsive de marijuana étant beaucoup moins marquée que dans le cas du tabac, de l'alcool ou des narcotiques.

L'utilisation continue de marijuana peut également entraîner une tolérance, qui rendra sans effets même les plus fortes variétés de cannabis. Les consommateurs sont alors contraints de rechercher des herbes toujours plus fortes pour retrouver les effets désirés. Il suffit en fait de réduire la fréquence d'utilisation : une simple interruption de vingt-quatre heures permettra à un gros fumeur de retrouver une certaine sensibilité aux propriétés psychotropes de la marijuana.

Bien que la dépendance à la marijuana comporte peu de composantes physiques par rapport à la dépendance à d'autres drogues plus toxiques, elle peut s'avérer très difficile à briser et très gênante pour les gens qui ont contracté cette habitude. Certains gros fumeurs sont incapables d'arrêter leur consommation alors même qu'ayant perdu le bénéfice des effets intéressants, ils commencent à subir des effets parfaitement indésirables, tels que de fortes somnolences et une toux chronique. Il existe aujourd'hui aux États-Unis des groupes d'entraide constitués sur le modèle des Alcooliques Anonymes pour les gens qui cherchent à arrêter la marijuana.

L'utilisation de marijuana demande de la vigilance. En effet, la dépendance qu'elle peut entraîner ne se développe pas du jour au lendemain, comme avec la cigarette, ou en quelques semaines, comme avec l'héroïne, mais de façon imperceptible sur une longue période. La plupart des gens qui commencent à fumer limitent leur consommation à des occasions spéciales qui, le plus souvent, mettent en jeu des relations sociales. Dans un premier temps, les effets ressentis sont si marqués qu'ils n'envisagent pas, bien sûr, d'en prendre à d'autres moments. Cependant, en intensifiant leur consommation, ils développent une tolérance aux effets du cannabis, qu'en outre ils apprennent à gérer. Très vite, ils deviennent capables d'exercer des activités normales en étant sous l'emprise de la marijuana. Ils commencent alors à fumer durant la journée, parfois même alors qu'ils sont seuls. Avec le temps, et à moins de prendre des précautions, la marijuana envahit chaque heure d'éveil. À ce stade, il devient difficile d'arrêter.

Même une utilisation massive de marijuana ne conduit pas à l'héroïne ni à aucune autre drogue. De nombreux héroïnomanes ont fumé de la marijuana avant d'essayer les opiacés, mais peu de fumeurs de cannabis ont recours aux narcotiques. Ajoutons que beaucoup de junkies ont également consommé de grandes quantités d'alcool avant de découvrir l'héroïne, parfois à un très jeune âge. Pourtant, personne ne dit jamais que l'alcool mène à l'héroïne. Ce phénomène provient du fait que l'alcool jouit d'une totale intégration sociale tandis que la marijuana, qui souffre de sa réputation de « mauvaise drogue », se voit attribuer des responsabilités imaginaires. Il est très possible que les consommateurs de cannabis s'avèrent davantage susceptibles de prendre des psychédéliques ou de la cocaïne parce que les réseaux de distribution de ces différentes substances coïncident parfois, mais, assurément, aucune propriété de la marijuana ne pousse ses usagers à se tourner vers d'autres drogues.

L'apprentissage de la marijuana permet à ses consommateurs de rester performants lorsqu'ils en ont fumé. Contrairement à l'alcool, elle ne diminue pas systématiquement les réflexes, ni n'allonge le temps de réaction. Une personne qui n'est pas habituée à ses effets sera incapable de conduire une voiture ou d'exécuter n'importe quelle tâche routinière correctement sous l'emprise de la marijuana. Même une personne expérimentée aura besoin de pratique pour parvenir à être aussi performante dans une activité donnée sous l'influence de la marijuana que dans son état normal. Certains usagers ont le sentiment que la marijuana les aide à se concentrer et leur permet de mieux travailler. Ils doivent néanmoins pour cela apprendre à en gérer les effets. La majorité des tests scientifiques montrent que la marijuana diminue les capacités de l'individu. On obtient facilement ce type de résultats en donnant de la marijuana à des gens qui n'en n'ont jamais pris, ou en leur administrant des doses bien supérieures à celles auxquelles ils sont habitués, ou bien

IL Y A VINGT ANS, J'AI SOUDAINEMENT ÉTÉ ATTEINT DE PARALYSIE DANS TOUTE LA PARTIE DROITE DU CORPS. ON A FINALEMENT DIAGNOSTIQUÉ UNE SCLÉROSE EN PLAQUES. TROIS ANS PLUS TARD, J'AI DÉCOUVERT LA MARIJUANA. UN AMI M'AVAIT DIT QU'ELLE AVAIT UN EFFET RELAXANT. EN PLUS DE MA CÉCITÉ PARTIELLE, JE SOUFFRAIS SURTOUT DE TENSIONS ET DE TREMBLEMENTS MUSCULAIRES. L'HERBE LES A FAIT DISPARAÎTRE, ET DEPUIS JE FUME RÉGULIÈREMENT, ENVIRON QUATRE OU CINQ FOIS PAR SEMAINE. SI JE CESSE DE FUMER PENDANT UNE SEMAINE, LES TREMBLEMENTS REVIENNENT.LA PLUPART DES GENS ATTEINTS DE SCLÉROSE EN PLAQUES SOUFFRENT D'ATTAQUES RÉPÉTÉES ET PERDENT PEU À PEU LES FONCTIONS DU CORPS. JE SUIS CERTAIN QUE L'HERBE M'A MAINTENU EN RÉMISSION PENDANT TOUTES CES ANNÉES.

Couvreur à temps partiel, quarante et un ans.

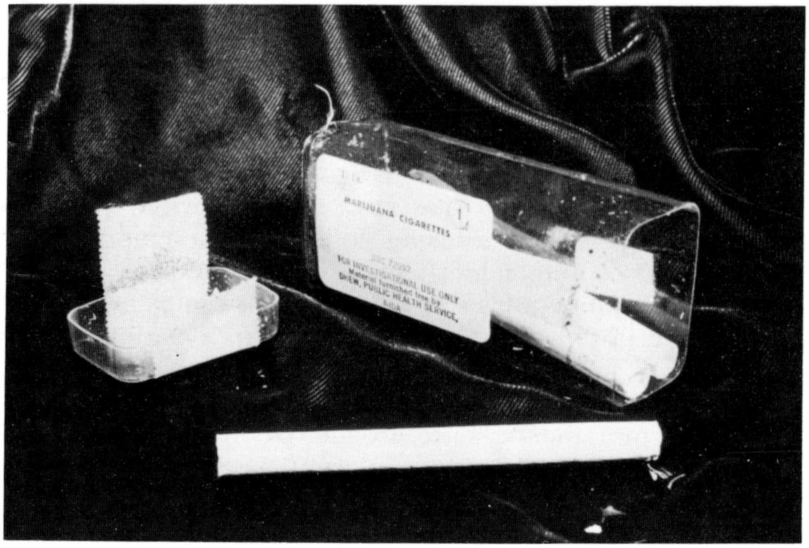

Cigarettes de marijuana manufacturées par le gouvernement. Quelques personnes atteintes de glaucome ont pu en obtenir légalement pour le traitement de cette maladie des yeux. (Jeremy Bigwood.)

encore en leur demandant d'exécuter des tâches difficiles, *a fortiori* des tâches auxquelles ils n'ont jamais été confrontés après avoir fumé.

Beaucoup de consommateurs de marijuana ne renoncent pas à conduire une voiture ou un avion, à faire du ski ou de la plongée, ou à entreprendre toutes sortes d'activités dites à risque quand ils ont fumé. Ils en sortent le plus souvent indemnes parce qu'ils ont une longue pratique derrière eux. Reste que la marijuana peut considérablement réduire les facultés d'un individu dans certaines circonstances. Si conduire sous l'emprise de la marijuana comporte moins de risques que de conduire en état d'ébriété, c'est de toute façon un mauvais choix, qui peut s'avérer particulièrement dangereux pour les jeunes conducteurs dont la conduite est souvent imprudente.

Les amateurs de marijuana s'appliquent souvent à en défendre les mérites et à essayer de convaincre les autres de ses réels bienfaits. N'oublions pas que le cannabis a été utilisé à des fins médicales par le passé et qu'aujourd'hui des médecins continuent de penser qu'il peut être très utile à la guérison de certaines maladies. Si, aux États-Unis, les lois fédérales proscrivent toutes les utilisations de la marijuana, certains États l'ont autorisée à des fins thérapeutiques spécifiques. La recherche, quant à elle, est habilitée à se servir de THC synthétique.

Le THC et la marijuana sont tous deux des remèdes efficaces contre les nausées et les vomissements. Des médecins ont obtenu de bons résultats en les utilisant dans le cadre de traitements par chimiothérapie qui nécessitent l'usage de substances très toxiques pouvant déranger l'estomac. Ces propriétés ont été constatées par des adolescents atteints de leucémie qui se trouvaient être des amateurs d'herbe. Le cannabis peut également faciliter la respiration des asthmatiques, à condition qu'ils ne le fument pas, ce mode d'absorption pouvant les faire tousser. On l'utilise aussi dans le traitement du glaucome, une grave maladie de l'œil qui se caractérise par l'élévation de la pression intra-oculaire provoquant la perte de la vue. La marijuana réduit significativement cette pression. Enfin, le cannabis peut soulager la raideur des muscles chez les personnes qui souffrent de paralysie spasmodique résultant d'endommagements du cerveau ou de maladies comme la sclérose en plaques.

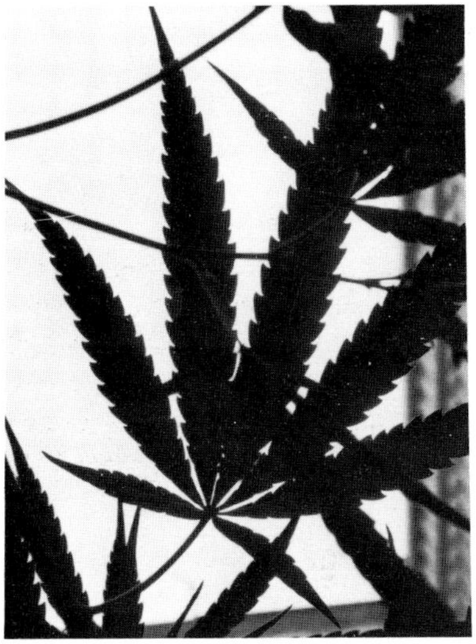

(Michael R. Aldrich)

Bien que les patients préfèrent les effets de la marijuana à ceux du THC pur, les médecins ne sont pas autorisés à prescrire la plante. Les deux substances ne sont pourtant pas équivalentes, le THC pouvant s'avérer plus dangereux. Plusieurs sociétés pharmaceutiques ont récemment mis au point des substances synthétiques parentes du THC qu'elles ont commercialisées comme remèdes anti-nausée et qui sont souvent moins efficaces et plus toxiques que la marijuana.

Au-delà de ces utilisations spécifiques, de nombreuses personnes ont recours à la marijuana pour soulager les symptômes de diverses pathologies mineures, allant du mal de tête aux règles douloureuses. Il est probable que l'état induit par la marijuana permet simplement de distraire leur attention de la douleur. Sachez cependant que consommer de la marijuana dans ce sens peut être le moyen de faire perdurer un problème de fond, et que moins vous y aurez recours, plus elle aura de chances de rester un remède efficace.

Ce principe, bien sûr, s'applique aussi à la consommation de marijuana à des fins non médicales. Les expériences que vous en retirerez seront d'autant plus intenses et agréables qu'elles seront espacées. Le principal danger auquel vous vous exposez en fumant de la marijuana est de voir votre consommation vous échapper pour devenir peu à peu une habitude répétitive et cesser d'être un moyen de modifier votre état de conscience. La possibilité de fumer de la marijuana sans que cela vienne gêner quelque activité que ce soit, qu'il s'agisse de faire du sport ou de regarder la télévision, favorise un usage quotidien. De plus, l'apparition d'une tolérance aux effets désirés pousse les usagers à augmenter leur consommation, quand la réduire leur permettrait de maintenir une certaine sensibilité à ces effets. L'absence d'effets négatifs très marqués, comme la fatigue ou le malaise ressenti le jour suivant l'absorption de certaines drogues, favorise encore l'abus. À moins de limiter votre consommation de marijuana, selon des règles précises, à certaines situations et à certains lieux, vous risquez d'y avoir recours plus que vous ne le devriez — au point de perdre tous les effets intéressants et utiles et de vous retrouver aux prises avec une manie persistante et improductive.

Conseils d'utilisation de la marijuana

1 — La marijuana est illégale. En consommer peut vous coûter votre travail et vous créer certains problèmes. Soyez conscient des dangers que peut impliquer l'acquisition d'une substance illicite.

2 — Sachez définir ce que vous en attendez et évitez d'y avoir recours uniquement parce que d'autres le font ou parce que vous avez la possibilité de le faire.

3 — Vous devez prendre certaines précautions si vous voulez être en mesure de continuer à jouir des effets que vous procurent la marijuana.

4 — Fixez des limites à votre consommation de marijuana. Choisissez, par exemple, de ne l'utiliser qu'avec certains amis, seulement le week-end, ou quand vous n'avez pas de travail à faire. Ces règles sont nécessaires si vous voulez éviter de perdre tous les bénéfices de la marijuana en ne la consommant plus que par habitude.

5 — Souvenez-vous qu'il peut être dangereux de conduire, d'utiliser une machine ou d'entreprendre toute autre activité à risques sous l'influence de la marijuana. Cette drogue peut modifier votre perception du temps et de l'espace et demande toujours une certaine habitude.

6 — Si vous sentez que les effets de la marijuana perdent de leur intensité, ou disparaissent, arrêtez votre consommation. Vous serez en mesure d'en jouir à nouveau après une interruption, même courte. La difficulté consiste à maintenir votre fréquence de consommation au-dessous du niveau qui vous insensibilisera aux effets intéressants. Aussi étrange que cela puisse paraître, le moins peut le plus, une affirmation qu'il vous sera facile de vérifier par vous-même.

7 — Si vous sentez que les effets de la marijuana disparaissent, le pis que vous puissiez faire est d'augmenter votre consommation ou de rechercher des variétés plus fortes. Ces deux attitudes ne feront qu'accentuer le problème.

8 — Choisissez de manger la marijuana plutôt que de la fumer. Ce mode d'absorption présente plus d'inconvénients et a des effets différents, mais il comporte moins de risques de dépendance.

9 — Soyez très prudent si vous consommez de la marijuana en même temps que d'autres psychotropes.

10 — Tenez compte de votre disposition d'esprit et du contexte quand vous consommez de la marijuana, surtout si c'est la première fois.

11 — Ne consommez pas de marijuana sur votre lieu de travail ou à l'école. La plupart des gens n'y consommeraient pas d'alcool. Que la marijuana n'affecte pas notre fonctionnement autant que l'alcool ne doit pas vous influencer. Plus le nombre de situations où vous vous autorisez à fumer est grand, plus vous risquez de devenir dépendant.

12 — Si vous commencez à tousser ou à respirer difficilement, ou que vous devenez plus sensible aux bronchites, c'est peut-être le signe que la marijuana porte atteinte à votre système respiratoire. Vous devez alors arrêter ou réduire votre consommation de marijuana, ou l'absorber par voie orale.

13 — Si vous finissez par consommer plus de marijuana que vous ne le souhaitez et que ses effets utiles ne se font plus sentir, dites-vous qu'elle vous contrôle peut-être plus que vous ne la contrôlez. Essayez alors de vous en passer quelque temps. Si vous n'y parvenez pas, faites appel à une aide extérieure pour arrêter.

10

Solvants et inhalants, délirogènes, PCP et kétamine

Nous avons rassemblé dans ce chapitre un certain nombre de substances chimiques et de plantes qui ne trouvent pas leur place au sein des autres catégories. Certaines sont plus toxiques que les drogues dont il a été question plus haut, et, bien qu'elles aient toutes leurs adeptes, les connaisseurs les considèrent souvent comme des produits médiocres qu'ils utilisent uniquement lorsqu'il leur est impossible de se procurer d'autres psychotropes.

Solvants organiques

En chimie, le mot organique désigne les composés du carbone. Parmi les produits chimiques organiques les plus simples figurent des liquides volatils transparents, qui proviennent de la distillation du pétrole. Ces liquides trouvent de nombreuses utilisations dans l'industrie. Quelques-uns, comme l'essence, sont de bons carburants parce qu'ils brûlent facilement. D'autres, comme le benzène et le toluène, sont utilisés pour leurs propriétés diluantes qui en font d'excellents agents nettoyants et dissolvants.

Les vapeurs de ces solvants organiques dégagent une forte odeur chimique et procurent quand on les inhale des sensations d'ivresse, de chaleur et de vertige. Sur leur emballage, on peut généralement trouver une étiquette invitant à ne les utiliser que dans des endroits bien aérés. Si la majorité des gens n'aiment pas respirer ces vapeurs, quelques-uns, en revanche, les apprécient et inhalent régulièrement certains produits ménagers ou de l'essence afin de modifier leur état de conscience. Parmi les produits qui contiennent des solvants organiques, on trouve les colles plastiques ou colles à séchage rapide (utilisées notamment pour la construction de modèles réduits), les diluants pour peintures, les gaz contenus dans les briquets, les vernis, les cires et les détachants.

Les effets psychotropes des solvants organiques s'apparentent à ceux produits par une faible dose d'anesthésiant général, mais ces produits, plus toxiques, sont souvent à l'origine de vertiges, de nausées et autres symptômes physiques désagréables. À fortes doses, ils peuvent induire des rêves puissants à l'état de veille et parfois des hallucinations. Certains adolescents retrouvent l'agréable étourdissement qu'ils éprouvaient plus jeunes en faisant la toupie. Étant donné que les enfants savent qu'en tournant sur eux-mêmes ils accéderont à un état de conscience modifié qu'ils apprécient, étant donné que des solvants organiques se trouvent dans toute maison, beaucoup sont tentés d'en faire l'expérience. Le premier contact de l'enfant avec l'univers psychotrope s'effectue très souvent par l'intermédiaire de ces produits.

Ceux qui ont pris l'habitude d'inhaler des solvants développent une tolérance à leurs effets, et bien qu'il n'existe pas de syndrome de sevrage physique comme avec l'alcool ou les narcotiques, il peut être très difficile d'arrêter. Il résulte de l'inhalation régulière de solvants un état de stupeur permanent qui rend l'individu incapable de travailler et de s'intéresser à quoi que ce soit.

Il est très probable que des personnes aient eu recours aux solvants de la même façon que d'autres se sont amusés avec le chloroforme, l'éther ou le protoxyde d'azote. Ce type de consommation occasionnelle est toujours resté relativement inaperçu. En 1959, cependant, les journaux américains commencèrent à attirer l'attention du public sur l'utilisation de colle par un nombre croissant d'enfants des villes de l'Ouest et du Middle West. Ils y virent une nouvelle menace d'épidémie de drogue. À l'époque, plusieurs enfants trouvèrent la mort en se recouvrant la tête d'un sac en plastique rempli de colle pour en inhaler les vapeurs, se privant ainsi d'oxygène. Les journaux s'emparèrent du drame, exagérant les risques de la pratique, qui passa pour extrêmement dangereuse. Des parents et des représentants de la police se mobilisèrent alors pour réclamer des lois l'interdisant. Toute cette agitation ne servit qu'à exciter la curiosité du public à l'égard de cette nouvelle drogue et poussa un nombre considérable de gens à l'essayer. Au début des années soixante, l'essence était le solvant organique le plus utilisé, les autres substances du même type suscitant peu d'intérêt et donc peu d'inquiétude. Par la suite, une croisade hystérique contre l'utilisation de colle enflamma le pays tout entier et donna lieu à des histoires terrifiantes dans les journaux, des convocations devant la justice, et finalement à l'arrestation et à l'incarcération d'enfants. Seule la colle a fait l'objet d'une telle attention. Elle est aussi la seule à avoir été aussi largement utilisée. Aujourd'hui, un grand nombre d'enfants ont recours à la colle pour ses effets sur le psychisme.

On a considérablement exagéré les dangers de l'inhalation de solvants, en disant qu'ils provoquaient des lésions du cerveau, du cœur et du foie, la destruction de la moelle osseuse, la cécité et même la mort. Il est bien évident qu'être exposé de façon prolongée aux solvants organiques comporte un danger réel, mais cela concerne surtout les ouvriers qui respirent des vapeurs toute la journée sur leur lieu de travail pendant des mois, voire des années, ou les rares individus qui boivent les solvants sous leur forme liquide. Une inhalation occasionnelle présente en revanche peu de risques de problèmes médicaux sérieux.

Comme l'alcool, les anesthésiques et les dépresseurs, les solvants peuvent provoquer une désorientation et des troubles du jugement et de la coordination. Ces perturbations de la conscience augmentent les risques d'accident, c'est pourquoi il serait parfaitement déraisonnable de respirer des solvants en conduisant ou en faisant quoi que ce soit qui exige de bons réflexes. Absorbés en surdose, les solvants peuvent entraîner la perte de la conscience et, en l'absence d'oxygène, la mort. Il est en outre déconseillé d'absorber simultanément des solvants et de l'alcool : le mélange met le foie à très rude épreuve d'une part, et peut gravement déprimer le système respiratoire d'autre part. Chez les femmes enceintes, l'inhalation de solvants peut augmenter les risques de grossesse à problèmes. Enfin, les vapeurs de certains solvants irritent parfois les parois nasales.

Une fois inhalés, ces produits chimiques pénètrent très rapidement dans le sang et le cerveau, de sorte que leurs effets surviennent presque immédiatement. Ceux-ci durent généralement entre quinze et trente minutes après l'absorption. Certaines personnes inhalent les vapeurs à même le récipient d'origine, d'autres imprègnent un chiffon ou un sac papier de solvant ou de colle.

La majorité des usagers a entre dix et dix-sept ans. Aux États-Unis, on constate par ailleurs la prédominance de certains groupes ethniques, avec une majorité de jeunes garçons latinos.

Une proportion préoccupante de jeunes Indiens vivant dans les réserves a aussi tendance à inhaler des solvants. Les enfants noirs, en revanche, semblent préférer d'autres drogues. Quant aux filles, elles étaient peu nombreuses jusqu'à une époque récente. Personne n'est en mesure d'expliquer ces différences. Il est de toute façon vraisemblable que la progression actuelle de la consommation de drogues chez les jeunes modifie peu à peu les schémas existants.

Les adultes considèrent généralement la colle, l'essence, les diluants pour peinture et les substances apparentées à des psychotropes de deuxième ordre — faciles à se procurer et peu satisfaisants. Pour les familiers des drogues, les solvants organiques ne sont que de médiocres substances de substitution, bien inférieures à l'alcool ou la marijuana. Leur popularité chez les enfants s'explique par leur grande facilité d'accès et leur remarquable capacité à altérer la conscience, plutôt que par une quelconque propriété des substances elles-mêmes. En grandissant, les enfants découvrent d'autres drogues moins toxiques et plus intéressantes et abandonnent généralement les solvants.

Composants des aérosols

Les bombes à aérosols sont pressurisées à l'aide de produits chimiques organiques. Jusqu'à une période récente, on utilisait des fluorocarbones, plus connus sous le nom de fréon. Ces gaz, quand ils sont inhalés, produisent les mêmes effets que les solvants organiques et comportent les mêmes risques pour l'usager. Les scientifiques ayant reconnu que les fluorocarbones dégradaient l'atmosphère terrestre, et notamment la couche d'ozone, les fabricants les ont remplacés par des composés organiques plus simples, qui altèrent eux aussi la conscience quand on les respire.

L'inhalation de ces agents propulsants présente plus d'inconvénients que celle des solvants organiques parce qu'ils sont mélangés à d'autres produits. Videz le contenu d'une bombe de peinture et vous obtiendrez un nuage de gouttelettes de peinture en même temps que du gaz. L'inhalation de peinture n'a aucun effet psychotrope mais peut, en revanche, rendre très malade. Certains usagers pallient cette difficulté en vaporisant le contenu de la bombe dans un sac ou un ballon, ce qui permet de séparer le gaz des particules qui viennent se coller aux parois du réceptacle. D'autres retournent la bombe vers le bas, de façon que seul le fréon s'en échappe, ou inhalent le contenu de la bombe à travers un morceau de tissu.

Nitrites

Nitrite d'amyle (poppers)

Le nitrite d'amyle est un produit chimique simple qu'on utilise depuis plus d'un siècle pour soulager les personnes atteintes de maladies des artères coronaires, à qui toute activité physique inflige de sévères douleurs à la poitrine. L'inhalation de vapeurs de nitrites d'amyle, dont l'action vasodilatatrice réduit le travail du cœur, permet de supprimer rapidement ces douleurs. Le nitrite d'amyle entraîne d'autre part une soudaine chute de la pression sanguine, une sensation de pulsations dans la tête (voire même de brefs maux de tête), des nausées et des vertiges occasionnels, des bouffées de chaleur et des rougeurs, ainsi qu'une remarquable altération de la conscience qui, au dire de ceux qui l'ont éprouvée, ressemble à un évanouissement ou une anesthésie générale.

Le nitrite d'amyle est un liquide clair et jaunâtre, à l'odeur chimique très prononcée. Il est conditionné dans des petites bouteilles ou des ampoules recouvertes de tissu qu'on brise dans la main pour en respirer les vapeurs. C'est le « pop » sonore qu'elles émettent quand on les casse qui a valu au nitrite d'amyle le nom de rue de *poppers*. Jusqu'en 1960, le nitrite d'amyle ne s'obtenait que sur ordonnance, et bien que quelques personnes l'aient utilisé à des fins récréatives, les consommateurs étaient généralement des malades cardiaques qui n'eurent jamais l'idée de s'en servir comme psychotrope. La Food and Drug Administration décida par la suite de supprimer l'ordonnance obligatoire pour le produit, qui devint alors une drogue en vente libre, disponible pour tous.

Pendant les années soixante, de nombreux consommateurs de drogues illicites s'offraient avec le nitrite d'amyle un voyage bref, et commode parce que légal. Il attirait surtout les jeunes, ceux qui avaient recours aux solvants et aux anesthésiques généraux. Il avait en outre la réputation d'être aphrodisiaque : inhalé pendant l'acte sexuel, il permettait, disait-on, d'améliorer l'expérience, de prolonger et d'intensifier l'orgasme. Si certains hétérosexuels des deux sexes l'utilisent à cette fin, ce sont les homosexuels qui en font le plus grand usage. Une seule et profonde inhalation produit un effet de quelques minutes seulement, auquel succèdent des sensations moins agréables. C'est pourquoi les homosexuels se passent et se repassent le produit, afin d'en absorber de façon continue pendant les rapports sexuels.

La progression de l'usage de nitrite d'amyle à des fins récréatives a suscité de la part des autorités une vive opposition, si bien qu'en 1969, la Food and Drug Administration finit par réimposer l'ordonnance, mettant un terme à sa vente libre.

Cependant, celui-ci continue d'être largement consommé, au sein des communautés gay en particulier.

Tous les nitrites sont des poisons quand ils sont absorbés en surdose. En revanche, le nitrite d'amyle, qui se décompose facilement, s'élimine très vite. La médecine le considère comme l'un des médicaments les plus sûrs, et les personnes qui en usent fréquemment ne semblent pas souffrir d'effets indésirables. Il est quand même vraisemblablement peu judicieux d'en inhaler à doses massives, sa forte odeur chimique laissant supposer la présence d'éléments agressifs. À long terme, une utilisation régulière entraîne sans doute des troubles somatiques que les médecins n'ont toujours pas reconnus. L'utilisation de nitrite d'amyle est déconseillée aux personnes souffrant d'anémie, de glaucome ou d'hypertension, ou ayant subi de récentes blessures à la tête, ainsi qu'aux femmes enceintes. Sachez d'autre part que ce liquide peut attaquer la cornée et qu'il doit donc être tenu à l'écart des yeux.

Le nitrite d'amyle entraîne une baisse brutale de la pression artérielle et peut, de ce fait, provoquer la perte de la coordination et l'évanouissement. C'est pourquoi il est déconseillé de l'utiliser lors de situations exigeant coordination musculaire ou stabilité. À proscrire également, l'inhalation continue de nitrite d'amyle dans un endroit non ventilé, ou à partir d'un récipient hermétique, comme un sac en plastique. Cette méthode, comme avec les solvants organiques, peut facilement conduire à l'asphyxie.

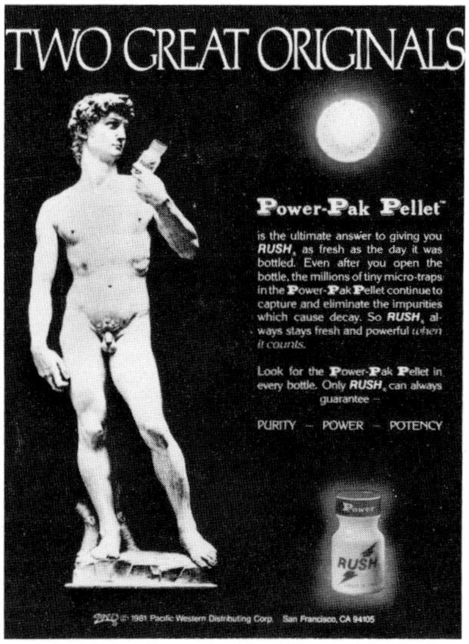

(Prêt du Pacific Western Distributing Corp.)

Nitrite de butyl et nitrite d'isobutyl

Ces deux proches parents du nitrite d'amyle ne sont soumis à aucune loi, si bien qu'on les trouve par correspondance ou en vente libre dans des magasins qui vendent toute sorte d'accessoires liés aux psychotropes. Ils sont conditionnés en petites bouteilles ou en aérosols dont les étiquettes portent la mention d' « encens liquide » ou de « désodorisant », mais chacun sait à quoi ils sont réellement destinés. Leur utilisation à des fins récréatives, pour les mêmes effets que ceux du poppers, n'est apparue que récemment.

Précautions d'emploi des solvants organiques et des inhalants

1 — Les solvants organiques sont hautement inflammables et doivent être tenus à l'écart du feu et des étincelles.

2 — N'oubliez pas que des gens sont morts d'asphyxie parce qu'ils avaient introduit leur tête dans des sacs en plastique qui contenaient des solvants.

3 — N'inhalez jamais de solvants lorsque vous conduisez, lorsque vous utilisez une machine ou que vous êtes engagé dans une quelconque activité à risque nécessitant coordination, vigilance et bons réflexes.
4 — Si vous inhalez des solvants, veillez ensuite à inspirer une grande quantité d'air pour permettre à votre corps de les chasser.
5 — N'absorbez pas de solvants avec de l'alcool ou d'autres dépresseurs.
6 — N'utilisez pas de solvants si vous êtes sujet à des troubles hépatiques.
7 — L'inhalation régulière de solvants peut conduire à une accoutumance de type persistant, semblable à l'alcoolisme.
8 — Souvenez-vous que les gens les plus expérimentés en matière de drogues considèrent les solvants comme des substances de qualité médiocre.
9 — Les nitrites d'amyl, de butyl et d'isobutyl sont moins toxiques et moins inflammables que les solvants. Il est préférable, cependant, de ne les utiliser que dans des endroits aérés et de ne pas les inhaler de façon continue.
10 — Vous ne devez inhaler des nitrites qu'en position assise ou allongée.
11 — Veillez à ce que vos yeux n'entrent jamais en contact avec un nitrite.

Délirogènes

Le délire est un état de trouble mental caractérisé par la confusion et la désorientation. Une personne atteinte de délire est incapable de penser avec clarté, peut perdre la conscience de son identité et ne pas se souvenir de l'année ou de l'endroit où elle se trouve. Elle peut aussi avoir des hallucinations visuelles et auditives. Le délire est généralement un état temporaire qui résulte d'un dysfonctionnement du cerveau. Un état délirant peut, par exemple, être causé par une forte température puis disparaître une fois la fièvre tombée. Si, étant enfant, vous avez un jour fait l'expérience d'une forte fièvre, vous savez alors ce qu'est le délire.

La plupart des substances psychotropes provoquent le délire quand elles sont absorbées en surdose, simplement parce qu'elles intoxiquent temporairement le cerveau. Ce type de délire porte le nom de psychose toxique, car il résulte d'un dysfonctionnement du cerveau provoqué par la présence d'une toxine dans le corps. Au fur et à mesure que le surplus de drogue est métabolisé et éliminé, la psychose se résorbe. Il arrive, dans les cas de délire très prononcé, que la personne soit victime d'amnésie partielle, ne gardant par la suite qu'un souvenir très vague de ce qui s'est passé.

Selon la cause du délire, celui-ci peut se traduire par des manifestations physiques, le plus souvent désagréables, telles que nausées, vertiges, maux de tête ou état de prostration. Les effets sur le psychisme sont eux aussi très variables, et bien que la plupart des gens les aient trouvés déplaisants, l'expérience s'est avérée pour certains fascinante, plus colorée que la réalité. Nous rapportons ici la description d'une hallucination visuelle qu'un homme a eue pendant une forte fièvre alors qu'il était enfant :

« *J'étais au sommet d'une falaise et je regardais l'océan de crème qui se trouvait en bas. Je savais que la crème allait tourner d'un moment à l'autre et c'était un sentiment horrible. La tension montait, montait, et l'océan de crème était toujours sur le point de tourner, et la tension devenait de plus en plus insupportable. C'est l'un des souvenirs les plus marquants de mon enfance.* »

Certaines drogues, que l'on appelle les délirogènes, provoquent le délire à des doses non toxiques. Elles constituent un groupe singulier de plantes et de produits chimiques dérivés. Quelques-unes sont utilisées depuis des milliers d'années pour leurs effets sur le psychisme. Tout le monde ne les apprécie pas, et certaines sont dangereuses. Elles restent néanmoins populaires.

Solanacées (datura, belladone, jusquiame)

La famille des solanacées comporte quelques-unes des plantes alimentaires les plus courantes, ainsi la tomate, le piment et le poivre, l'aubergine et la pomme de terre. Citons également le tabac et quelques plantes toxiques associées au crime, à la sorcellerie et à la magie noire et, de ce fait, très déconsidérées. Leurs noms mêmes ont des résonances sinistres : jusquiame (noire), mandragore, belladone... Leur aspect extérieur a lui aussi quelque chose d'effrayant : elles sont touffues et chevelues, leurs odeurs sont étranges et leurs fleurs insolites. Certaines portent des fruits vénéneux.

Les deux principales espèces de solanacées toxiques d'Amérique du Nord sont des datura : le *Datura stramonium*, ou stramoine, dans l'Est, et dans l'Ouest, le *Datura inoxia* (meteloides), ou datura sacré, ainsi appelé du fait des très anciens rites divinatoires et religieux indiens qui lui sont attachés.

Chaque partie de la plante contient de la scopolamine, une substance qui provoque le délire et qui peut être très toxique à fortes doses. C'est dans les racines que la concentration de scopolamine est la plus faible, ce qui en fait la partie la moins dan-

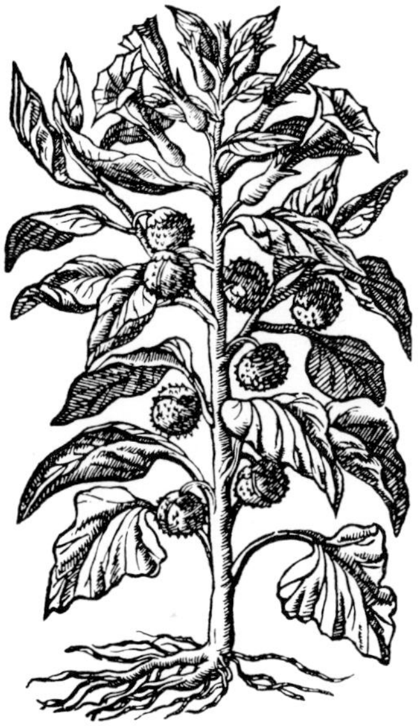

**Dessin d'un *Datura stramonium*, ou stramoine, extrait d'un herbier datant de 1636.
(Fitz Hugh Memorial Library)**

gereuse à consommer, la plus forte concentration se trouvant dans les graines. Racines, graines, feuilles et fleurs peuvent être mangées, fumées, bues en infusion, ou broyées dans la graisse puis frottées sur la peau. Chacun de ces modes d'absorption introduit la scopolamine dans le sang et induit des effets psychotropes.

Sur le plan physiologique, les effets de la scopolamine sont très prononcés et souvent très désagréables : bouche desséchée et soif dévorante, peau sèche, sensations de chaleur et état fiévreux, yeux très dilatés (craignant la lumière vive), difficulté à ajuster la vision de près, tachycardie, constipation, troubles urinaires, et, chez l'homme, difficulté à éjaculer. Ces effets durent entre douze et quarante-huit heures après l'absorption d'une seule dose de datura.

Sur le plan psychique, les effets sont également très marqués : agitation, désorientation, et autres symptômes de délire, y compris des hallucinations pouvant paraître réelles au point de soustraire totalement le sujet à la réalité. L'amnésie consécutive à l'absorption de scopolamine empêche généralement qu'on se souvienne avec clarté de ces hallucinations une fois la drogue devenue sans effets. Certes, il est fascinant d'évoluer dans d'autres mondes, mais ceux auxquels on accède avec le datura sont parfois effrayants, peuplés de monstres et de démons, et teintés d'une énergie violente et frénétique.

Cette capacité qu'a la scopolamine de couper entièrement l'individu de la réalité ordinaire en fait une substance très populaire dans certains milieux. Depuis des siècles, les criminels du monde entier en administrent à leur insu à des per-

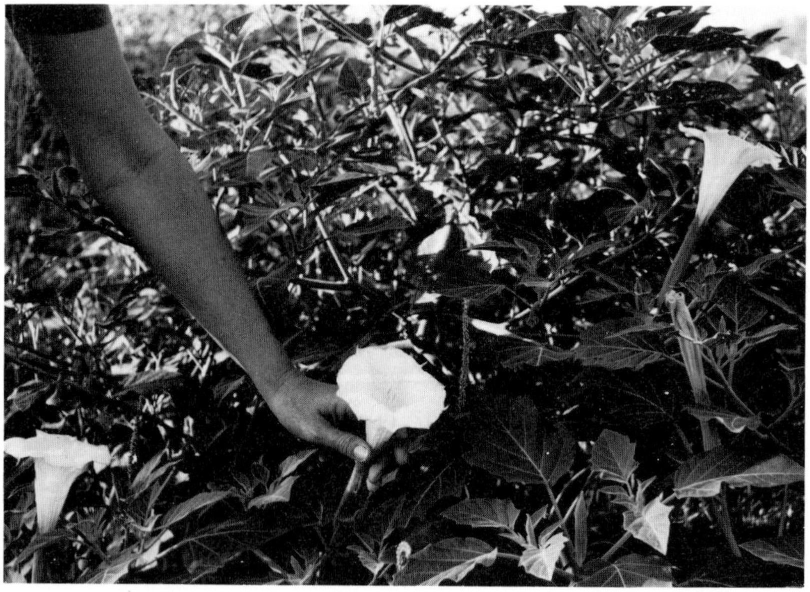

***Datura inoxia*, ou datura sacré, au bord d'une route près de Tucson dans l'Arizona. (Andrew Weil.)**

sonnes qu'il sera ensuite facile de voler, violer ou kidnapper. En Europe, au Moyen Âge, les sorcières avaient recours à la belladone, à la jusquiame et à la mandragore pour goûter au plaisir de voler ou de rencontrer le Diable au cours de leurs visions. En Amérique du Nord, les guérisseurs indiens ont de tout temps utilisé la stramoine et le datura sacré dans le cadre de l'initiation des jeunes hommes aux mystères du monde des esprits, et dans l'intention de susciter des visions collectives au cours de certains rites religieux.

Aujourd'hui, le datura semble surtout attirer les jeunes en quête de sensations fortes. Cette plante, qu'on trouve facilement dans de nombreux endroits, est extrêmement puissante. Elle est souvent utilisée à des fins récréatives et souvent en combinaison avec l'alcool par les adolescents des réserves indiennes de l'ouest des États-Unis. Les centres anti-drogue que l'on trouve un peu partout dans le pays sont souvent confrontés à des cas de mauvais trip dus à l'absorption de datura.

Bien que les médecins considèrent le datura comme une plante très dangereuse, elle n'aura vraisemblablement aucune conséquence d'ordre somatique sur des personnes qui ont un bon état de santé général. Elle peut en revanche entraîner la mort ou des blessures accidentelles résultant de la désorientation de l'individu : il est arrivé en effet que des gens, vraisemblablement poussés par le désir d'apaiser la soif et la fièvre provoquées par la scopolamine, tombent par accident dans des eaux profondes et s'y noient. D'autres ont été victimes de chutes graves, tandis qu'ils croyaient fuir les monstres qui les poursuivaient

À l'heure actuelle, la scopolamine est encore utilisée à des fins médicales. Jusqu'à une période récente, on la trouvait encore à faibles doses dans la composition de somnifères en vente libre et de médicaments destinés à stopper les écoulements du nez résultant d'un rhume ou d'une allergie. Il y eut une époque où l'on en injectait de fortes doses aux femmes en couches afin qu'elles n'aient aucun souvenir de l'accouchement, une pratique qui s'est révélée néfaste pour la mère comme pour l'enfant, du fait du violent délire qu'elle entraîne. Aujourd'hui, on l'utilise parfois à faibles doses dans des timbres spéciaux que l'on applique sur la peau pour prévenir le mal au cœur dans les transports ; des cigarettes de feuilles de stramoine sont utilisées dans le traitement de l'asthme, et la teinture de belladone dans celui des spasmes gastro-intestinaux.

Amanites (amanite tue-mouches, Amanita muscaria ; amanite panthère)

Les amanites forment une grande famille de très beaux champignons qui poussent dans de nombreuses régions du monde.

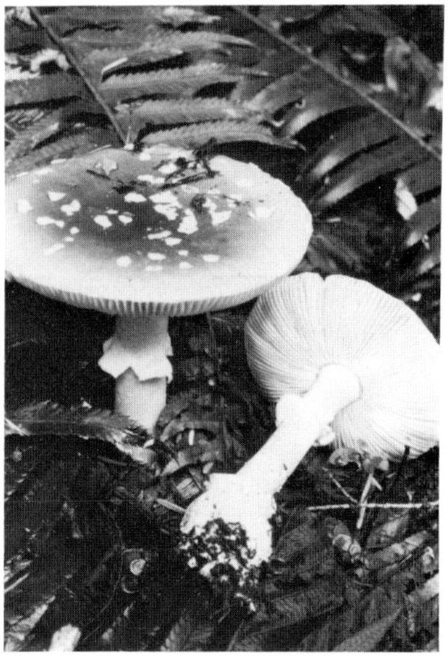

Amanite panthère dans une forêt de l'ouest de l'État de Washington. (Jeremy Bigwood.)

Parmi ces champignons, les plus vénéneux de tous les champignons sauvages, quelques-uns sont mortels. D'autres sont, en revanche, comestibles et même délicieux. Deux ne sont cependant ni comestibles ni mortels, mais recherchés pour leurs propriétés psychotropes.

L'*Amanita muscaria*, ou amanite tue-mouches, est un grand champignon au chapeau orange à rouge parsemé de points blancs. Le terme tue-mouches vient d'une ancienne pratique qui consistait à fabriquer un piège à mouches en coupant des morceaux du champignon dans une assiette de lait. L'amanite tue-mouches, que l'on trouve fréquemment représentée dans les illustrations de contes de fées, est aisément reconnaissable. Celles qui poussent dans l'est des États-Unis sont jaunes et rarement psychotropes. Celles que l'on trouve dans l'ouest sont d'une teinte orange à rouge. Leurs pouvoirs pharmacologiques sont liés à la couleur du chapeau, l'intensité du rouge étant proportionnelle à la puissance du champignon.

L'*Amanita muscaria* était traditionnellement consommée pour ses propriétés psychotropes par de nombreux groupes ethniques de Sibérie qui ne disposaient d'aucune autre drogue et pratiquaient un chamanisme similaire à celui d'un grand nombre d'Indiens d'Amérique. Les histoires relatées dans les années soixante par les journaux sur les effets de ce champignon ont poussé quantité de jeunes gens à rejoindre la Californie et d'autres États de l'ouest des États-Unis dans l'intention de goûter ce nouveau psychotrope naturel.

On consomme l'amanite tue-mouches sous des formes diverses. La peau rouge du chapeau, qui s'enlève facilement, peut être séchée puis fumée. On peut aussi manger le champignon entier, qu'il soit frais, cuit ou séché, ou encore l'absorber en décoction. Toutes ces préparations ne produisent pas nécessairement les mêmes résultats. En outre, la puissance et les effets semblent grandement varier d'un champignon à l'autre, en fonction du lieu et de l'époque où il a poussé et des arbres à proximité desquels on l'a trouvé.

À doses modérées, l'amanite tue-mouches a un effet légèrement sédatif que certains trouvent agréable, mais celui-ci s'accompagne souvent de symptômes physiques pénibles. À fortes doses, elle peut entraîner un état d'excitation délirante et s'avérer très toxique. Les effets apparaissent dans la demi-heure qui suit l'ingestion et durent entre quatre et huit heures.

Les principes actifs de l'amanite tue-mouches, l'acide iboténique et le muscimol, sont des substances proches du GABA, l'un des neurotransmetteurs du cerveau. On les trouve à des concentrations plus fortes dans un champignon de la même famille, marron à points blancs, appelé amanite panthère. Celle-ci pousse dans les forêts du nord-ouest des États-Unis et autres régions du monde, et a drainé, depuis quelques années, de nombreux curieux.

Là encore, les effets de l'amanite panthère sont très variables, si bien qu'il est souvent difficile de connaître la dose adéquate et facile de se tromper. À doses élevées, ce champignon peut rendre très malade, et ce parfois pendant douze heures d'affilée. Ajoutons que certains usagers se sont blessés dans des accidents survenus alors qu'ils étaient atteints de délire.

Il serait absurde de vouloir goûter l'un ou l'autre de ces champignons sans vous être d'abord renseigné auprès d'une personne capable de vous indiquer les doses exactes et les bonnes méthodes de préparation.

Muscade et macis

La noix de muscade et le macis sont respectivement l'amande et le tégument de la graine d'un arbre tropical appelé muscadier. On obtient en pilant la noix une épice dont on relève plusieurs préparations culinaires. Elle contient de la myristicine que le corps peut convertir en une substance psychédélique apparentée aux amphétamines. Pilé, le macis donne une épice similaire dont on parfume généralement les gâteaux. Depuis très longtemps, la muscade et le macis sont l'un comme l'autre utilisés pour leurs propriétés psychotropes, et ce généralement par des gens se trouvant dans l'impossibilité de se procurer d'autres drogues.

Il faut ingérer une quantité considérable de muscade ou de macis pour en ressentir les effets psychotropes : entre une cuillerée à soupe et une boîte entière. Absorbées dans cette quantité, ces épices ont très mauvais goût, sont relativement toxiques et laissent l'usager dans un état très pénible le jour suivant l'ingestion. Les effets sont très variables puisqu'ils vont de légères sensations de flottement au délire le plus absolu. Ceux qui essayent la muscade par curiosité recommencent rarement l'expérience. On ne trouve habituellement d'usagers fréquents que dans les prisons et autres lieux qui ne permettent pas d'obtenir de meilleurs produits.

Mise en garde à propos des délirogènes

1 — Le délire est un état anormal du cerveau pendant lequel les fonctions mentales sont temporairement perturbées. Une personne délirante est exposée à des accidents de toute sorte et doit donc rester allongée dans un endroit où elle ne court aucun risque.

2 — N'absorbez jamais de délirogène quand vous êtes seul. Assurez-vous d'abord qu'une personne qui n'en prendra pas pourra veiller sur vous.
3 — Si vous devez absorber de la stramoine ou une autre solanacée, utilisez de préférence les racines plutôt que les feuilles ou les graines.
4 — N'absorbez pas d'amanite tue-mouches ou d'amanite panthère sans vous être renseigné auprès d'une personne expérimentée et familière des lieux où les champignons ont été cueillis. D'une façon générale, sachez que vous courez moins de risques en fumant la peau colorée du champignon préalablement séchée.
5 — Si vous ingérez de la muscade ou du macis à des fins non culinaires, soyez prêt à subir un terrible contrecoup le jour suivant.

PCP et kétamine

Les deux dernières substances de ce chapitre sont des composés synthétiques singuliers qui ne ressemblent à aucune autre drogue. Fréquemment appelés anesthésiques, ils n'ont pourtant pas les propriétés déprimantes des anesthésiques généraux abordés au chapitre 7. En réalité, ils stimulent le cœur et la respiration, tout en produisant des effets sur le psychisme similaires à l'anesthésie. On les appelle parfois des psychédéliques, mais ils sont également très différents de ces substances.

PCP (angel dust)

Inventé à la fin des années cinquante dans un laboratoire pharmaceutique, le PCP (phencyclidine) fut introduit en médecine clinique aux États-Unis, en 1963, sous l'appellation commerciale Sernyl. Il était alors commercialisé comme anesthésique chirurgical, mais ses effets sur la conscience n'étaient pas tout à fait ceux de l'éther. En fait, il « dissociait » la conscience et le corps, de sorte que les patients n'étaient pas autrement troublés par les procédures chirurgicales qu'ils subissaient, alors même qu'ils conservaient une certaine conscience de leur entourage. Mais l'apparition d'effets secondaires pénibles chez de nombreux patients eut rapidement raison de l'enthousiasme soulevé par les vertus du PCP. On notait, parmi ces effets, des états psychiques étranges tels que le sentiment de sortir de son corps et des troubles de la vision que certains trouvaient effrayants. Retiré de l'usage médical en 1965, le produit fut réintroduit deux ans plus tard comme anesthésique vétérinaire sous le nom de Sernylan. Les animaux, bien sûr, n'ont jamais mentionné d'effets secondaires déplaisants à leurs médecins.

QUELQU'UN M'AVAIT DIT QU'ON POUVAIT PLANER EN MANGEANT DE LA NOIX DE MUSCADE. ALORS UN SOIR, J'EN AI AVALÉ UNE BOÎTE ENTIÈRE, CE QUI CORRESPOND À TRENTE GRAMMES ENVIRON. AU BOUT DE TROIS HEURES, JE ME SUIS SENTI LÉGER ET UN PEU ENDORMI. C'ÉTAIT UN PEU COMME SI J'AVAIS FUMÉ UN PETITE DOSE D'HERBE. MAIS LE JOUR SUIVANT, J'AI EU DE TERRIBLES MAUX DE TÊTE, MON CŒUR BATTAIT À TOUT ROMPRE ET J'AVAIS LA BOUCHE TRÈS SÈCHE. ET DÈS QUE J'ESSAYAIS DE ME LEVER, J'AVAIS LE VERTIGE. ÇA A DURÉ TOUTE LA JOURNÉE COMME ÇA. JE NE REMANGERAI JAMAIS DE NOIX DE MUSCADE. JE N'EN SUPPORTE MÊME PLUS LE GOÛT DANS LA NOURRITURE.
Charpentier, vingt-deux ans.

Peu de temps après, le PCP fit son apparition sur le marché noir. Cette drogue, dont la fabrication est facile et économique et qui produit des effets très marqués, peut être vendue à des acheteurs crédules à la place d'autres substances plus chères. On a souvent vendu, par exemple, des pilules de PCP pour du THC synthétique, le composant principal de la marijuana. (Le THC synthétique est rare et cher et reste pratiquement introuvable au marché noir.) Tout au long de la fin des années soixante et du début des années soixante-dix, de vulgaires champignons traités au PCP seul ou au PCP et au LSD ont été vendus pour des champignons hallucinogènes. Des combinaisons PCP-LSD ont aussi été vendues pour de la mescaline et de la psilocybine.

Le PCP se présente sous forme de pilules ou de poudre. La poudre d'ange (*angel dust*), peut être répandue dans des cigarettes de marijuana ou d'herbes inactives comme le persil, la menthe ou l'origan. On peut encore la dissoudre dans un solvant organique qu'on pulvérise ensuite sur ces mêmes herbes et qui, une fois évaporé, laisse un résidu uniforme de PCP. On appelle ces cigarettes des *dusters*. Certains usagers prisent la poudre d'ange, ou, plus rarement, se l'injectent. Le PCP a des effets très caractéristiques et constants, quel que soit le mode d'absorption. Il produit une insensibilisation à la douleur, une étrange impression caoutchouteuse dans les jambes, accompagnée d'incoordination musculaire. Il peut aussi provoquer des vertiges et des nausées, des rougeurs, des suées et des mouvements oculaires anormaux.

Sur le plan psychique, les effets du PCP sont très variables. On note cependant une relative constance de certains d'entre eux : sentiment que le corps se soustrait à la réalité, apathie, confusion de la pensée, sensation d'ivresse et distorsions de la perception du temps et de l'espace. En surdose, il peut entraîner des convulsions, voire un coma. Les effets du PCP, quand il est fumé, apparaissent en quelques minutes, atteignent leur intensité maximale entre cinq et trente minutes et durent entre quatre et six heures. Ingéré, le PCP peut avoir des effets beaucoup plus longs ; certaines personnes rapportent qu'elles n'ont retrouvé un état parfaitement normal que vingt-quatre heures après l'absorption orale d'une seule dose de PCP.

La majorité des gens qui ont pris du PCP dans les années soixante et au début des années soixante-dix l'ont fait en croyant prendre autre chose — de la mescaline, de la psilocybine ou des formes de supermarijuana...—, on le déguisait de toutes les façons possibles. Rares étaient les gens qui prenaient du PCP parce qu'ils l'avaient décidé. Le PCP avait, à vrai dire, très mauvaise réputation, étant souvent dénoncé comme un tranquillisant pour animaux.

J'AI EU DES EXPÉRIENCES TRÈS POSITIVES AVEC LE PCP, CE QUI, IL ME SEMBLE, FAIT DE MOI UNE PERSONNE PEU COMMUNE PUISQUE TOUT LE MONDE DIT QUE C'EST UNE DROGUE HORRIBLE. JE SOUFFRE DEPUIS DES ANNÉES DE DOULEURS DANS LE BAS DU DOS. IL SUFFISAIT ALORS QUE JE FUME DU PCP POUR NE PLUS RESSENTIR DE DOULEUR ET, COMME JE L'AI DIT, POUR ÊTRE CAPABLE DE COURIR SANS PEINE. MÊME UNE FOIS LES EFFETS DE LA DROGUE DISPARUS, JE POUVAIS PRATIQUER N'IMPORTE QUELLE ACTIVITÉ SPORTIVE SANS AVOIR MAL.MA PENSÉE ÉTAIT IMAGINATIVE ET LUCIDE. ET PUIS JE RIAIS BEAUCOUP. MA CONSOMMATION DE POUDRE D'ANGE, PUISQUE C'EST AINSI QUE JE L'APPELLE, A FINI PAR ÉCHAPPER À MON CONTRÔLE. J'EN PRENAIS EN PERMANENCE, JUSQU'AU JOUR OÙ MON ENTOURAGE M'A SIGNALÉ QUE MON COMPORTEMENT DEVENAIT VRAIMENT TROP DÉLIRANT. J'AI DONC CHOISI D'ARRÊTER ET JE N'EN AI PAS REPRIS DEPUIS. IL M'ARRIVE POURTANT D'AVOIR ENVIE D'EN REPRENDRE POUR EXPLORER CES POUVOIRS PHYSIQUES ET PSYCHIQUES QUE LE PCP SEMBLE M'OCTROYER.
Scénariste, trente-six ans.

L'utilisation de PCP s'est pourtant intensifiée au cours des dernières années, certaines personnes ayant même fait du produit leur drogue de prédilection. Les amateurs de PCP dont on a le plus entendu parler sont les adolescents des ghettos urbains dont la vie est généralement synonyme de colère, de frustration et de violence. Ils aiment sans doute se sentir coupés de la sinistre réalité de leur environnement ou simplement de leur propres émotions. Du fait de l'utilisation massive de PCP par cette catégorie de personnes, le produit a acquis la réputation de susciter le crime, la violence et la folie chez les jeunes.

Sans aucun doute, des meurtres ont été perpétrés sous l'influence du PCP. Mais c'était prévisible dans la mesure où les journaux avaient poussé la relation PCP-violence au-delà de toutes proportions, entraînant des convocations devant la justice, l'établissement de lois plus strictes à son encontre, nourrissant l'hystérie d'une population qui se sentait menacée par ce nouveau fléau.

Le PCP ne possède *a priori* aucune propriété pharmacologique qui pousserait automatiquement ses usagers à devenir violents et à commettre des crimes. Il est évident qu'une dose élevée peut entraîner agitation et confusion, mais les tendances à la violence criminelle sont inhérentes à des individus et non pas à des produits. Les consommateurs de PCP que ni la colère ni la violence n'animent ne se transformeront pas en fous furieux dès qu'ils auront fumé de la poudre d'ange. La récente profusion d'histoires effrayantes sur le PCP traduit bien plus ce besoin de la société de disposer de « drogues diaboliques » qu'il ne reflète la nature réelle de la substance.

On avance à l'encontre du PCP que ses effets ne sont ni très intéressants ni très productifs chez la plupart des individus. Certains usagers en prennent à des fins qu'ils trouvent utiles — comme drogue récréative et sociale par exemple, de la même façon qu'on prend de l'alcool ou des sédatifs-hypnotiques —, mais force est de constater que quantité de jeunes n'en usent que dans l'intention de « se défoncer » ou d'être déconnectés de la réalité. Ajoutons que couper certaines drogues au moyen de PCP est une pratique regrettable, particulièrement si ces drogues doivent être vendues ou données à des personnes sans méfiance.

Citons parmi les effets secondaires du PCP l'incapacité à parler ou à communiquer, le regard vide et un comportement semblable à celui d'un robot, dû à la raideur des muscles. En outre, l'utilisateur fait preuve de confusion, d'agitation et de paranoïa. Les gros consommateurs ont parfois des troubles de la parole et de la mémoire qui peuvent subsister quelque temps après l'interruption de la consommation.

Kétamine

Parent proche du PCP, la kétamine produit des effets très similaires. Cette substance, que l'on obtient sur ordonnance, est vendue comme anesthésique. Elle se présente sous la forme d'une solution, conditionnée en petites bouteilles, que l'on injecte aux patients par intraveineuse ou intramusculaire.

Comme le PCP, la kétamine induit une anesthésie d'un type inhabituel, appelée état dissociatif, où la conscience se dissocie du corps et de la réalité extérieure. Comme le PCP également, la kétamine a donné lieu à un grand nombre de réactions indésirables, beaucoup de patients prenant peur lorsqu'ils se trouvaient dans cette singulière situation. Quoi qu'il en soit, on n'a enregistré jusqu'à présent aucune tentative de retirer la kétamine du marché.

Ces dernières années, des gens utilisèrent la kétamine à des fins récréatives. La provenance socioprofessionnelle de ses usagers, distincte de celle des consommateurs de PCP, lui a conféré une réputation et un parcours très différents de ceux de son célèbre *alter ego*.

Il faut d'abord savoir que toute la kétamine en circulation est fabriquée légalement, et que, n'étant pas une substance contrôlée, elle ne fait pas l'objet d'une surveillance stricte. C'est pourquoi le détournement des stocks des hôpitaux et des pharmacies présente peu de difficulté pour les amateurs. Ceux-ci sont généralement des médecins, qui initient leurs amis, y compris des infirmières et autres membres de leur profession. Ces usagers sont d'une façon générale mieux éduqués, plus âgés, plus aisés, et bien plus familiers des drogues que ne le sont la plupart des consommateurs de PCP. Ainsi, ils connaissent les doses exactes de drogue pure qu'il convient de prendre.

La kétamine se présentant sous forme injectable et beaucoup de ses consommateurs étant membres du corps médical, elle est le plus souvent injectée, généralement par intramusculaire. Ainsi administrée, elle entraîne une altération de la conscience après quelques minutes. L'usager est alors soustrait à la réalité et entre dans un état de somnolence vaporeuse. Certains amateurs s'allongent dans des caissons d'isolation sensorielle pour éprouver la sensation de sortir de leur corps. Les effets de la kétamine disparaissent au bout d'une demi-heure environ.

La kétamine est demeurée une substance libre de tout contrôle, tandis que le PCP était perçu comme le chef de file des drogues malfaisantes des années quatre-vingt ; cela illustre bien à quel point l'image d'une drogue est façonnée par la personnalité de ses consommateurs. Tout comme la marijuana n'a jamais pu se débarrasser de sa réputation de drogue des minorités, des insurgés, des pervers, le PCP est aujourd'hui toujours associé à une population jeune, violente, en colère et vouée au crime. Pourtant, il ne suscite pas plus le crime, la violence et la folie que la marijuana n'allume les révolutions. La pharmacologie de la kétamine est, à peu de chose près, la même que celle du PCP, et pourtant ses usagers s'abandonnent paisiblement à ses effets sans causer de mal à personne, ni créer de remous dans la société.

Il est regrettable, cependant, que les consommateurs de kétamine n'aient pas recours à des modes d'administration moins dangereux que l'injection. La kétamine liquide peut être solidifiée en cristaux qui, réduits en poudre, peuvent être, comme le PCP, fumés, prisés ou avalés. Ses effets durent plus longtemps et sont moins violents lorsqu'elle est absorbée par voie orale. Sachez d'autre part que, quel que soit le mode d'administration, une forte dose de kétamine peut s'avérer aussi désagréable qu'une forte dose de PCP.

Conseils d'utilisation du PCP et de la kétamine

1 — Vous devez faire très attention à ne pas absorber de PCP à votre insu. Tous les psychédéliques sous forme de pilules ou de poudre que l'on trouve dans la rue sont sujets à caution, ainsi que certains joints.

2 — Si vous prenez du PCP de votre plein gré, évitez les doses élevées.

3 — Comme avec n'importe quelle drogue, la voie orale est plus sûre. Quand il est fumé, le PCP produit des effets rapides et très prononcés. Certains usagers préfèrent ce mode d'administration qui leur permet d'éprouver tout de suite la puissance de ce qu'ils ont absorbé. Mais il est d'autant plus important de connaître la dose adéquate lorsqu'on choisit la voie orale si l'on veut éviter d'être surpris par des effets trop violents.

4 — Ne prenez pas de PCP avec des dépresseurs ou des stimulants. Les effets combinés de ces substances peuvent s'avérer très déplaisants et difficiles à contrôler.

5 — Le PCP perturbe les capacités de coordination, de pensée et de jugement, c'est pourquoi, sous son influence, vous ne devez rien faire qui exige la maîtrise de soi.

6 — Le PCP peut induire agitation, confusion et difficultés à communiquer, c'est pourquoi il est préférable de ne pas en prendre en compagnie de personnes susceptibles d'aggraver ces symptômes ou dans un contexte inadéquat.

7 — Si vous prenez du PCP de façon régulière et si vous commencez à ressentir des troubles de la pensée et de la mémoire, réduisez ou arrêtez votre consommation.

8 — Si des gens veulent vous faire essayer la kétamine, souvenez-vous qu'il s'agit sensiblement de la même substance que le PCP.
9 — Souvenez-vous également que l'absorption de kétamine peut se faire par voie orale et pas nécessairement pas injection.

11

Médicaments, plantes médicinales, smart drugs

Un très grand nombre de substances psychotropes sont vendues légalement : on en trouve parmi les médicaments vendus sur ordonnance, les remèdes en vente libre dans les pharmacies et les préparations à base de plantes des magasins diététiques. Bien souvent, patients et autres usagers n'en connaissent pas les effets. Ce chapitre regroupe les plus répandues d'entre elles.

Médicaments utilisés en psychiatrie

Les psychiatres font aujourd'hui un très large usage des médicaments pour traiter les symptômes des maladies mentales. Bien que ces produits modifient l'humeur, la perception et la pensée, ils sont le plus souvent dépourvus de propriétés euphorisantes, si bien que leurs seuls consommateurs sont généralement des patients. Les médicaments psychiatriques se divisent en trois catégories principales : les tranquillisants majeurs, ou neuroleptiques, les antidépresseurs et le lithium.

Tranquillisants majeurs ou neuroleptiques (Largactil et autres médicaments apparentés)

Les neuroleptiques ont révolutionné la psychiatrie lors de leur apparition au début des années cinquante. Pour la première fois, on disposait d'un moyen d'atténuer les symptômes

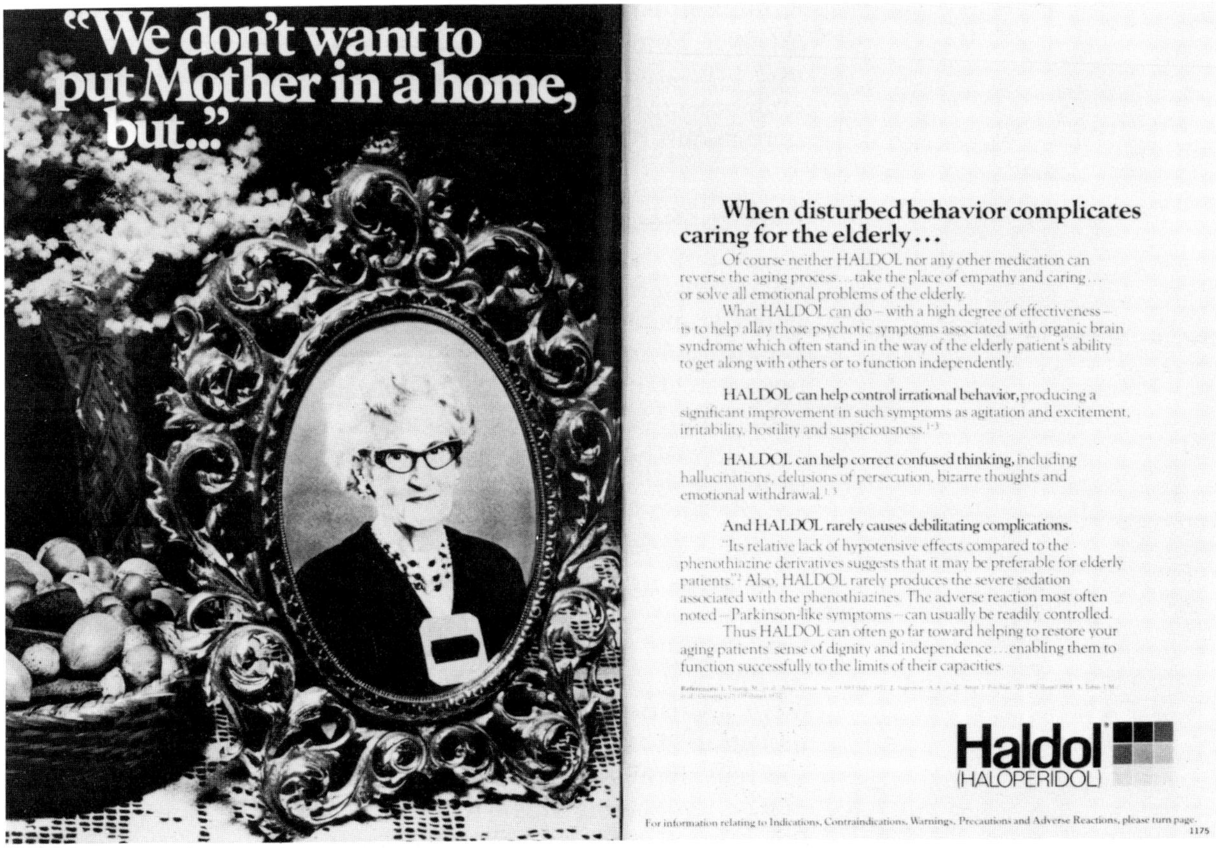

Publicité pour un tranquillisant majeur. (avec la permission de MCNEILAB, INC.)

de la schizophrénie et d'autres maladies mentales graves en plaçant les malades dans un état de neutralité émotionnelle et affective. Dans certains cas, ils ont permis à des psychotiques de mener une vie raisonnablement normale en dehors des hôpitaux. S'ils permettent d'avoir des malades plus dociles, ils ne constituent pas, cependant, un remède à la folie.

La substance la plus largement utilisée est la chlorpromazine (Largactil). Citons également l'halopéridol (Haldol), la fluphénazine (Moditen), la perphénazine (Trilifan), la prochlorpérazine (*Compazine*), la thioridazine (Melleril), et la trifluopérazine (Terfluzine).

Outre leur utilisation dans le traitement des maladies mentales, les tranquillisants majeurs peuvent s'avérer très utiles en cas de mauvaises réactions à des psychédéliques ou dans d'autres états de confusion. On peut également les employer dans le traitement de problèmes d'ordre purement somatiques, comme les démangeaisons, les vertiges, les nausées, les vomissements ou le hoquet.

Chez la plupart des gens, une faible dose de ces substances induit somnolence, léthargie et ennui, autant d'effets qui n'encouragent pas leur utilisation à des fins récréatives. Les neuroleptiques peuvent en outre susciter des effets secondaires désagréables, comme la sécheresse de la bouche. Une dose élevée et une utilisation à long terme peuvent s'avérer très toxiques, endommageant le foie et les yeux, et entraînant des troubles permanents des mouvements et de la coordination musculaire.

Antidépresseurs (Élavil et substances apparentées)

Le mot « antidépresseur » fait rêver : on pense à une substance qui allégerait notre humeur, nous la rendrait agréable, un peu à la manière d'un stimulant. Pourtant, les antidépresseurs aujourd'hui utilisés en psychiatrie n'engendrent pas les sensations agréables des stimulants. En fait, ils induisent sédation et autres effets physiques désagréables.

L'apparition de ces médicaments remonte à 1958, date à laquelle a été inventée la substance mère, l'imipramine. Celle-ci est encore fréquemment utilisée à l'heure actuelle, ainsi que sa proche parente, l'amitriptyline (Élavil), et que plusieurs autres substances similaires. Certaines personnes dépressives réagissent très bien à ces médicaments, mais pas avant deux semaines au moins d'une administration régulière. Les effets toxiques, en revanche, se manifestent dès le début du traitement : sédation, sécheresse de la bouche, trouble de l'accommodation visuelle, constipation, rétention urinaire. Ceux qui ne sont pas dépressifs, risquent, en le prenant, de ne ressentir que ces « effets secondaires », sans aucune modification positive de l'humeur. Un nouvel antidépresseur, non apparenté aux substances plus anciennes de ce groupe, la fluoxétine, a fait récemment son apparition sous le nom de Prozac. Ce produit, d'une grande efficacité, est à l'heure actuelle très utilisé en médecine psychiatrique, bien qu'il ne soit pas toléré par certaines personnes qu'il rend anxieuses.

Comme les neuroleptiques, les antidépresseurs ne se prêtent pas à une utilisation récréative, du fait qu'ils n'induisent aucun effets agréables. Même les personnes dépressives que les antidépresseurs ont aidées réduisent au maximum ou arrêtent leur consommation quand elles le peuvent. Ne vous y trompez pas : les antidépresseurs n'ont rien d'euphorisant.

Lithium (Neurolithium, Téralithe)

Les sels de lithium servent, depuis une époque relativement récente, dans le traitement, de la psychose maniaco-dépressive, une maladie mentale grave au cours de laquelle alternent des accès d'euphorie (maniaque) et de profonde mélancolie. Le lithium permet d'atténuer ces changements d'humeur et s'avère particulièrement efficace pendant les phases maniaques, bien qu'on l'utilise aussi dans le traitement de la dépression. Il comporte de nombreux d'effets secondaires et peut être très toxique pour le système nerveux, le cœur et les reins. Il n'a aucun effet psychique qui justifie qu'on l'utilise à des fins non médicales.

Médicaments sur ordonnance classiquement considérés comme non psychotropes

De nombreux médicaments entraînent des effets psychiques que négligent les médecins. Ils sont généralement mentionnés comme effets secondaires sur la notice du médicament, mais

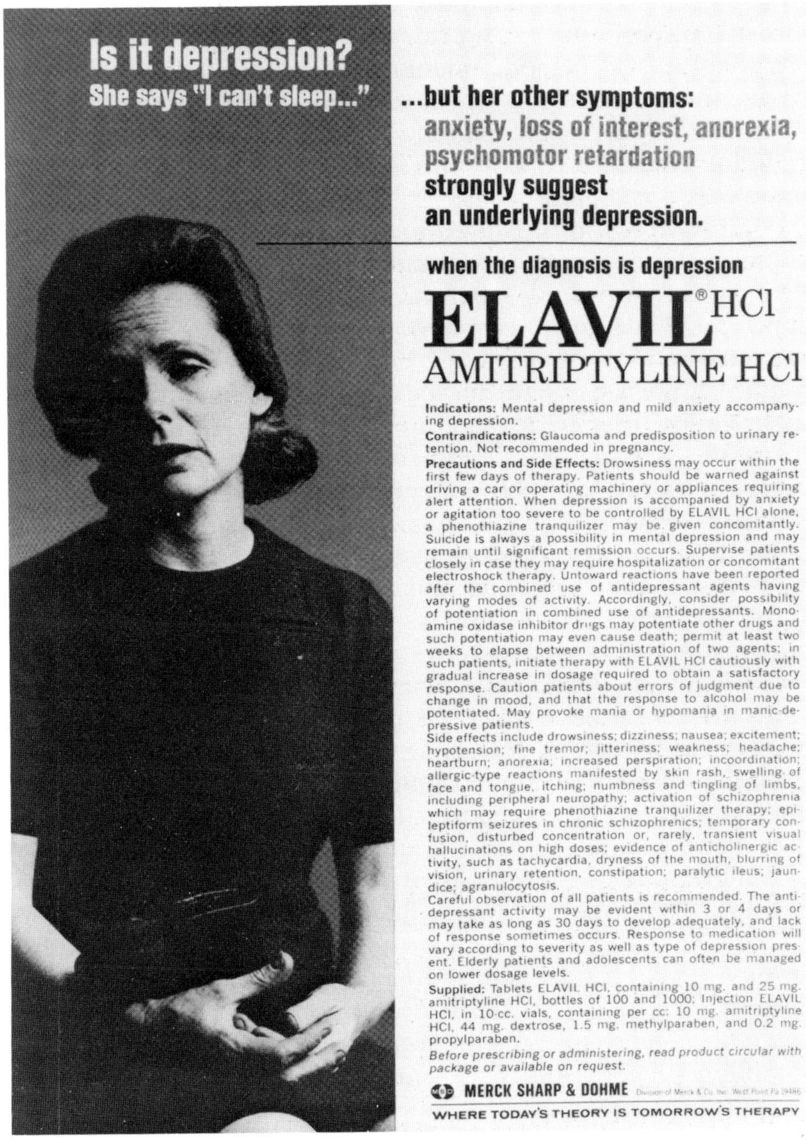
Is it depression?
She says "I can't sleep..."
...but her other symptoms:
anxiety, loss of interest, anorexia, psychomotor retardation
strongly suggest
an underlying depression.
when the diagnosis is depression
ELAVIL® HCl
AMITRIPTYLINE HCl
Indications: Mental depression and mild anxiety accompanying depression.
Contraindications: Glaucoma and predisposition to urinary retention. Not recommended in pregnancy.
Precautions and Side Effects: Drowsiness may occur within the first few days of therapy. Patients should be warned against driving a car or operating machinery or appliances requiring alert attention. When depression is accompanied by anxiety or agitation too severe to be controlled by ELAVIL HCl alone, a phenothiazine tranquilizer may be given concomitantly. Suicide is always a possibility in mental depression and may remain until significant remission occurs. Supervise patients closely in case they may require hospitalization or concomitant electroshock therapy. Untoward reactions have been reported after the combined use of antidepressant agents having varying modes of activity. Accordingly, consider possibility of potentiation in combined use of antidepressants. Monoamine oxidase inhibitor drugs may potentiate other drugs and such potentiation may even cause death; permit at least two weeks to elapse between administration of two agents; in such patients, initiate therapy with ELAVIL HCl cautiously with gradual increase in dosage required to obtain a satisfactory response. Caution patients about errors of judgment due to change in mood, and that the response to alcohol may be potentiated. May provoke mania or hypomania in manic-depressive patients.
Side effects include drowsiness; dizziness; nausea; excitement; hypotension; fine tremor; jitteriness; weakness; headache; heartburn; anorexia; increased perspiration; incoordination; allergic-type reactions manifested by skin rash, swelling of face and tongue, itching; numbness and tingling of limbs, including peripheral neuropathy; activation of schizophrenia which may require phenothiazine tranquilizer therapy; epileptiform seizures in chronic schizophrenics; temporary confusion, disturbed concentration or, rarely, transient visual hallucinations on high doses; evidence of anticholinergic activity, such as tachycardia, dryness of the mouth, blurring of vision, urinary retention, constipation; paralytic ileus; jaundice; agranulocytosis.
Careful observation of all patients is recommended. The antidepressant activity may be evident within 3 or 4 days or may take as long as 30 days to develop adequately, and lack of response sometimes occurs. Response to medication will vary according to severity as well as type of depression present. Elderly patients and adolescents can often be managed on lower dosage levels.
Supplied: Tablets ELAVIL HCl, containing 10 mg. and 25 mg. amitriptyline HCl, bottles of 100 and 1000; Injection ELAVIL HCl, in 10-cc. vials, containing per cc: 10 mg. amitriptyline HCl, 44 mg. dextrose, 1.5 mg. methylparaben, and 0.2 mg. propylparaben.
Before prescribing or administering, read product circular with package or available on request.
MERCK SHARP & DOHME
WHERE TODAY'S THEORY IS TOMORROW'S THERAPY

Cette publicité parut pour la première fois en 1968.
(Avec la permission de Merck, Sharp & Dohme)

certains patients les trouvent plus marquants que les effets attendus.

Antihistaminiques

Certaines réactions allergiques sont provoquées par une substance endogène, appelée histamine, qui attaque fortement les nerfs, les vaisseaux sanguins et d'autres tissus. Cherchant un moyen de supprimer les symptômes allergiques, les pharmacologues ont mis au point plusieurs produits synthétiques qui neutralisent l'action de l'histamine. De nombreux antihistaminiques à fort dosage sont vendus sur ordonnance, mais on trouve également des comprimés en vente libre à dosage léger. Citons parmi les plus courants : la diphénhydramine (Nautamine), la chlorphéniramine (*Teldrin, Chlor-Trimeton*), la bromphéniramine (Dimétane), la dexchlorphéniramine (Polaramine), la tripelennamine (*PBZ, Pyribenzamine*), la tripolidine (Actidilon), la prométhazine (Phénergan), la pyrilamine et la doxylamine.

Bien que les antihistaminiques soient de puissantes substances qui affectent de nombreux systèmes de l'organisme, leur action supposée — neutraliser les effets de l'histamine et supprimer l'allergie — est souvent sujette à caution. Le système nerveux central est particulièrement sensible aux antihistaminiques. Il n'est pas rare que ces substances altèrent profondément l'humeur et ce de façon négative : elles rendent dépressif, maussade, léthargique, somnolent et incapable de penser clairement. Certaines sont chimiquement apparentées aux neuroleptiques, comme le Largactil, qui ont des effets similaires sur l'humeur. La sédation qu'induisent les antihistaminiques rend peu sûres la conduite et toute activité qui réclame concentration, clarté d'esprit et bons réflexes. L'absorption simultanée d'alcool ou d'autres dépresseurs potentialise ces effets. On a récemment découvert de nouveaux antihistaminiques qui présentent l'avantage de ne pas pénétrer le cerveau. Le plus connu, la terfénadine (Teldane) n'induit ni sédation ni dépression, mais il est souvent à l'origine de maux de tête et d'autres effets secondaires désagréables. Il présente en outre le désavantage d'être beaucoup plus cher que les autres.

Malgré leur propension à provoquer des états psychiques négatifs, les antihistaminiques figurent parmi les médicaments les plus consommés et ne sont envisagés comme des psychotropes ni par les médecins ni par les usagers. De plus, ils entrent dans la composition de nombreuses préparations en vente libre, telles que des médicaments contre le rhume ou des somnifères légers. Aux États-Unis, des échantillons gratuits de ces produits sont parfois même déposés dans les boîtes aux

PENDANT TOUTES LES ANNÉES QUE J'AI PASSÉES AU COLLÈGE ET AU LYCÉE, J'AI SOUFFERT DE RHUMES DES FOINS. MON MÉDECIN DE FAMILLE M'AVAIT PRESCRIT DES ANTIHISTAMINIQUES. C'ÉTAIT TRÈS EFFICACE MAIS JE ME SENTAIS TRÈS MAL. AU BOUT DU COMPTE, J'AI CHOISI LE RHUME DES FOINS. JE PRÉFÉRAIS ÉTERNUER PLUTÔT QUE DE ME SENTIR DÉPRIMÉ ET APATHIQUE. ET PUIS UN JOUR, ALORS QUE J'ÉTAIS À L'UNIVERSITÉ, J'AI ABSORBÉ VINGT-CINQ MILLIGRAMMES DE THORAZINE. J'ÉTAIS SIDÉRÉ DE VOIR À QUEL POINT LES EFFETS ÉTAIENT SIMILAIRES À CEUX DES ANTIHISTAMINIQUES. JE DÉTESTE CETTE SENSATION QU'ILS ME DONNENT. PAR LA SUITE, J'AI RÉUSSI À ME DÉBARRASSER DE LA PLUPART DE MES ALLERGIES EN MODIFIANT MON ALIMENTATION ET MES HABITUDES. CELA FAIT DES ANNÉES QUE JE N'AI PAS PRIS UN SEUL ANTIHISTAMINIQUE.

Musicien, trente-huit ans.

lettres. Toute personne souffrant de dépression chronique et de léthargie doit être attentive à ne jamais absorber ces substances sous quelle que forme que ce soit. Les personnes sujettes aux allergies doivent savoir qu'on peut en venir à bout sans l'aide de médicaments, en modifiant, par exemple, son régime alimentaire ou son état mental, ce qui permet d'éviter complètement les antihistaminiques.

Quelques-uns de ces produits sont utilisés dans la prévention des nausées dues aux transports, le plus connu étant le dimenhydrinate (Dramamine). Comme les autres, il entraîne somnolence et morosité.

L'un d'eux, cependant, le tripelennamine (*PBZ, Pyribenzamine*), est utilisé par certaines personnes, des junkies pour la plupart, à des fins non médicales. Son conditionnement le plus courant aux États-Unis, des comprimés de couleur bleue, lui a valu dans la rue le nom de *blues*. Certains junkies s'injectent par intraveineuse un mélange de morphine et de blues qu'on appelle *blue velvet*. Plus répandue encore, l'injection de PBZ avec du pentazocine (Fortal), un opiacé de synthèse, qu'on appelle *T's and B's* ou *T's and blues*. À l'exception de ces pratiques très particulières, l'utilisation d'antihistaminiques à des fins non médicales est rare, voire inexistante.

L'absorption d'antihistaminiques à doses élevées ou à long terme est déconseillée. Ces produits se sont parfois avérés toxiques pour l'organisme ; quant à leurs effets sur le psychisme, ils ne justifient pas qu'on s'y attarde.

Corticoïdes (cortisone et substances apparentées)

En plus de l'adrénaline, les glandes surrénales sécrètent d'autres hormones qui servent à réguler le métabolisme et la chimie de l'organisme. Ce groupe d'hormones provient de la couche externe de la glande, ou cortex, d'où le nom de la principale d'entre elles : cortisone. La cortisone et les substances apparentées ont une structure moléculaire distinctive, appelée noyau stérol, qu'elles partagent avec les hormones sexuelles mâles et femelles décrites plus bas. À partir de matériaux bruts trouvés dans les plantes, les pharmacologistes ont appris à fabriquer des substances semi-synthétiques ayant toutes cette structure. On appelle ces substances des corticoïdes, ou corticostéroïdes, ou simplement stéroïdes, qu'il s'agisse des produits endogènes ou synthétisés.

Les corticoïdes ont une puissante action anti-inflammatoire et limitent certaines réactions allergiques, comme les éruptions cutanées. Les pharmacologues ont optimisé ces propriétés dans de nouveaux corticoïdes obtenus en laboratoire. Ces produits peuvent être appliqués directement sur la peau. Ils sont alors relativement inoffensifs et, dans certains cas, extrêmement efficaces. Ils peuvent être également prescrits pour des usages internes dans des cas précis. Mais, du fait des pouvoirs extraordinaires que semblent posséder les stéroïdes, les médecins ont tendance à les prescrire trop souvent, pour des cas bénins de *poison ivy** par exemple, d'irritations cutanées, de mal de dos et d'autres pathologies ne justifiant pas leur utilisation.

Le problème réside dans le fait que l'action anti-inflammatoire des stéroïdes ne constitue que l'une des multiples propriétés de ces très puissantes hormones. Même à doses modérées, l'usage interne de stéroïdes peut perturber de façon dramatique l'équilibre chimique de l'organisme, s'avérer très toxique et, dans le pire des cas, causer la mort. Il peut aussi stopper notre propre production de stéroïdes, entraînant, entre autres, une sensibilité accrue au stress et aux infections.

Si les effets indésirables d'ordre somatique des stéroïdes sont bien connus des médecins, leur propriétés psychotropes retiennent peu leur attention. Pourtant, ces produits peuvent susciter des états d'extrême euphorie similaires aux phases maniaques de la psychose maniaco-dépressive ; les facultés de jugement sont alors profondément perturbées et le comportement fantasque et incohérent. Dans le cas d'une utilisation prolongée, cette euphorie initiale se mue parfois en profonde dépression. À long terme, les stéroïdes peuvent aussi rendre psychotique ou suicidaire. Si l'usage interne de stéroïdes n'a pas systématiquement de conséquences aussi dramatiques, d'autres modifications plus subtiles sont cependant à redouter. Citons parmi les plus courantes la nervosité, l'insomnie, et la dépression. Il faut être très prudent avec les stéroïdes ; une recommandation qui s'adresse tout particulièrement aux personnes qui ont des antécédents psychiatriques. Il faut savoir que ces produits sont parmi les plus puissants que l'on connaisse et qu'ils doivent donc être réservés au traitement de maladies graves.

Stéroïdes anaboliques

On appelle aussi les hormones sexuelles mâles des stéroïdes anaboliques parce qu'elles favorisent l'anabolisme, la phase d'assimilation du métabolisme. Sous leur influence, la synthèse des protéines s'intensifie dans les os, les muscles et la peau, ce qui a pour effet de les rendre respectivement plus denses, plus développés et plus toniques. Ces hormones sont des androgènes, ce qui signifie qu'elles assurent le développement des caractères sexuels mâles : pilosité, répartition des graisses et des muscles, voix grave, etc. Les hormones femelles — les

* Sumac vénéneux : plante très répandue aux États-Unis qui entraîne une allergie cutanée.

œstrogènes et la progestérone — sont en fait des dérivés des androgènes, si bien que les deux types d'hormones sont présents chez les deux sexes selon un équilibre subtil. Les œstrogènes produisent les caractères femelles mais, à l'exception de leur action sur la densité des os chez la femme, ils ne possèdent pas les propriétés anabolisantes générales des androgènes.

Depuis quelque temps déjà, les athlètes masculins et les body-builders consomment des stéroïdes anaboliques, ou anabolisants, pour développer leurs muscles et améliorer leurs performances. En fait, la pratique s'est répandue de façon étonnante. Beaucoup de médecins déplorent cette utilisation, mais, jusqu'à une époque récente, certains d'entre eux les prescrivaient au premier venu. En 1991, la Drug Enforcement Agency a imposé le contrôle sur ces substances, mettant fin à leur prescription légale. Un marché noir de ces produits permet aujourd'hui de les trouver sous forme orale ou injectable, mais d'une pureté douteuse. D'après notre expérience, il est vain de vouloir dissuader les gens de prendre des anabolisants en soulignant leur nocivité. La promesse de voir se développer rapidement des muscles imposants et un corps puissant est bien trop séduisante auprès des adolescents, et des jeunes hommes en particulier. Les body-builders qui font de la compétition disent qu'ils ne peuvent prendre le risque de ne pas en consommer puisque que tout le monde le fait.

Les anabolisants peuvent être dangereux à la fois sur le plan physique et sur le plan mental. Ils diminuent les capacités de résistance en perturbant l'équilibre du système hormonal et prédisposent à des états de faiblesse pouvant survenir des années plus tard. Ils augmentent généralement l'agressivité, et suscitent probablement des comportements violents. Il leur arrive également d'amoindrir les capacités sexuelles et le désir. Les femmes athlètes féminins qui utilisent des anabolisants peuvent se masculiniser et développer par exemple une voix grave ou une pilosité du visage.

Les consommateurs d'anabolisants affirment que les effets indésirables sont rares, et que la médecine n'a jusqu'à présent apporté aucune preuve de leur nocivité. Ils ajoutent qu'au lieu de condamner l'utilisation de ces substances à des fins non médicales, les chercheurs feraient mieux de mettre au point des composés anabolisants dépourvus de propriétés androgéniques.

Antitussifs

Les opiacés sont les substances les plus anciennes et les plus efficaces contre la toux. Ils dépriment en effet directement le centre du cerveau qui contrôle le réflexe toux. Il n'est pas toujours pertinent d'empêcher une personne de tousser, elle peut avoir besoin en effet d'expulser une particule quelconque des voies respiratoires. Cependant, si une toux sèche se prolonge, il est préférable de la stopper.

L'opiacé le plus couramment prescrit contre la toux est la codéine. Relativement peu puissante, elle est cependant active par voie orale. À cause des risques de dépendance, les médecins refusent de la prescrire à la légère. Les pharmacologues ont essayé, en travaillant à partir des molécules d'opiacés, de fabriquer de nouveaux composés qui supprimeraient la toux sans causer d'euphorie ni de dépendance. Nés de ces travaux, plusieurs produits comme l'hydrocodone, un dérivé semi-synthétique de la codéine, s'obtiennent sur ordonnance. Bien que les notices de ces antitussifs narcotiques mentionnent les risques de dépendance, médecins et patients peuvent ne pas mesurer la réalité du danger avant qu'il soit trop tard. D'autre part, comme tous les narcotiques, ces produits ont une action déprimante qui peut détériorer les facultés de pensée et de coordination motrice. S'ils constituent cependant le seul remède à une mauvaise toux, il est sage de ne les prendre que par intermittence ou quelques jours d'affilée seulement, afin d'éviter l'accoutumance.

Médicaments gastro-intestinaux

Le Diarsed est l'un des médicaments les plus utilisés pour soigner les crampes intestinales et les diarrhées. Il est composé d'un opiacé de synthèse, le diphénoxilate, et d'atropine, l'un des constituants des plantes solanacées. Ces deux substances réduisent les mouvements intestinaux en paralysant les nerfs qui les contrôlent. Le diphénoxilate est très similaire à la mépéridine (*Demerol*), l'un des puissants narcotiques utilisés à des fins médicales. Il peut, comme elle, déprimer le système nerveux et voir son action potentialisée par l'usage conjugué d'un autre dépresseur. Il peut également induire euphorie et dépendance. Certaines personnes qui prennent du Diarsed pour soigner leurs troubles intestinaux subissent les effets du diphénoxilate sur le psychisme, sans penser qu'ils utilisent un opiacé.

L'action psychotrope de l'atropine quand elle est absorbée à faibles doses est pratiquement inexistante ; à doses élevées, elle est généralement mal supportée. Certains médicaments combinent l'atropine à d'autres dérivés des solanacées, y compris la scopolamine, principal agent psychotrope des plantes solanacées. Le Donnatal est un exemple de ce type de mélange, qui admet en plus dans sa composition une substance sédative, le phénobarbital. Les médecins prescrivent fréquemment ces médicaments pour une longue durée à des personnes qui souffrent en général d'ulcères, de spasmes intestinaux et de troubles urinaires. Médecins et patients se préoccupent rarement du potentiel psychotrope de ces traitements ; pourtant, nous l'avons vu quand nous avons abordé les délirogènes, les solanacées ont une action très importante sur le psychisme. Le principal effet que l'on pourra observer chez ceux qui absorbent ces médicaments est la somnolence, mais à long terme ou si les doses sont élevées, des changements plus déconcertants pourront intervenir.

Bronchodilatateurs

Ces médicaments ouvrent les voies aériennes du système respiratoire. Ils sont prescrits, sous forme de pilules ou d'inhalateurs en aérosols, aux personnes qui souffrent d'asthme afin de les soulager d'une difficulté à respirer, caractéristique de cette maladie. La majorité de ces médicaments agissent en stimulant le système nerveux sympathique qui contrôle les parois musculaires des bronches. C'est pourquoi, au-delà des effets souhaités, ils provoquent stimulation, anxiété, nervosité et insomnie. Les malades, qui subissent ces réactions, n'ont pourtant pas d'autre choix s'il veulent pouvoir respirer aisément.

D'autre part, les bronchodilatateurs présentent le grave inconvénient d'avoir tendance à engendrer la dépendance. Quand une dose a cessé de faire son effet, le resserrement des bronches s'intensifie par réaction au médicament, et nécessite alors une autre dose. En plus de l'absorption régulière de bronchodilatateurs par voie orale, il n'est pas rare que les asthmatiques aient périodiquement recours à des inhalateurs au cours de la journée. Cette fréquence d'utilisation augmente les risques de dépendance et de changement d'humeur.

La théophylline est l'un des bronchodilatateurs les plus prescrits. Principe actif du thé, cette substance est très similaire à la caféine. Soupçonnée d'être à l'origine de comportements irrationnels et violents, elle fait depuis quelque temps l'objet d'une observation attentive. Durant des années, les asthmatiques ont absorbé tous les jours des doses considérables de ce stimulant que l'on considérait alors sans danger. Aujourd'hui, ses effets sur le comportement apparaissent de plus en plus évidents, la théophylline n'a donc guère de chance de continuer à figurer dans la composition des médicaments.

J'AI TOUJOURS EU DE L'ASTHME ET JE SUIS, POUR AINSI DIRE, ALLERGIQUE À TOUT. QUAND J'ÉTAIS ENFANT, JE PRENAIS BEAUCOUP DE CODÉINE. DEPUIS DIX ANS, JE MARCHE À L'HYCODAN, QUI, SI J'AI BIEN COMPRIS, CONTIENT UN NARCOTIQUE (HYDROCODONE). AU DÉBUT, JE PRENAIS UN COMPRIMÉ QUATRE FOIS PAR JOUR. AUJOURD'HUI, J'EN SUIS À DEUX QUATRE FOIS PAR JOUR. SI JE RÉDUIS LES DOSES, JE ME METS À TOUSSER ET JE SUIS COMPLÈTEMENT CONGESTIONNÉE. DU COUP, ÇA ME MET À CRAN ET JE N'ARRIVE PLUS À DORMIR.

EN Y RÉFLÉCHISSANT UN PEU, JE SAIS BIEN QUE JE SUIS ACCRO, MAIS C'EST UNE RÉALITÉ QUE JE REFUSE DE REGARDER EN FACE. JE N'AI JAMAIS RIEN EU À VOIR AVEC LES DROGUES.

Conseillère d'orientation à l'université, cinquante-deux ans.

Analgésiques « légers »

Les pharmacologistes n'ont pas su mettre au point des analgésiques d'une puissance intermédiaire entre l'aspirine et la morphine. Ils ont fabriqué plusieurs dérivés d'opiacés dont ils affirment qu'ils sont, d'une part, plus puissants que l'aspirine et, d'autre part, moins dangereux et moins aptes à engendrer la dépendance que la morphine. Si ces composés ont effectivement une action antalgique, ils sont en revanche susceptibles de provoquer la dépendance et sont d'ailleurs très prisés par les junkies.

Le propoxyphène (*Darvon*), par exemple, disponible sur ordonnance, a été très utilisé au cours de ces dernières années. Il est parfois mélangé à l'aspirine et à la caféine qui potentialisent ses effets. En dépit des déclarations enthousiastes de son fabricant, médecins et patients ont trouvé que le *Darvon* n'était guère plus efficace que l'aspirine. (Certains ont même le sentiment que les effets du mélange propoxyphène-aspirine sont imputables à l'aspirine seule.) De plus, le Darvon entraîne un potentiel d'abus semblable à celui des analgésiques narcotiques puissants. Il a fallu du temps aux médecins pour admettre qu'il faisait effectivement l'objet d'une consommation abusive. Aujourd'hui familiers du phénomène, ils ne le prescrivent plus qu'avec circonspection.

Quantité d'autres médicaments disponibles uniquement sur ordonnance sont susceptibles d'avoir des propriétés psychotropes, même si les médecins, les pharmacologistes et les fabricants ne les reconnaissent pas comme tels. Il arrive que leurs effets apparaissent même chez des personnes qui n'ont absorbé que quelques comprimés. Si, en commençant un traitement quelconque, vous êtes sujet à la somnolence, à la dépression, à des états de conscience ou à des rêves inhabituels, ou encore à d'autres modifications psychiques n'ayant aucune raison d'être, il est très possible que le médicament en soit responsable. Pour le vérifier, il suffit d'interrompre le traitement, puis de le reprendre après quelque temps, afin d'observer si la substance en question est responsable des symptômes.

Préparations en vente libre

Sirops contre la toux

Les sirops contre la toux sont de compositions variables. Certains ne contiennent aucune substances psychotropes notoires. D'autres admettent dans leur composition des dépresseurs reconnus, comme l'alcool ou le chloroforme ; des stimulants, comme la phénylpropanolamine ; des antihistaminiques ; ou des dérivés d'opiacés considérés comme non narcotiques. Il arrive qu'en l'absence de drogues, certaines personnes, éprouvant le besoin compulsif de modifier leur état de conscience, absorbent des surdoses de ce type d'antitussif.

Le principal antitussif en vente libre est une substance parente de la codéine, appelée dextrométhorphane. Elle apaise le centre de la toux sans provoquer d'euphorie, de dépendance ou d'autres effets caractéristiques des narcotiques, mais peut entraîner somnolence et dépression respiratoire.

Remèdes contre le rhume

Les gélules et les comprimés qui soulagent des symptômes du rhume représentent un large pourcentage des ventes libres de médicaments. À l'instar des sirops contre la toux, ils ont des compositions et des puissances très diverses. Ils contiennent généralement des antihistaminiques (de l'aspirine ou d'autres analgésiques), des extraits de solanacées destinés à assécher les excès de sécrétions du nez et de la gorge, ainsi que de la caféine et de la phénylpropanolamine pour compenser l'action sédative des autres ingrédients. Ces mélanges se présentent habituellement sous forme de comprimés multicolores ou de gélules de couleur vive, de façon à donner l'impression qu'ils sont exotiques et puissants. On peut douter de leur réelle capacité à stopper l'évolution du rhume et à en supprimer les symptômes. On peut même se demander si, quand ils les suppriment effectivement, ils ne contribuent pas à prolonger le rhume car, moins accaparé par sa maladie, l'individu peut ainsi négliger de se soigner. En revanche, il est certain que ces remèdes contre le rhume sont capables de modifier l'humeur de façon négative. Sachez que l'on peut aussi soigner un rhume en prenant des bains chauds, en buvant chaud, en mangeant moins, en dormant plus, en réduisant le stress et l'agitation, et éviter ainsi les désagréments de la médication.

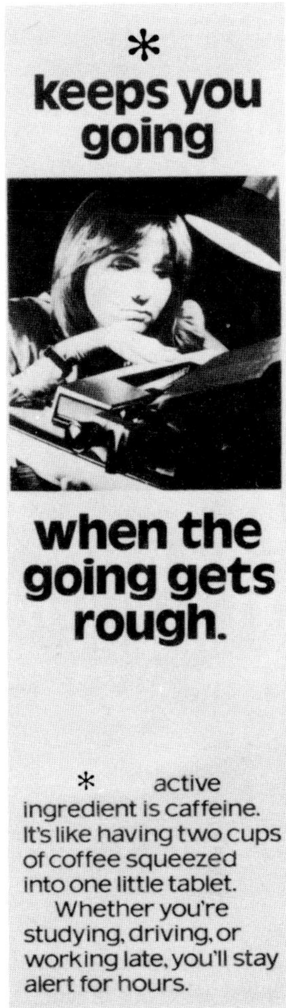

Publicité pour de la caféine en tablette

Décongestionnants nasaux

Les stimulants ont pour effet de resserrer les vaisseaux sanguins du nez et des sinus. Or la contraction des tissus facilite le passage de l'air. Cet effet vasoconstricteur est éphémère et généralement suivi, une fois le stimulant éliminé, d'une réaction contraire, ou «effet rebond», selon un schéma d'action similaire à celui des bronchodilatateurs décrit plus haut.

Les premiers inhalateurs à utilisation nasale contenaient des bandes de papier imprégnées d'amphétamines. Selon les cas, ces produits pouvaient provoquer un état de stimulation générale, des effets subjectifs sur la conscience ou la dépendance. Certaines personnes ouvraient même les inhalateurs pour en extraire les amphétamines qu'elles absorbaient par d'autres voies. Les fabricants ont fini par supprimer l'adjonction d'amphétamines et les ont remplacées pas d'autres produits supposés moins stimulants et moins aptes à entraîner la dépendance.

Aujourd'hui, les inhalateurs et les sprays décongestionnants ne sont pas considérés comme psychotropes. Il est vrai que certains inhalateurs ne contiennent que des substances aromatiques, tel le menthol. Ils sont peut-être agréables à l'usage, mais ils sont loin d'être aussi actifs que les produits vasoconstricteurs. D'un autre côté, si les sprays et inhalateurs contenant des substances actives sont sans aucun doute efficaces, ce sont, quoi qu'en disent leurs fabricants, des stimulants largement susceptibles de susciter la dépendance.

Tout le monde n'est pas sensible à l'action stimulante de ces produits, mais ceux qui le sont s'exposent à devenir des consommateurs réguliers. Qui plus est, les risques d'en devenir esclave sont vraisemblablement renforcés par le caractère éphémère du répit qu'ils octroient. Une personne qui renouvelle systématiquement l'absorption de ces produits pour pallier ce qu'on a appelé l'effet rebond se trouvera très vite incapable de respirer sans eux. À cet égard, les préparations à plus longue durée d'action sont à coup sûr moins dangereuses.

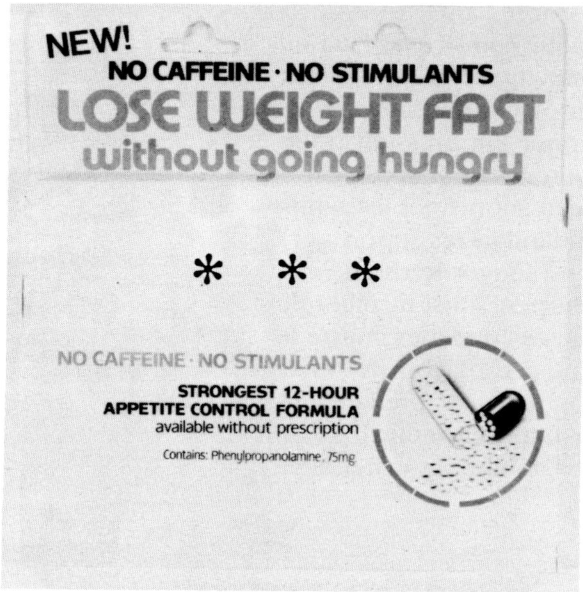

Cette boîte de coupe-faim met en avant le fait que le produit ne contient « pas de stimulants ». Or l'unique composant actif de ce médicament est un stimulant du nom de phénylpropanolamine.

Quelques décongestionnants sont destinés à être ingérés. C'est le cas de la pseudoéphédrine (Sudafed), proche parente d'un stimulant naturel, l'éphédrine. Étant donné que le produit suit la voie orale et non nasale, les risques d'effet rebond et de dépendance sont moins grands. Cependant, à doses élevées, elle demeure un réel stimulant chez certains individus. La phénylpropanolamine est souvent identifiée comme un décongestionnant oral lorsqu'elle apparaît dans la composition des remèdes contre le rhume et des sirops antitussifs en vente libre ; c'est aussi, bien sûr, un stimulant.

Coupe-faim

Ces stimulants à absorption orale ont déjà été mentionnés à la fin du chapitre 6. Ils contiennent généralement de la phénylpropanolamine, parfois mélangée à de la caféine. Leurs conditionnements et leurs appellations rappellent volontairement ceux des amphétamines.

Stimulants

On trouve de la caféine pure dans la plupart des pharmacies américaines à des prix exagérément élevés. Elle est astucieusement présentée pour laisser croire qu'on a affaire à de puissantes amphétamines. Les gélules blanches et vertes à effet différé de la Caffédrine, par exemple, rappellent exactement le *Dexamil*. Il ne fait pas de doute que ces gélules, une fois achetées, sont revendues au marché noir pour du Dexamil à des acquéreurs crédules. Plus anciens et moins trompeurs, le Vivarin et le No-Doz se présentent sous forme de simples comprimés blancs. Si ces produits sont plus actifs que le café ou le thé, c'est à cause de l'effet purement psychologique dû à l'absorption d'un cachet.

Sédatifs-hypnotiques

On trouve en pharmacie des produits délivrables sans ordonnance et destinés à réduire l'anxiété (le *Compoz*, par exemple) ou à induire le sommeil (*Nytol*, *Sominex*). Ils sont massivement utilisés à la place des anxiolytiques et des somnifères plus puissants. Tous contiennent des antihistaminiques et généralement de la pyrilamine et de la doxylamine. Ainsi que nous l'avons déjà mentionné, ces substances ne sont pas inoffensives et ont tendance à agir sur le psychisme de façon négative. Elles peuvent provoquer la somnolence, mais aussi être à l'origine d'un état dépressif et engendrer la dépendance.

Contre l'insomnie, nous recommandons des attitudes saines plutôt que des remèdes toxiques : avoir davantage d'activité physique pendant la journée et réduire son usage de stimulants, en particulier le soir ; prendre toujours soin de lire les notices des médicaments contre la douleur, le rhume ou autre affection, afin de vérifier qu'ils ne contiennent pas de caféine ni de stimulant équivalent ; s'appliquer à des exercices de relaxation, prendre des bains chauds et des compléments alimentaires tels que le calcium ou le magnésium qui ont une action relaxante quand on les consomme avant de se coucher.

Analgésiques

Bien que les analgésiques non narcotiques n'affectent pas directement le psychisme, ils peuvent, en atténuant des sensations pénibles, agir sur l'humeur de façon significative, et de ce fait provoquer l'accoutumance. Les plus connus des analgésiques en vente libre, comme l'aspirine et l'acétaminophen (*Tylenol*), sont efficaces quand ils sont utilisés de façon occasionnelle. Cependant, si la douleur persiste, il est préférable de chercher à en identifier les causes pour pouvoir les traiter, plutôt que d'avoir recours à ces médicaments. Certains composés analgésiques contiennent de la caféine en raison de son action stimulante et de ses effets sur l'humeur.

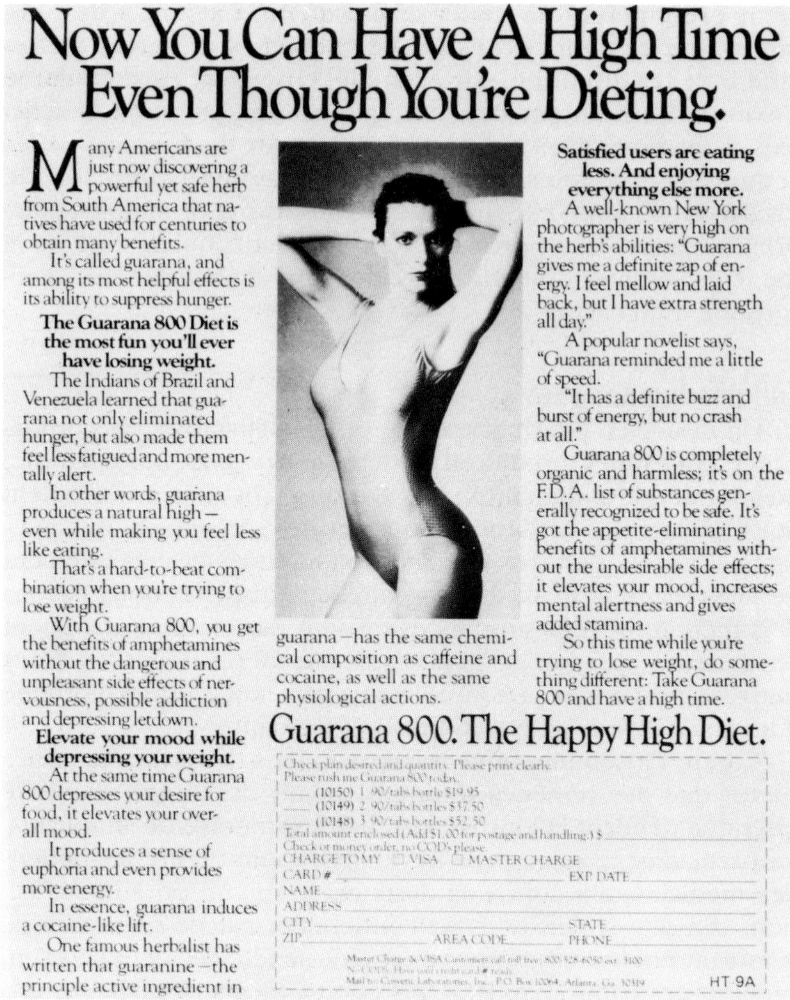

Les préparations en vente libre représentent un marché énorme mais sont loin d'être soumises aux mêmes contrôles que les médicaments vendus sur ordonnance. Leurs fabricants les introduisent sur le marché sans que leur efficacité soit réellement démontrée, minimisent leurs effets indésirables et vantent impunément des propriétés illusoires dans des publicités mensongères. La plupart des gens pensent que les produits amoncelés sur les comptoirs des pharmacies sont fiables à tout égard. Il vaut mieux éviter ce genre de supposition risquée, et se préoccuper de savoir ce qu'ils contiennent et de quelle façon ils agissent sur le corps et l'esprit avant d'en user.

Plantes médicinales

L'intérêt croissant pour les médecines douces aux dépens de la médecine conventionnelle a fait considérablement progresser le marché des plantes médicinales. La plupart des magasins diététiques ont un rayon qui leur est consacré, et certaines préparations à base de plantes sont vendues en pharmacie et dans les supermarchés. Une grande partie d'entre elles sont des infusions dépourvues de propriétés actives significatives, comme la menthe ou la camomille ; d'autres, en revanche, ont une réelle action psychotrope. Nous avons déjà mentionné au chapitre 6 quelques stimulants d'origine végétale : la guarana, le maté, le yohimbehe et l'éphédra.

Il existe une plante aux effets contraires : les racines de la valériane ont une puissante action sédative qui n'entraîne cependant ni dépression des fonctions vitales ni dépendance comparable à celle des somnifères. On trouve des préparations de valériane, sous forme de teinture ou de gélules, dans les magasins diététiques. Son étrange odeur de moisi n'est pas toujours appréciée, mais elle présente l'avantage d'être facile à consommer, et constitue un somnifère efficace, souvent préférable aux produits de synthèse, plus dangereux.

Citons également le kava, ou kava-kava, dont les effets sont globalement plus anesthésiques que sédatifs. Cette préparation s'obtient à partir de la racine d'un grand arbre tropical de la famille des poivriers que l'on cultive dans de nombreuses îles du Pacifique Sud. Les autochtones élaborent, à partir des racines, séchées ou non, un breuvage qu'ils consomment dans de nombreuses circonstances de la vie sociale et religieuse. Les préparations à base de racines non séchées ont une action euphorisante et placent l'usager dans un état de somnolence et d'engourdissement. Quant aux boissons à base de racines séchées, elles sont moins puissantes mais ont en revanche une action relaxante. Les cérémonies du kava se déroulent la nuit et rassemblent généralement beaucoup de monde car elles constituent le principal événement social de l'île. En dehors du Pacifique Sud, on ne trouve que la racine séchée. Les herboristeries la vendent sous forme de poudre grossière ou en morceaux. Mastiquée, la racine séchée engourdit la bouche et peut avoir une action relaxante ; certains usagers la prennent en infusion à des fins légèrement sédatives.

Le ginseng est l'une des substances d'origine végétale les plus connues. On l'obtient à partir des racines de plusieurs espèces de plantes forestières. L'une d'elles est originaire de Chine et de Corée, une autre du nord-est des États-Unis. En Orient, où l'on achète à prix d'or les meilleures racines, très prisées pour leurs propriétés toniques, le ginseng est utilisé depuis des siècles. On le dit capable d'augmenter la vitalité, la résistance à la maladie et la longévité de ses consommateurs. Ceux-ci sont principalement des hommes, qui affirment qu'il améliore leurs performances sexuelles, en particulier lorsqu'ils vieillissent.

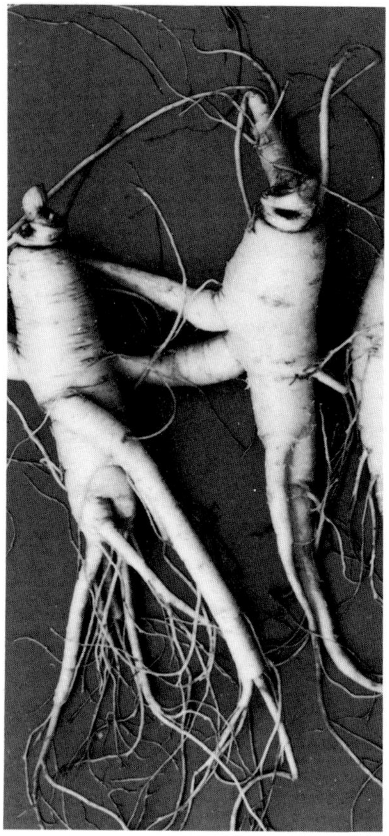

Racines de ginseng.

Le ginseng n'est populaire en Occident que depuis une époque récente, et les scientifiques ne le cernent toujours pas très bien. Ils ne mettent pas en doute ses effets mais ne connaissent pas encore la nature exacte de chacun d'eux. Cela s'explique en partie par le fait que la puissance des produits commercialisés varie considérablement d'une préparation à l'autre, certains étant totalement inactifs. Le ginseng est parfois considéré comme un puissant stimulant : il peut en effet augmenter la pression sanguine et doit, pour cette raison, être utilisé avec une grande prudence par les personnes sujettes à l'hypertension. Certains usagers affirment qu'il tonifie les muscles et la peau et augmente l'endurance physique. Le « ginseng sibérien », probablement un stimulant moins puissant, diffère du vrai ginseng, mais provient d'une plante de la même famille.

Les effets du ginseng sont cumulatifs puisqu'ils ne deviennent manifestes qu'après une consommation régulière de plusieurs semaines, voire de plusieurs mois. La chimie de la racine est particulièrement complexe. Il est possible que certains de ses composants agissent sur la production d'hormones stéroïdiennes, ce qui expliquerait les effets mentionnés par les consommateurs de ginseng. Quoi qu'il en soit, on a affaire à une drogue, et non pas à un quelconque complément alimentaire ou à un nouvel attrape-nigaud en vogue, même si on trouve aujourd'hui du ginseng dans tout et n'importe quoi, du dentifrice aux boissons gazeuses. Si vous voulez goûter au ginseng, vous devez éviter ces produits ineptes et vous préparer à dépenser beaucoup d'argent pour obtenir des racines, des gélules ou des extraits de ginseng qui en valent la peine.

Smart drugs

Dans une société où on se tourne systématiquement vers les drogues pour remédier à ses moindres maux, des brûlures d'estomac à l'ennui, il n'est pas surprenant de voir les gens saliver quand on leur parle de substances censées développer l'intelligence, la mémoire et la concentration. Les étudiants sont toujours à l'affût de moyens d'améliorer leur capacités intellectuelles. Les consommateurs d'alcool, de marijuana ou de cocaïne s'inquiètent des effets secondaires que ces substances peuvent avoir sur leur psychisme. Les quadragénaires commencent à devenir obsédés par l'idée de prolonger leur vie, d'accroître leurs capacités sexuelles déclinantes et de protéger leurs neurones des ravages du temps. À toutes ces préoccupations, les *smart drugs* apportent une réponse.

Cette appellation regroupe des produits divers. Aux États-Unis, certains sont vendus sur ordonnance. D'autres, sur ordonnance également mais généralement indisponibles en Amérique du Nord, se prescrivent par correspondance. D'autres encore sont des préparations en vente libre dans les magasins diététiques ou autres fournisseurs de compléments alimentaires.

On discerne deux sortes de smart drugs : les *nootropes* et les stimulateurs de la fonction cognitive. Le mot nootrope (« qui agit sur les fonctions intellectuelles ») sert à désigner les substances dont on pense qu'elles améliorent les capacités d'apprentissage et de mémoire sans autrement affecter le cerveau ni être toxiques, même à doses élevées. Le terme plus vague de «stimulateurs de la fonction cognitive» désigne les produits capables d'optimiser les facultés mentales.

On connaît plusieurs smart drugs depuis des années, mais l'information les concernant n'a vu le jour que dans les années quatre-vingt-dix. Elles n'ont en effet attiré l'attention des médias qu'au moment de l'apparition, à San Francisco et dans d'autres villes des États-Unis, des *Smart Bars* où l'on sert des boissons non alcoolisées agrémentées de smart drugs. La clientèle de ces bars est pour une large part constituée d'étudiants en période d'examens mais aussi de curieux de tous bords venus essayer ces nouveautés*.

Voici quelques-unes des smart drugs les plus répandues.

Piracétam et substances apparentées (oxiracétam, aniracétam, pramiracétam et pyroglutamate)

Ces substances, connues sous le nom de dérivés de la pyrrolidone, constituent la plus grande famille de nootropes. Selon leurs adeptes, elles améliorent considérablement les capacités de mémoire. On ne sait pas très bien comment elles fonctionnent, mais il est possible qu'elles agissent sur les nerfs du cerveaux qui utilisent l'acétycholine comme neurotransmetteur. Ce médiateur chimique décline avec l'âge, ce qui expliquerait le ralentissement des fonctions mentales chez les personnes âgées. Les consommateurs de piracétam affirment qu'il stimule le système nerveux central et ne comporte aucun risque de toxicité ou de dépendance. Le piracétam n'est pas disponible aux États-Unis, mais peut être commandé par correspondance ou acheté sans ordonnance auprès des pharmacies mexicaines**.

DHA (déhydroépiandrostérone)

La DHA est une hormone stéroïdienne endogène fabriquée par le cortex surrénal. Cette parente des hormones sexuelles mâles a

* En Europe, elles ont récemment fait leur apparition dans les bars branchés et les Raves, et leur usage demeure plutôt confidentiel. (N.d.E.)

** Il est, en revanche, disponible sur ordonnance en France. (N.d.E.)

une faible activité androgénique. Les adeptes de smart drugs affirment qu'elle combat l'obésité, le vieillissement et le cancer, prolonge la vie et permet de conserver une apparence jeune. D'autre part, elle protégerait les cellules du cerveau de la dégénérescence due au vieillissement. À l'heure actuelle, la recherche qui permettrait de confirmer ou d'infirmer ces allégations fait encore défaut. La DHA est disponible dans des « clubs d'achat » qui fournissent aux malades du Sida des substances interdites, la DHA étant supposée augmenter les défenses immunitaires.

DMAE (diméthylaminoéthanol)

Cette substance endogène, présente dans le cerveau en petites quantités, existe également chez certains poissons (anchois et sardines). Elle est considérée comme un élément nutritif doté de légères propriétés stimulantes et capable de modifier favorablement l'humeur, d'augmenter les capacités intellectuelles et de combattre la fatigue. Comme le piracétam, il est possible qu'elle agisse sur les récepteurs de l'acétylcholine. Elle est vendue dans les magasins diététiques comme élément nutritif.

LE PIRACÉTAM ME TIENT ÉVEILLÉE QUAND JE CONDUIS, ET M'AIDE AUSSI À FORMULER MES IDÉES PENDANT MES EXAMENS À L'UNIVERSITÉ.
Etudiante, vingt et un ans

Hydergine

L'hydergine est un médicament dérivé de l'ergot de seigle que l'on prescrit comme stimulateur des fonctions cognitives aux personnes souffrant de troubles mentaux dus au vieillissement ou à des accidents vasculaires cérébraux. Elle est peu toxique, et ses mécanismes d'action sont encore inconnus. Bien que de nombreux médecins mettent en doute son efficacité, elle est très appréciée des amateurs de smart drugs, qui pensent qu'elle améliore la mémoire, facilite l'apprentissage et prémunit le cerveau de la dégénérescence. Ce produit est relativement cher.

Sélégiline (Déprényl)

Récemment apparu, le Déprényl est un médicament utilisé depuis peu dans le traitement de la maladie de Parkinson. Au rayon des smart drugs, il a acquis par ailleurs une forte réputation. On le dit capable de stimuler le cerveau, et avec lui toutes les fonctions mentales, et d'accorder à ses utilisateurs un surplus de vivacité et d'énergie. Il est métabolisé dans l'organisme en amphétamine et en méthamphétamine, ce qui expliquerait ces effets.

Lypréssine (Diapid)

La lypressine est l'équivalent synthétique d'une hormone endogène sécrétée par l'hypophyse, la vasopressine, également connue sous le nom d'hormone antidiurétique, ou ADH, puisqu'elle règle le débit urinaire. Les médecins la prescrivent sous forme de spray à utilisation nasale aux personnes atteintes d'une maladie rare appelée diabète insipide, caractérisé par un fréquent besoin d'uriner. Les adeptes des smart drugs affirment que le spray agit aussi sur l'esprit en développant les capacités d'attention, de concentration et de mémoire. D'autre part, cette substance minimiserait, selon eux, l'effondrement qui suit l'absorption d'un stimulant et l'apathie provoquée par des doses élevées de marijuana ou d'alcool. Il ne faut pas négliger cependant quelques effets secondaires possibles, tels que l'irritation des muqueuses nasales, des écoulements du nez, des maux de tête et des crampes abdominales.

Il est difficile, du fait d'une recherche encore insuffisante, de faire le point sur les bienfaits et les risques réels des smart drugs. Bien que les médecins demeurent méfiants, en particulier envers les cocktails de ces substances dont les usagers sont friands, c'est surtout à propos de leur efficacité qu'on est en droit de s'interroger. Il n'est pas certain que ces produits soient dotés des vertus qu'on leur prête, et les informations dont on dispose sont encore insuffisantes pour se prononcer sur les conséquences d'une utilisation à long terme.

12

Problèmes liés à la consommation de drogues

Nous avons examiné au cours des chapitres précédents les risques et problèmes liés à l'utilisation de drogues spécifiques. Nous abordons ici les ennuis d'ordre plus général que les consommateurs de drogues sont susceptibles de rencontrer.

Doses et qualités incertaines

Les substances de provenance légale ont toutes les chances d'être pures, dosées conformément aux normes et correctement signalées. Il arrive cependant que des médicaments soient périmés ou improprement dénommés, ou encore qu'ils contiennent des excipients ou des colorants pouvant s'avérer nocifs chez certaines personnes. Mais ces problèmes sont insignifiants comparés à ce à quoi on s'expose avec les produits achetés au marché noir, qui sont régulièrement coupés, dosés de façon incertaine et fréquemment vendus pour ce qu'ils ne sont pas.

Le simple fait d'acheter dans la rue est une pratique risquée. Non seulement parce que vous pouvez avoir affaire à des individus douteux et que vous participez à des transactions illégales, mais surtout parce que vous courez le risque de ne pas obtenir ce pour quoi vous avez payé. Dans le meilleur des cas, le produit que vous achèterez contiendra un peu de ce qu'il est supposé être, et, au pire, il sera coupé avec de l'amidon ou du sucre. Si vous êtes moins chanceux, vous repartirez avec une substance totalement inactive, et si vous êtes très malchanceux, vous vous retrouverez avec un produit actif, certes, mais nocif. Vous ne vous exposez pas seulement à l'escroquerie, vous risquez carrément de finir aux urgences hospitalières. Sachez que vous êtes d'autant plus menacé par cette dernière possibilité si vous vous injectez les drogues que vous achetez dans la rue : en les introduisant directement dans le sang, vous ne laissez aucune chance à votre organisme de neutraliser les éventuelles impuretés qu'elles contiennent.

Les drogues naturelles achetées au marché noir sont elles aussi sujettes à caution. Il arrive que la marijuana, par exemple, soit aspergée de PCP ou d'herbicide, ou que les « champignons hallucinogènes » soient des champignons ordinaires arrosés de LSD ou de PCP. Et même si ce sont de véritables champignons hallucinogènes, rien ne permet de connaître leur degré de puissance exacte.

Pour remédier à ces incertitudes, il existe aux États-Unis des laboratoires de tests privés qui analysent, pour un prix raisonnable, des échantillons de drogues tout en garantissant l'anonymat de leurs clients. Cependant, ces laboratoires n'étant pas autorisés par la loi à donner des résultats quantitatifs, ils ne pourront pas vous informer sur la puissance de la drogue mais uniquement sur sa nature*. La seule façon d'être sûr de ce que vous avez en votre possession est encore de faire pousser ou de cueillir les plantes vous-même. Sinon, vous devez toujours connaître vos sources. Souvenez-vous qu'au marché noir escroquerie et supercherie sont monnaie courante, et qu'il faut être extrêmement prudent lorsqu'on consomme une substance achetée dans la rue.

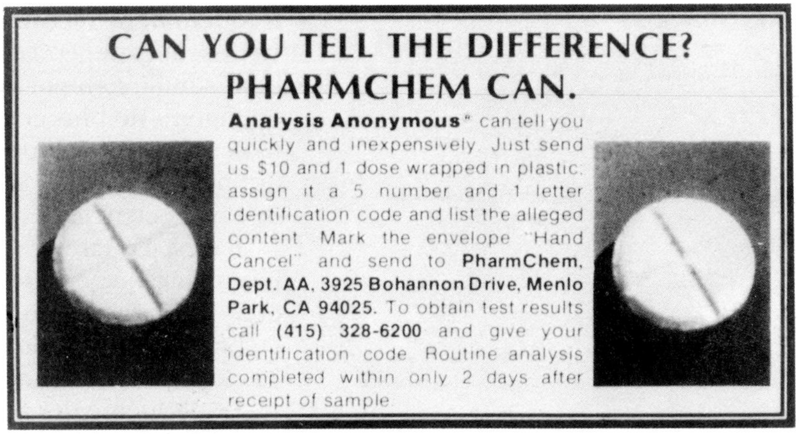

(Prêt des laboratoires PharmChem)

Dangers des mélanges

Les effets résultant de l'absorption simultanée de plusieurs substances psychotropes sont connus dans plusieurs cas. On sait, par exemple, que l'alcool potentialise les effets des sédatifs-hypnotiques et des tranquillisants, et réciproquement. Mais il existe un nombre considérable de combinaisons dont les conséquences sont imprévisibles, dépendant davantage de l'individu, de sa personnalité et du contexte que de la pharmacologie. L'association de plusieurs drogues peut accentuer certaines des réactions indésirables liées à l'absorption de l'une d'elles et en créer de nouvelles.

*Aux Pays-Bas, un institut de recherche cautionné par l'État effectue à la demande un travail d'analyse assez complet. (N.d.E.)

Les mélanges présentent au moins un avantage : on ne s'y habitue pas facilement. Si beaucoup de fumeurs de marijuana boivent de l'alcool quand ils fument, il est pourtant impossible d'en prévoir les effets. Le mélange des deux substances intensifie chez certaines personnes l'état second et l'atténue chez d'autres ; chez d'autres encore, il provoque somnolence ou maux de tête. C'est pourquoi, tant que vous ne connaissez pas les effets qu'a sur vous une combinaison donnée, il est préférable de procéder avec prudence. Notez d'ailleurs que ce sont les individus qui entretiennent de mauvais rapports avec les drogues qui ont le plus fréquemment recours aux mélanges, et que certains cocktails favorisent la dépendance et l'abus. Ceux, par exemple, qui absorbent simultanément alcool et cocaïne finissent très souvent par en ingérer de plus grandes quantités qu'ils ne le feraient s'ils utilisaient seulement l'une ou l'autre. La combinaison café-cigarettes donne souvent lieu à une très forte accoutumance, l'absorption de l'un déclenchant généralement le désir de consommer l'autre.

Il n'est pas rare de voir de nos jours des groupes de gens consommer simultanément et en grandes quantités de l'alcool, de la cocaïne et de l'herbe, mais aussi du tabac, du café et du chocolat. Ce genre de pratiques « multidrogues » tend à favoriser l'excès et l'absorption à la légère de substances dont on connaît mal la nature.

Le problème des mélanges existe également en médecine. Les malades se voient souvent prescrire plusieurs médicaments en même temps, sans que les médecins en connaissent toujours les interactions possibles. De même, on connaît très mal les interactions entre médicaments et autres drogues. Si vous prenez des médicaments, gardez à l'esprit qu'ils peuvent modifier vos réactions aux drogues. Sachez également que les drogues peuvent interférer avec l'action des médicaments que l'on vous a prescrits.

Problèmes d'ordre médical

Pathologies aiguës

Les plus graves problèmes d'ordre médical pouvant ponctuellement résulter de la consommation de substances psychotropes sont les surdoses et les réactions allergiques. Les surdoses légères se soldent généralement par des nausées et des vomissements qui ne nécessitent d'ordinaire pas d'intervention médicale mais peuvent être très pénibles. Les surdoses majeures (communément appelées overdoses, ou OD) peuvent entraîner des convulsions, le coma et la mort. Ce sont des urgences médicales qui nécessitent l'hospitalisation immédiate du sujet. Une personne qui perd brutalement conscience ou cesse de respirer après l'absorption d'une drogue doit immédiatement être vue par un médecin. Si vous êtes le témoin d'un tel cas, laissez de côté toutes les considérations juridiques et faites appel à une aide médicale. Ne redonnez jamais de drogue — quelle qu'elle soit — à une personne victime de surdose.

Si l'injection par voie intraveineuse est le mode d'administration le plus dangereux en matière d'overdose, on court aussi des risques en fumant ou en prisant des stimulants et des dépresseurs, ainsi qu'en absorbant des doses massives par voie orale. Retenez qu'une OD peut très rapidement se solder par la mort, à moins d'obtenir une hospitalisation immédiate.

Les réactions allergiques peuvent se manifester sous diverses formes, allant des démangeaisons et de l'enflure de certaines parties du corps à la mort par asphyxie due au gonflement des tissus de la trachée. Ces réactions sont imprévisibles. Elles peuvent être provoquées par des produits de coupage, dans le cas de drogue achetée dans la rue, autant que par les substances actives elles-mêmes. Elles peuvent également survenir chez des personnes n'ayant aucun antécédent allergique. Un choc allergique majeur se manifestera par des irritations de la gorge et des difficultés à respirer. Il s'agit là encore d'urgences médicales nécessitant une intervention rapide. Toute personne qui développe ce type de réaction doit donc être emmenée à l'hôpital dans les plus brefs délais.

Pathologies chroniques

Toute drogue consommée de façon excessive peut, à long terme, donner lieu à des pathologies chroniques, chaque système de l'organisme étant endommagé par des drogues différentes. On connaît parfaitement les relations de cause à effet qui existent entre certaines maladies et certaines drogues ; ainsi, l'alcool et la cirrhose du foie, les cigarettes et le cancer du poumon. Ces problèmes spécifiques liés à l'absorption de drogues ont été abordés dans les chapitres précédents.

L'injection par voie intraveineuse expose ses usagers à d'autres problèmes résultant directement de ce mode d'administration. L'introduction dans les veines d'une aiguille grossière et non stérilisée comporte un risque très important de transmission des infections. L'hépatite est probablement la maladie le plus souvent transmise de cette façon ; elle dure parfois plusieurs mois et endommage le foie de façon irréversible. Beaucoup plus grave, le Sida (Syndrome d'immuno-déficience acquise) est une infection virale incurable et mortelle qui détruit le système immunitaire. Les toxicomanes qui échangent leurs seringues sont particulièrement exposés à ce virus dévastateur. La probabilité d'être contaminé par une seringue déjà utilisée par une personne infectée est en effet très grande. On peut aussi contracter par l'intermédiaire de ce mode de consommation une grave maladie appelée endocardite bactérienne (infection des valvules cardiaques). Enfin, les toxicomanes qui ont recours à l'intraveineuse souffrent fréquemment d'abcès et de veines enflammées et abîmées. Les injections intramusculaires ou sous-cutanées sont moins dangereuses mais non dépourvues de risques, puisqu'elles transmettent tout aussi bien l'hépatite que le Sida.

Toute substance fumée irrite la gorge, les bronches et les poumons. Une personne « à risque » qui fume régulièrement, qu'il s'agisse de tabac, de marijuana ou de crack, pourra souffrir d'infections respiratoires, d'une capacité respiratoire réduite, de toux, de bronchite, et elle augmentera probablement sa propension à contracter un emphysème ou un cancer du poumon. Rappelez-vous d'autre part que ce mode d'administration introduit directement la drogue dans le sang et dans le cerveau, plus rapidement encore que l'injection par intraveineuse, ce qui augmente sa toxicité et son potentiel toxicomanogène. Quant au mode d'administration qui consiste à priser la drogue, il est moins direct que l'injection par intraveineuse, mais plus dangereux, en revanche, que l'absorption par voie orale. Il peut entraîner, entre autres, l'irritation et l'érosion chroniques des membranes nasales. Certaines drogues absorbées à l'excès, même oralement, peuvent avoir une action très irritante. Ainsi, l'absorption massive d'alcool entraîne parfois une inflammation chronique de l'œsophage et de l'estomac, et trop de café une indigestion chronique.

Les toxicomanes ont généralement un mode de vie désordonné qui ne leur permet pas de dormir régulièrement, de se nourrir correctement et d'entretenir des habitudes saines d'hygiène et d'exercice. Les drogues qu'ils consomment peuvent en outre couper l'appétit, priver le corps de ses vitamines et perturber le métabolisme. Ces effets conjugués conduisent parfois à des problèmes chroniques de malnutrition, d'anémie et de faible résistance aux infections. Ainsi, les carences alimentaires de l'alcoolique augmentent considérablement la vulnérabilité du foie à la toxicité de l'alcool, et favorisent le développement de la cirrhose.

La grossesse et la drogue

Une femme qui consomme des substances actives — quelles qu'elles soient — pendant sa grossesse met son enfant en danger. Aujourd'hui, la plupart des médecins conseillent aux femmes enceintes de n'ingérer aucun médicament pendant les trois premiers mois de la grossesse, et le moins possible pendant les mois qui suivent. Les substances à effets psychotropes ne font pas exception. Dans les années soixante, des milliers de bébés malformés sont nés de femmes qui avaient pris au cours de leur grossesse de la thalidomide, un produit dit inoffensif prescrit contre l'insomnie.

Il est certain que l'utilisation de drogues pendant la grossesse est dangereuse pour le fœtus, mais, dans la majorité des cas, on ne connaît pas les risques exacts que cela comporte. On sait que les femmes qui fument des cigarettes augmentent leurs risques de faire un fausse couche. Leurs enfants sont généralement au-dessous du poids normal à la naissance, davantage exposés que les autres aux infections respiratoires, et ils meurent plus fréquemment pendant la petite enfance. On a constaté d'autre part que la consommation d'alcool pendant la grossesse augmente les risques de problèmes à la naissance ; personne cependant n'est en mesure de déterminer les quantités d'alcool au-delà desquelles la santé de l'enfant est menacée.

La majorité des drogues dont il est question dans ce livre peuvent affecter d'une façon ou d'une autre l'organisme du fœtus après y avoir pénétré. Les femmes héroïnomanes, par exemple, donnent naissance à des enfants toxicomanes qu'il faut sevrer pendant les premiers jours de leur vie. C'est pourquoi les femmes enceintes devraient interrompre l'utilisation de substances psychotropes pendant toute la durée de leur grossesse, et même au-delà si elles allaitent, parce qu'il passe dans le lait des quantités de drogue suffisantes pour affecter un tout jeune enfant. Sachez d'autre part qu'il est mauvais de fumer en présence des enfants, leur organisme étant très sensible à tous les types de fumée.

Problèmes d'ordre psychiatrique

Les réactions aiguës les plus courantes sont les réactions de panique : une personne absorbe une drogue, commence à en ressentir les effets et se persuade peu à peu qu'elle va mourir ou devenir folle. Ce type de réactions survient surtout chez ceux qui ont peu d'expérience en matière de drogues, et généralement dans des contextes qui favorisent l'anxiété. Ainsi, l'adolescent qui n'a jamais touché à la marijuana et qu'on pousse à l'essayer lors d'une fête où il ne connaît personne est tout désigné. Quelqu'un à qui l'on administre de la drogue à son insu, ou qui en absorbe des quantités bien supérieures à ce qu'il a l'habitude de prendre, est également susceptible de céder à la panique. Certaines réactions très intenses entraînent agitation, impuissance et incohérence et deviennent source d'angoisse pour les autres. Il n'est pas rare d'ailleurs qu'une personne prise de panique utilise l'angoisse qu'elle suscite chez les autres pour alimenter ses propres réactions.

Il est arrivé que des médecins prolongent des crises de panique en diagnostiquant à mauvais escient un épisode psychotique, confortant ainsi le sujet dans sa crainte de devenir fou. Une personne paniquée a besoin d'être rassurée et apaisée avant tout, de préférence par quelqu'un d'expérimenté en qui elle aura confiance, comme l'employé d'un centre toxicologique. Il ne faut lui administrer ni sédatif ni tranquillisant ni aucune autre substance psychotrope. Une salle d'urgences hospitalières, pouvant s'avérer plus angoissante que rassurante, n'est pas forcément le meilleur endroit où conduire une personne paniquée. Beaucoup de réactions de panique disparaissent rapidement pourvu qu'on les identifie comme telles et qu'on ne les exacerbe pas par une attitude inappropriée.

Les crises de paranoïa et les mauvais trips sont des réactions similaires à la panique, résultant le plus souvent de la prédisposition du sujet et du contexte, et qui, elles aussi, disparaissent progressivement d'elles-mêmes.

De vraies réactions psychotiques apparaissent parfois lors de mauvaises expériences, mais elles sont loin d'être aussi fréquentes que la panique. En effet, tout comme une première expérience sexuelle, un départ de la maison familiale ou la perte d'un emploi, une expérience angoissante peut déclencher un état psychotique passager. Toutefois, une personne dont les troubles mentaux subsistent une fois les effets de la drogue disparus doit être examinée par un spécialiste.

La disparition progressive des effets d'une drogue, appelée communément « descente », met en jeu des problèmes particuliers. Les gens qui ont recours à la drogue pour se sentir bien tombent généralement dans la dépression quand ils ne sont plus sous son influence. Non seulement cet état dépressif favorise une consommation fréquente et abusive, mais il risque de devenir une disposition chronique. Les psychiatres ont souvent affaire à des personnes profondément dépressives et grandes consommatrices de cocaïne. Ce phénomène peut exister avec n'importe quelle substance psychotrope utilisée régulièrement. Il n'est pas rare en effet que la dépression soit une composante de la dépendance à l'alcool, aux sédatifs-hypnotiques ou aux stimulants.

Ceux qui militent contre les drogues citent volontiers toute une série d'autres problèmes psychologiques dont les drogues seraient responsables. Si bien peu d'éléments permettent d'appuyer leurs dires, il existe tout de même certaines corrélations. Il semblerait en effet que la paranoïa et les hallucinations observées chez les gens qui s'injectent des amphétamines aient une origine pharmacologique.

On sait d'autre part que l'alcool peut entraîner de sérieuses lésions cérébrales, causant des pertes caractéristiques de la fonction mentale, et qu'une importante consommation de cocaïne provoque souvent des modifications de la personnalité telles que l'irritabilité, la paranoïa et l'agressivité. Certains problèmes psychologiques majeurs vont parfois de pair avec la consommation massive d'autres drogues, mais qu'ils en soient les conséquences directes reste très incertain dans la majorité des cas.

On a beaucoup parlé par exemple de ces jeunes gens prétendument « déjantés » par une longue et intense consommation de marijuana, de psychédéliques et autres drogues illicites. Sans doute, des gens sont ressortis désemparés, confus, inadaptés de ces périodes passées avec la drogue, mais qu'en était-il avant, et quels autres facteurs sont intervenus ? Il ne faut pas oublier qu'un grand nombre d'entre eux, à la même époque, ont vécu en communauté, participé à des expérimentations sexuelles peu communes, adopté un culte religieux... On peut blâmer les drogues certes, mais leur responsabilité reste à démontrer.

Le syndrome amotivationnel est le parfait exemple d'un problème abusivement attribué à une drogue. Comme nous l'avons dit précédemment, il est beaucoup plus logique de voir dans la consommation massive de marijuana l'expression plutôt que la cause d'un manque de motivation. On trouve en effet autant de gens désabusés que de gens motivés parmi les fumeurs de marijuana. De plus, il est probable que les premiers maintiendraient d'une façon ou d'une autre une attitude improductive si la marijuana venait à disparaître. L'attitude qui consiste à considérer que les drogues sont responsables de certains comportements qu'on réprouve est compréhensible, mais scientifiquement inepte et stérile, puisqu'elle ne propose aucune solution aux problèmes liés à la drogue.

Problèmes d'ordre social et comportemental

La consommation de drogue peut être source de problèmes avec l'entourage. De nombreux usagers se sentent coupables et cette culpabilité est souvent un obstacle à leurs relations intimes. D'autre part, une personne qui a recours à des drogues illicites entre automatiquement dans des rapports conflictuels avec son entourage social, ses parents, ses professeurs, ses employeurs. L'une des sources de tension les plus courantes au sein des familles est le soupçon ou la découverte de la consommation de drogues par l'enfant. C'est un sujet si épineux que la plupart des parents sont incapables de l'affronter. Il en résulte souvent un climat de défiance et d'incompréhension qui s'insinue dans tous les aspects de la vie familiale. La drogue peut aussi isoler un enfant du reste de ses congénères du fait qu'elle l'amène à fréquenter d'autres usagers et qu'elle restreint ses possibilités d'établir un faisceau de relations équilibrées. Bien entendu, les enfants ne sont pas les seuls à devoir faire face à ce type de problèmes. Dans un couple, par exemple, le penchant de chacun des conjoints pour une drogue différente peut devenir source de conflit, voire même entraîner la rupture.

D'une façon générale, l'usage abusif d'une drogue, qu'elle soit légale ou illégale, menace toutes les sphères de la vie sociale

MES COPAINS ET MOI, SI ON DEALE DE LA DOPE, C'EST SURTOUT POUR L'ARGENT. ET PUIS AUSSI POUR LE STATUT. J'VEUX DIRE, SI T'AS DE L'ARGENT ET DE LA DOPE, T'AS AUTOMATIQUEMENT LE POUVOIR ET LE PRESTIGE. LES GENS DISENT QUE C'EST DE LA FOLIE DE PRENDRE CE RISQUE, MAIS EN MÊME TEMPS ILS T'ENVIENT, ET ÇA C'EST LA VÉRITÉ.
Adolescent, dix-sept ans.

d'un individu. Le père alcoolique qui ne peut subvenir aux besoins de sa famille et qui se discrédite aux yeux de ses proches et de ses collègues est un exemple classique. L'héroïnomane qui vole ses amis pour payer sa dose en est un autre. À dire vrai, il est rare que la consommation abusive de drogue ne soit source d'aucun conflit avec l'une ou l'autre des parties de l'environnement social.

Dans nos sociétés, les lois sur les drogues renforcent ces problèmes. D'abord parce qu'une drogue illicite est très chère et qu'en acheter régulièrement peut dévorer une part importante des ressources économiques d'un individu. Ensuite, parce que, même si un consommateur occasionnel se fournit presque toujours auprès d'un ami, les fournisseurs sont, à un moment ou à un autre de la chaîne, en contact avec le monde criminel de la drogue. Un consommateur régulier est toujours susceptible d'y pénétrer, surtout s'il commence à vendre lui-même des substances illicites pour financer sa propre consommation.

Les risques qu'il y a à être en relation avec des dealers professionnels ne doivent pas être sous-estimés. La plupart d'entre eux manipulent de grosses sommes d'argent liquide, sont armés et évoluent dans un monde d'escrocs, d'indicateurs, de rafles... Ces rafles de la police menacent aussi bien les personnes impliquées dans la culture que dans le trafic de drogue de grande envergure. La laideur de ce milieu est en relation directe avec les lois qui interdisent de posséder et de vendre des substances illicites. Les brigades des stupéfiants qui appliquent ces lois ont parfois des comportements aussi peu recommandables que les personnes qu'elles traquent, violant les libertés civiles à grand renfort de brutalité pour mettre sous les verrous les « trafiquants de drogue ».

Les gros trafiquants sont rarement inquiétés par la loi, étant suffisamment riches, malins et puissants pour conserver leur position. Les petits dealers et les consommateurs, en revanche, sont des proies faciles. Au cours de ces dernières années, ils ont été tellement traqués par les plans antidrogue que les tribunaux et les prisons sont submergés.

La fréquentation de consommateurs de drogues, légales ou illégales, peut encore vous attirer des ennuis d'une nature différente. Vous vous exposez en leur compagnie à des accidents et des désagréments de toutes sortes, et vous pourrez avoir à subir les conséquences de leurs débordements en public.

La conduite en état d'ébriété met en danger la vie des passagers, des autres usagers de la route et du conducteur lui-même. Vous pouvez accepter ou non de monter en voiture avec une personne qui a bu, fumé de la marijuana, ingéré des psychédéliques ou n'importe quelle autre substance qui compromet ses capacités au volant. Bien sûr, il peut être très difficile de refuser à un ami de monter dans sa voiture parce que vous pensez qu'il est incapable de conduire, mais c'est un choix qui peut vous éviter d'être blessé ou de trouver la mort dans un accident. En Suède, où l'alcoolisme est monnaie courante et où les lois sur la conduite en état d'ébriété sont strictement appliquées, l'habitude veut que l'un des membres d'un groupe qui sort faire la fête s'abstienne de boire pour pouvoir servir de conducteur aux autres. Dans notre société où cette coutume n'a pas cours, toute personne qui fraye avec des consommateurs de drogue doit pouvoir être en mesure de juger du moment où il est préférable de ne plus les suivre.

Aujourd'hui, avec la pratique de plus en plus fréquente des analyses d'urine et l'utilisation, plus récente, d'une méthode d'analyse d'échantillons de cheveux, les consommateurs de drogues se trouvent dans une plus mauvaise posture qu'ils ne l'ont jamais été. De nombreux patrons exigent que leurs employés se soumettent, sans avoir été prévenus, à des analyses d'urine, qu'ils utilisent aussi comme critère de recrutement. Des analyses positives se soldent généralement par la perte de l'emploi. D'autre part, la police américaine utilise désormais un test du nom de Horizontal Gaze Nystagmus Test qui consiste à observer les mouvements oculaires et permet de détecter la plupart des substances psychotropes.

Troubles du développement

La consommation de drogues par des enfants de plus en plus jeunes est un phénomène très alarmant. Dans les années soixante, les principaux consommateurs de marijuana étaient des étudiants ; aujourd'hui, on trouve de l'herbe dans les lycées et parfois même dans les écoles primaires. La plupart des adolescents ont déjà essayé au moins une fois la cocaïne, l'alcool, le tabac, les tranquillisants, les solvants, les psychédéliques et probablement d'autres substances encore. L'usage de drogues est devenu un phénomène répandu dans les écoles de milieu rural comme de milieu urbain et semble n'être limité par aucun critère de classe ou d'ethnie.

D'une façon générale, parents, enseignants, médecins et législateurs voient dans la consommation de drogues chez les jeunes enfants une menace particulièrement grave. Il craignent des conséquences physiques et psychologiques irréversibles pour eux et redoutent d'autre part de voir surgir des générations entières de zombies toxicomanes et criminels. Il est possible que les effets secondaires des substances psychotropes soient plus nocifs pour un enfant, mais rien ne permet de l'affirmer. Chez les Indiens d'Amérique du Nord, où les drogues sont consommées à des fins religieuses, les enfants absorbent très tôt des psychédéliques naturels sans qu'apparemment ils en soient affectés. Mais on ne peut comparer ce type de consommation très spé-

tement semblable, au niveau cellulaire, à la soudaine euphorie qui suit l'absorption de cocaïne. De fait, il serait sans doute inapproprié de distinguer des états psychiques « naturels » d'états psychiques « chimiques », puisqu'il se pourrait fort qu'ils dépendent des mêmes substances endogènes de l'organisme.

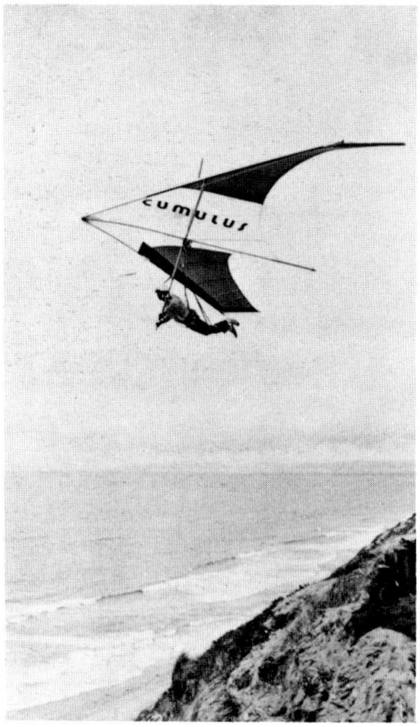

Deltaplane au-dessus de Fort Funston Bluffs, San Francisco. (Lee Foster, Free Lance Photographers Guild)

Vaut-il mieux poursuivre des états de conscience modifiée grâce au soutien des drogues ou par d'autres moyens ? Le principal avantage des drogues est dû à la puissance et à l'immédiateté des effets qu'elles entraînent. Leur principal désavantage est de renforcer chez l'individu la notion de besoin d'un soutien extérieur pour parvenir à un état recherché. Non seulement cette idée engendre de graves problèmes avec les drogues, mais elle peut aussi donner aux gens un sentiment d'inadéquation et d'inachèvement. Même ceux qui entretiennent de très bons rapports avec elles ressentent souvent la culpabilité de s'en remettre à elles. Si ce sentiment est à ce point répandu, c'est sans doute parce que la majorité des gens doutent de leur propre valeur et se sentent démunis face aux exigences de la vie. Or le besoin de drogues pour altérer sa conscience semble confirmer cette peur. En tout état de cause, la culpabilité n'amène rien de bon.

Bien entendu, les méthodes qui ne font pas intervenir de drogues posent les mêmes problèmes. Une personne qui ne peut plus se passer de tomber amoureuse est elle aussi à la merci de forces extérieures. De nombreux individus que l'appât du gain fait vibrer brûlent leur vie dans l'unique volonté de gagner de l'argent. La dépendance au jeu procède de la même fureur d'amasser. On a vu des coureurs fanatiques éprouver de graves malaises physiques et mentaux parce que les circonstances ne leur permettaient pas de courir, ne serait-ce qu'un seul jour — une sorte de syndrome de sevrage douloureux pour eux-mêmes et pour leur entourage. Si le ski de descente ou le deltaplane est la seule chose qui vous fait planer, vous devrez y consacrer autant de temps et d'argent qu'un toxicomane à sa défonce, et vous vous exposerez à des dangers équivalents voire même supérieurs. Il est des hommes qui vivent leurs plus grandes expériences lorsqu'ils tuent ; certains d'entre eux trouvent leur intégration sociale dans l'armée de métier, d'autres deviennent criminels ou terroristes.

Ce qui importe avant tout, c'est d'apprendre à choisir les moyens de vivre ces sensations qui ne nuiront ni à vous-même ni aux autres, et qui ne nécessiteront pas de consacrer de très grandes quantités de temps et d'argent à l'achat d'un matériel et d'un équipement spécial. Vous devez en outre être capable de retrouver ces sensations par des biais suffisamment différents pour pouvoir les vivre où que vous soyez, même si les ressources externes dont vous disposez sont minimales. Vous devez enfin être prêt à expérimenter de nouvelles méthodes au fur et à mesure que vous vieillissez et que vous changez.

Vous ferez très bien en portant votre choix sur la méditation, le chant, la prière, la communion avec la nature, la musique... toute expression artistique qui requiert peu de choses hormis vous-même. Cela ne veut pas dire que vous ne devez pas jouer au polo si le polo vous fait planer, mais il est bon de pouvoir aussi s'adonner à des occupations plus accessibles et moins chères.

Ces moyens d'accéder à différents états de conscience ne sont ni aussi rapides ni aussi puissants qu'une pilule qu'on avale, et pour les maîtriser il vous faudra probablement y investir beaucoup de temps et d'efforts. Parvenir à cette maîtrise en rebutera plus d'un sans doute, et cela d'autant plus que notre société refuse d'admettre le bien-fondé d'autres modes de conscience et de nous enseigner les moyens de les atteindre. Le travail à fournir sera peut-être plus important pour les gens qui consomment des drogues régulièrement, simplement parce qu'ils sont habitués aux sensations physiques de la drogue et qu'ils les considèrent comme partie intégrante de l'expérience psychique recherchée. Celui qui ingère des drogues diluées de façon occasionnelle sera davantage à même d'apprécier des modifications psychiques plus subtiles que celui qui absorbe régulièrement par voies plus directes des formes concentrées de drogues, parce qu'il n'aura pas appris à identifier la défonce sous la forme d'effets pharmacologiques très marqués.

Lorsqu'on veut accéder à des états de conscience modifiée, les moyens les plus naturels réclament un effort initial peut-être plus important, mais ils ont l'avantage de ne pas s'émousser à force de répétition et s'avèrent donc souvent très profitables à long terme. En fait, les moyens de défonce ne nécessitant pas un soutien de l'extérieur finissent par devenir de plus en plus efficaces avec la pratique. Les gens qui font du sport, du yoga ou de la méditation prétendent que leurs expériences s'améliorent avec le temps, ce qui est loin d'être le cas des gros consommateurs de drogues.

Il existe tellement de moyens d'altérer sa conscience qu'il serait vain d'essayer d'en établir la liste. Des méthodes très efficaces pour certaines personnes n'ont parfois aucun effet sur d'autres. Nous avons rencontré des gens à qui la danse soufi — une sorte de version adulte de la toupie qu'affectionnent les enfants — faisait vivre de grands moments, et d'autres pour qui ce n'était qu'un moyen d'avoir rapidement mal au cœur. Source de sensations intenses pour certains, les sports de contact peuvent offenser aussi la sensibilité d'autres. Des méthodes ont beau drainer plus d'adeptes ou sembler plus excitantes, ce qui compte avant tout c'est de choisir celle qui vous convient.

Sachez qu'il existe également des alternatives aux substances que l'on absorbe à des fins non psychotropes. On peut soigner la maladie, par exemple, autrement qu'avec des médicaments : il

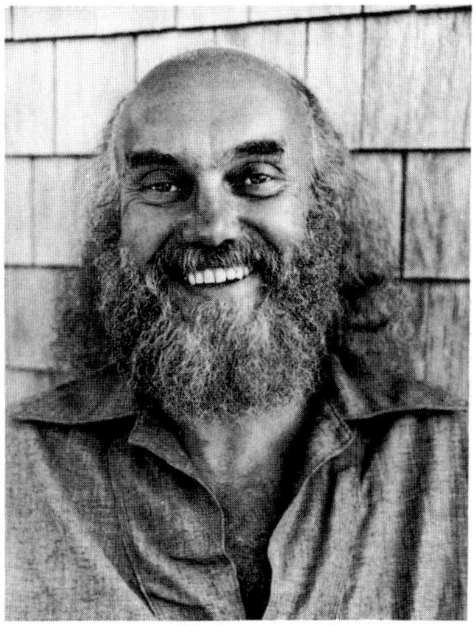

Ram Dass, anciennement Richard Alpert a largement expérimenté avec Timothy Leary le LSD, la psylocybine et autres psychédéliques dans les années soixante. Bien que fervent partisan des hallucinogènes lorsqu'il était étudiant à Harvard, Ram Dass en vînt à penser par la suite que de fréquentes expériences liées aux drogues étaient un obstacle à la réalisation de soi et que le yoga et la méditation constituaient un moyen plus efficace pour y accéder. (Peter Simon)

existe en effet de nombreuses thérapies non médicamenteuses, comme l'acupuncture, les massages, les régimes alimentaires spéciaux… On peut agir sur l'humeur et les performances en modifiant ses habitudes d'alimentation, de sommeil et d'exercice. On peut stimuler sa créativité par le voyage, la lecture, l'échange intellectuel, les expériences nouvelles. On peut explorer son esprit au moyen de la psychothérapie ou de l'hypnose, en livrant ses pensées dans un livre ou une chanson. La consommation de drogues est devenue si indissociable de certaines activités (le verre de vin avant un dîner, le joint avant un film) qu'il peut paraître impossible à certains de vivre sans elles. Et pourtant, avec suffisamment de détermination, on peut supprimer les drogues de sa vie et ne jamais les regretter.

14

Conclusion

À maintes reprises, il nous a été donné de vérifier à quel point la drogue était un sujet chargé d'affect. C'est pourquoi nous devinons d'ores et déjà que ce livre soulèvera la controverse, et tout particulièrement sur la question de savoir si ces informations sont susceptibles d'encourager les jeunes à consommer des drogues ou non. Nous aimerions soulever cette question avant toute chose.

La vérité concernant les drogues ne peut pas faire de mal. Certes, elle peut heurter la sensibilité de certains et déranger ceux qui ne veulent pas l'entendre, mais elle ne peut pas être dangereuse. Au contraire, une information erronée met en danger de façon certaine le consommateur et son entourage.

Notre intention n'est pas d'encourager qui que ce soit à consommer des drogues ni même de l'en dissuader. Comme nous l'avons écrit au tout début de ce livre, les jeunes gens mais aussi les adultes doivent pouvoir décider d'eux-mêmes quelles drogues utiliser et lesquelles rejeter, si jamais ils choisissent d'en prendre. Nous ne saurions trop vous recommander d'adopter des alternatives aux drogues ou d'apprendre à utiliser celles-ci de façon sensée plutôt que de tomber dans des habitudes d'excès et dans la dépendance.

Chaque individu prend ses décisions à l'aide des informations qui lui sont accessibles. Meilleures seront ces informations, meilleures seront les décisions prises. Nous nous sommes efforcés de donner ici une information aussi neutre et aussi juste que possible, et de ne rendre par nos exemples aucune drogue attrayante.

Nous avons minimisé les dangers de certaines drogues — les problèmes médicaux de la marijuana, par exemple — parce qu'ils sont plus le produit d'un parti pris que d'une expérience ou d'une recherche scientifique. Finalement, exagérer les dangers de la marijuana suscite la curiosité d'un plus grand nombre et conduit bien plus sûrement à l'abus. À ces idées reçues, nous avons opposé ce que nous pensions être le réel danger de la marijuana : consommation irréfléchie et excessive et, à terme, dépendance.

Nous avons, en revanche, mis l'accent sur les effets indésirables des drogues socialement admises — ceux, par exemple, du café et des antihistaminiques — parce qu'ils sont scientifiquement prouvés, et surtout parce que la méconnaissance de ces risques engendre un usage abusif, dangereux pour la santé physique et mentale du consommateur.

En tout état de cause, nous pensons avoir fourni avec ce livre une information fiable, qui permettra à chacun de faire les choix intelligents et de se prémunir de l'abus de drogue.

Permettez-nous de rappeler ici les principales idées que nous avons développées :

Il n'y a pas de bonnes ou de mauvaises drogues, seule l'utilisation qu'on en fait peut être bonne ou mauvaise. L'abus de drogues n'est pas l'usage de substances illicites. On peut parler d'abus, en revanche, à partir du moment où les schémas de consommation — quelle que soit la substance utilisée — détériorent la santé mentale et physique ou le fonctionnement social de l'individu. L'abus naît de relations malsaines avec la drogue, c'est pourquoi vous devez avant tout apprendre à reconnaître ce type de relations. Celles-ci commencent avec la méconnaissance de la substance consommée et de la façon dont elle agit, la perte des effets désirés au fur et à mesure qu'augmente la fréquence d'utilisation, l'incapacité de s'abstenir, et l'éventuelle détérioration de la santé et de la fonction sociale qui peut en découler.

Vous devez être capable de détecter l'abus dans vos propres comportements face aux drogues ainsi que dans ceux de votre entourage. Il ne s'agit pas de fouiller la chambre de votre enfant à la recherche de papier à rouler ou de s'évertuer à déceler dans ses yeux, ses vêtements ou son comportement les traces d'une consommation illicite, mais de savoir détecter la dépendance en observant ses réactions, en surveillant sa santé, en étant à l'affût d'éventuelles difficultés à l'école ou d'éventuelles fréquentations douteuses. Il va de soi que ce genre d'analyse demande plus d'attention et d'effort que la simple mise à sac de sa chambre.

Il est essentiel d'apprendre à reconnaître un usage excessif dès les premiers signes parce que le traitement de la dépendance est difficile. Plus tôt vous détecterez l'abus, plus il vous sera facile de l'infléchir. Il vaut toujours mieux prévenir que guérir. Comme nous l'avons déjà dit, vous serez d'autant plus à l'abri que vous serez bien informé, responsable et désireux d'explorer les alternatives qui vous sont accessibles. Quant à ceux qui décident d'avoir recours aux drogues, ils s'exposeront d'autant moins qu'ils s'associeront à des individus qui les utilisent de façon sensée et qu'ils choisiront intelligemment les substances utilisées, ainsi que les modes de consommation.

À partir du moment où il y a abus, la démarche à suivre est autrement plus difficile. Malgré la meilleure aide possible, la seule alternative qui se présente au toxicomane est d'abandonner définitivement sa drogue et d'admettre qu'il a laissé passer toute chance d'établir un jour de bons rapports avec elle. En tout état de cause, le traitement ne peut commencer qu'avec la reconnaissance par l'usager qu'il abuse effectivement d'une substance et qu'il est aux prises avec un réel problème. Quant à l'issue de la cure, elle dépend exclusivement de la motivation du sujet. Tous les groupes d'entraide du type des Alcooliques Anonymes fonctionnent sur ce principe, et le toxicomane insuffisamment motivé ne peut entrevoir aucune chance de guérison.

Le traitement de la toxicomanie exige généralement une aide extérieure, qu'elle vienne d'un médecin, d'un religieux ou de toute autre personne professionnellement habilitée à prodiguer des conseils sur ce sujet. Il est difficile de trouver une aide adéquate dans la mesure où la majorité des personnes désireuses de travailler avec des toxicomanes sont rarement qualifiées pour le faire. Quoi qu'il arrive, ne vous en remettez jamais, que le traitement doive s'appliquer à un enfant, un parent, un ami ou vous-même, à une personne en qui vous n'avez pas confiance ou que vous considérez insuffisamment informée et qualifiée, quels que soient les diplômes ou la réputation dont elle jouit.

Beaucoup d'employés des centres toxicologiques sont d'anciens toxicomanes. Dites-vous que ce ne sont pas nécessairement les meilleures personnes à qui s'adresser pour comprendre comment faire usage de la drogue, dans la mesure où ils n'ont pas toujours su eux-mêmes gérer leurs propres rapports avec les drogues. Nombre d'entre eux affectent un fanatisme de circonstance, enflammant les discussions, radicalisant leur public, et obstruant parfois la voie à un bon processus d'éducation en matière de drogues. En outre, il vaut la peine de considérer également que certaines personnes faisant profession du traitement de la toxicomanie ont tout intérêt à ce que perdure l'abus de drogue, puisque c'est de lui que provient leur gagne-pain.

Il n'est pas certain non plus que la meilleure démarche à suivre soit d'aller voir un médecin. Les écoles de médecine s'appesantissent rarement sur les effets des substances psychotropes, et à moins que les médecins ne s'informent eux-mêmes, ils sont aussi susceptibles que les autres de propager des informations inexactes. Ils ont été responsables d'une grande partie des cas de toxicomanie de ces cent dernières années en prescrivant des opiacés, de la cocaïne, des amphétamines et des tranquillisants, sans avoir pour autant une connaissance précise de la nature exacte de ces substances. Et puis, ils entretiennent peut-être eux-mêmes de mauvais rapports avec l'alcool, le tabac et autres stimulants ou dépresseurs auxquels ils ont légalement accès.

Il n'est donc malheureusement pas facile de trouver une aide prometteuse en matière de drogue. De votre côté, appliquez-vous à glaner toutes les informations possibles, posez des questions et faites appel à votre propre jugement. N'hésitez pas à demander à une personne en qui vous avez confiance de vous expliquer ses propres comportements vis-à-vis de la drogue et de vous indiquer ce qu'elle pense être le mieux pour se débarrasser d'une dépendance. Si les idées que nous avons développées dans ces pages vous paraissent justes, vous pouvez lui demander de les lire comme point de départ à vos discussions.

Si tous les avertissements et signaux d'alarme que nous donnons dans ce livre vous découragent, nous pensons qu'un programme de désintoxication vous découragerait bien plus encore ! C'est pourquoi nous insistons sur le fait que prévention et information fiable sont vos meilleurs et vos uniques atouts en matière de drogues.

Vous trouverez à la fin de ce livre des *Lectures conseillées* pour chaque chapitre. Nous ne saurions trop vous encourager à utiliser ces ouvrages en guise de guides, chaque fois que vous aurez besoin de plus amples détails sur un sujet particulier. Plus vous serez informé sur ce problème complexe et plus que jamais actuel de la drogue, plus vous serez en mesure de protéger votre entourage et vous-même et contribuerez à conduire la société vers des options moins destructrices.

La drogue au lycée.

Au lycée, on était nombreux à prendre des drogues. Les grands — dont je faisais partie — fumaient de l'herbe régulièrement et buvaient (de la bière essentiellement) le week-end. Mais la drogue préférée de tous, c'était la cocaïne. Seulement, personne n'avait assez d'argent pour en acheter, alors l'un de nous en volait un peu chaque jour à ses parents et la gardait pour les fêtes.

À mon avis, si on était autant à prendre de la drogue, c'est parce qu'on se sentait obligés de le faire. Évidemment, aucun d'entre nous ne se l'avouait vraiment. À vrai dire, on n'en avait même pas conscience. Ce n'était pas si aisé à comprendre ; dans le cas contraire, il est probable qu'il aurait été plus facile pour pas mal d'entre nous d'y résister. Mais c'était très subtil, c'était un état d'esprit. On n'y pensait pas, mais on y était bel et bien soumis.

Charpentier, vingt-huit ans.

La « Cantate du café ».

Jean-Sébastien Bach (1685-1750) écrivit la *Cantate du café* vers 1732, à l'époque où, en Allemagne, le nouveau breuvage commençait à quitter les *coffee houses* pour pénétrer les foyers, cessant ainsi d'être l'apanage d'un cercle exclusivement masculin. Dans la cantate, un père, fâché par la consommation excessive de café de sa fille, la menace de la priver de mari à moins qu'elle n'arrête d'en boire. Voici des extraits de leurs dialogues.

> « **Le père :** Méchante enfant ! Fille ingrate, pourquoi ne te plies-tu pas à ma volonté en cessant de boire ce maudit café ?
> **La fille :** J'aime boire ma tasse de café au moins trois fois par journée, et si vous m'ôtez ce plaisir, que me restera-t-il sur cette terre ?

Bien au-delà de tout autre bonheur, plus rare que joyaux et trésors, plus doux que le vin de muscat. Oh oui ! Plus grand de tous les plaisirs ! Café, café, comme j'aime ton arôme... Si vous voulez trouver grâce à mes yeux, oh ! Père, laissez-moi prendre mon café, laissez-moi le prendre, bien fort.

Le père : Très bien, belle enfant, tu dois faire ton choix. Si tu n'as pas le sens du devoir, je m'y prendrai autrement. Ma patience a atteint le seuil de ses limites ! Maintenant écoute bien ! Je prélèverai la moitié de ta rente. Ton anniversaire approche, tu n'auras aucun présent de moi.

La fille : Comme vous voilà cruel ! Mais le café, lui, m'apportera consolation et oubli....

Le père : Bon, ce sera mon dernier mot. Si café il te faut, alors mari tu n'auras pas.

La fille : Horreur ! Malheur ! Pas de mari ?

Le père : J'en fais le serment et je tiendrai bon.

La fille : Oh, quel jugement sévère ! Comme le choix est cruel entre un mari et mon plaisir. Je ne résiste pas davantage, cher café, je me rends.

Le père : Tu as fini par retrouver la raison.

(La fille chante un air mélancolique de résignation).

Narrateur : Observez maintenant cet heureux père qui part en quête d'un mari beau et riche pour sa fille. Tandis que la demoiselle s'est juré, avant de consentir au mariage, d'obtenir de son époux la promesse solennelle de la laisser boire son café où et quand elle voudrait. »

Le café ne m'a jamais fait faux bond.

Le matin, je bois deux tasses de café. Sinon, je me sens irritable. Trois tasses me rendent un peu nerveux, mais avec deux, je me sens parfaitement bien.

Si je bois du café après trois heures de l'après-midi, je ne peux pas m'endormir à onze heures et demie comme je le souhaite. Et si j'en bois après le dîner, même une demi-tasse, je reste éveillé bien au-delà de minuit. Si je dois faire quelque chose d'important ou de délicat le lendemain, une apparition en public par exemple, et que je bois du café tard dans la journée, je deviens si nerveux que je passe une nuit blanche.

Je sens bien que cette insomnie a quelque chose de pharmacologique. Je parviens à atteindre l'état de somnolence paisible, de semi-conscience qui précède généralement le sommeil, mais je reste toujours sur la tranche sans jamais sombrer dans l'inconscience. Quand je me lève le lendemain (furieux de ne pas avoir dormi), je me sens détendu mais pas reposé par les sept heures que j'ai passées au lit.

Quand je sais que j'ai une longue route à faire en voiture et que je devrai rester éveillé une partie de la nuit et peut-être même la nuit entière, je cesse de boire du café pendant les deux ou trois jours qui précèdent. (Je m'arrange avec des doses plus légères en buvant du thé ou du cola). Le soir du voyage, je bois deux fois du café : une tasse ou deux quand je me sens fatigué à l'heure où je vais me coucher habituellement, puis environ deux tasses trois heures après. Si je bois du café pendant les quelques jours qui précèdent, l'effet stimulant du café absorbé le soir du voyage semble beaucoup moins prononcé. C'est un peu comme si j' « économisais » le café de deux ou trois jours pour le soir où je dois conduire et rester éveillé très tard. À chaque fois que j'ai utilisé le café de cette façon, il m'a été d'une grande aide. Il ne m'a jamais fait faux bond.

Administrateur universitaire, trente-neuf ans.

Accros au café.

Ma femme et moi buvons du café depuis de nombreuses années. J'ai longtemps été fumeur et j'ai eu beaucoup de mal à m'arrêter, il y a de cela douze ans. Ma femme fume toujours et je ne pense pas qu'elle sera capable de s'en passer un jour. Je commence ma journée avec deux tasses de café, et j'en bois environ six de plus jusqu'au dîner. Depuis quelque temps, nous prenons du décaféiné le soir, parce que nous nous sommes rendu compte que le café nous empêchait de dormir.

Il y a quelques années, ma main gauche s'est mise à trembler. Les médecins appellent ça un tremblement et n'ont ni explication ni traitement à proposer. L'année dernière, ces tremblements se sont intensifiés et ont commencé à devenir très embarrassants. De nombreuses personnes m'ont dit que c'était peut-être à cause de la caféine, ou du moins qu'elle pouvait aggraver mon cas. Alors j'ai pensé que ce serait une bonne idée de la supprimer. Je n'avais jamais envisagé le café comme une aide quelconque ou une drogue et donc jamais imaginé qu'il pouvait être difficile de cesser d'en consommer.

Ma femme, elle aussi, considérait le café comme une simple boisson que nous prenions plaisir à boire. Elle a immédiatement été d'accord pour le remplacer par du décaféiné. Et c'est ce que nous avons fait. Je n'ai remarqué aucune différence le premier jour, mais dès le deuxième jour, je me suis senti très fatigué au bureau et j'ai commencé à avoir très mal à la tête. J'ai alors décidé de rentrer plus tôt. Quand je suis arrivé à la maison, ma femme était allongée sur le canapé et gémissait. Elle m'a dit qu'elle avait la pire migraine de sa vie et qu'elle ne pouvait même pas se lever. Comme j'avais moi-même de terribles maux de tête, j'ai compris que nous étions peut-être en train de souffrir du manque de caféine. Je le lui ai dit et elle a refusé de me croire. Pour le lui prouver, je suis allé dans la cuisine pour nous faire deux tasses de café bien fort que nous avons bues ensuite. Dix minutes après, nos maux de tête avaient disparu comme par magie, et nous étions de nouveau nous-mêmes. J'étais effaré de voir à quel point nous étions accros à la caféine ; ma femme, qui était loin de penser que le café pouvait être une drogue, avait du mal à le croire.

Depuis ce jour, nous essayons de nous défaire de la caféine en substituant progressivement le décaféiné au café. Nous avons réussi à réduire notre consommation de moitié, mais nous ne pouvons toujours pas nous passer des deux tasses du matin, même après un an. Nous sommes pourtant déterminés à arrêter complètement, et je sais que nous y parviendrons, parce que le fait de nous savoir drogués nous a donné la motivation dont nous avions besoin.

Avocat, soixante ans.

Je ne suis plus accro au chocolat.

Il y a cinq ans, je me suis inscrite dans un centre d'aide aux fumeurs, alcooliques et boulimiques à Los Angeles, dans l'espoir de me débarrasser d'un penchant pour le chocolat suffisamment prononcé pour perturber ma vie. J'avais à l'époque trente-trois ans, et je ne me souvenais pas d'un jour passé sans fringale de chocolat, assouvie sous une forme ou une autre et dans des quantités que la plupart des gens auraient trouvées excessives, sinon ahurissantes.

Je n'étais pas grosse mais m'adonnais pourtant à ces fringales en secret. Cela se passait généralement au milieu de la nuit, et s'il n'y avait pas de chocolat dans la maison, je n'hésitais pas à prendre ma voiture et à traverser tout Los Angeles pour trouver un supermarché ouvert la nuit où acheter ma dose. Bien que les gens du centre m'aient assuré qu'ils pouvaient me guérir de cette dépendance en dix séances, je restais sceptique. Mon désir de chocolat était si compulsif et si incontrôlable que je pensais ne pouvoir rien espérer de mieux qu'une légère et temporaire atténuation de ces accès de fringale dont je souffrais en permanence. Pourtant, j'étais prête à essayer n'importe quoi.

Le Shick Center, puisque c'était son nom, ne tablait pas sur la volonté de ses patients parce qu'il considérait que toute forme d'autoprivation était vouée à l'échec. Leur méthode consistait à modifier le comportement selon une technique tellement simple qu'elle me semblait grotesque. Me conformant à leurs instructions, je suis arrivée à la première séance avec une quantité de mes barres de chocolat préférées et me suis assise devant un miroir avec une assiette en carton à la main. On m'a ensuite attaché au poignet un petit appareil qui m'envoyait de faibles décharges électriques. Loin d'être douloureuse, cette sensation était en fait à peine perceptible. On m'expliqua que l'effet devait être purement subliminal. Ainsi équipée, j'ai passé la demi-heure suivante à mâcher du chocolat qu'au lieu d'avaler je devais recracher dans l'assiette tout en me contemplant dans le miroir.

Du scepticisme, je suis alors passée à la franche incrédulité. La légère répugnance que m'inspirait mon reflet en train de cracher le chocolat était plus que compensée par le plaisir de l'avoir dans la bouche. Je ne comprenais pas comment un procédé aussi absurde pouvait ne serait-ce qu'effleurer la surface d'un problème aussi profond que le mien et, s'il n'y avait pas eu la garantie du « satisfait ou remboursé », j'aurais tout planté là.

Les six séances suivantes se sont déroulées exactement comme la première. À la fin de ma septième visite, je me souviens d'avoir pensé « Ce truc ne marche pas, j'aime toujours autant le chocolat ». Pendant ce temps, le programme ne m'imposait aucune restriction sur ce que je mangeais de mon côté, et ma consommation de chocolat restait inchangée.

Ce n'est qu'à la huitième séance que j'ai vaguement senti — c'était presque imperceptible — que quelque chose se modifiait en moi. Ce n'était pas que j'aimais moins le chocolat, mais je ne ressentais plus autant cette urgence d'en ingurgiter. Puis, au milieu de la neuvième séance, j'ai noté un changement subtil mais très net. Je ne ressentais aucun dégoût, mais je m'étais mise à manger de façon automatique et sans plaisir. Je restais sceptique, doutant surtout que ce progrès pût être durable, mais ce changement a été une révélation.

Aussi absurde que cela puisse paraître, je suis sortie de la dixième séance complètement guérie. Bien que le chocolat ne me dégoûte pas, je n'ai plus jamais envie d'en manger. Des parfums qui ne me faisaient pas envie auparavant, comme la vanille ou la fraise, m'attirent aujourd'hui bien plus que le chocolat. Mais, je n'évite pas non plus le chocolat par peur de redevenir accro. En y travaillant un peu, je pense que je pourrais recommencer, mais je me mets de temps en temps à l'épreuve et je reste toujours aussi indifférente.

Je dois avouer que ce qui s'est passé continue de me laisser perplexe. Être accro au chocolat faisait tellement partie de moi-même que je m'étonne encore d'en être libérée. Inutile de dire à quel point je suis reconnaissante. Il y a un problème cependant... je suis devenue accro (bien que moins gravement) aux gâteaux...

Assistante sociale, trente-huit ans.

Problèmes de cocaïne.

J'ai essayé la cocaïne pour la première fois au début des années soixante-dix. J'avais souvent eu recours aux amphétamines pour travailler mes cours et écrire. À l'époque, la cocaïne était beaucoup plus chère que les amphés et semblait moins efficace, mais j'ai commencé à lire partout que les amphés étaient dangereuses et je me suis dit que la cocaïne l'était peut être moins.

Quelques années plus tard, j'ai vendu de la cocaïne pendant une courte période, mais à ce moment-là ça n'a pas porté à conséquence. Je suis parti un jour passer des vacances en Europe et j'ai donné tout ce qui me restait de coke.

Au milieu des années soixante-dix, la cocaïne était plus répandue, d'une part parce que la génération de la drogue avait vieilli et qu'elle gagnait plus d'argent, et parce que la toxicité des amphés était alors reconnue. Quand je sniffais de la cocaïne, je me sentais de l'inspiration, du brio et de l'énergie. Grâce à elle, j'écrivais beaucoup plus vite, elle me permettait de me concentrer sur mon travail et de me sentir bien en même temps. Sous coke, j'avais de bonnes idées et j'arrivais à les coucher sur le papier. J'en suis venu à considérer la cocaïne comme l'initiatrice et la récompense de mon travail.

Au bout de quatre ans, je me suis rendu compte que je ne parvenais plus à travailler qu'avec de la cocaïne. Sans elle, j'étais vite gagné par l'ennui et la fatigue, j'étais à côté de la plaque. À partir de là, j'ai voulu en avoir avec moi en permanence et j'y ai consacré de plus en plus d'argent. Je devenais aussi moins patient, plus critique, plus paranoïaque. J'ai commencé à vendre de la coke à des amis pour couvrir mes besoins, mais ces rapports avec eux me déstabilisaient et me stressaient. Je devenais impossible. J'avais en plus fait l'acquisition d'une maison dont la rénovation me demandait beaucoup de travail et me mettait sous pression. J'avais besoin de plus en plus de cocaïne pour m'arracher un peu d'énergie créatrice.

En 1978, j'ai dû affronter plusieurs problèmes personnels qui m'ont profondément ébranlé. Une longue relation amoureuse venait de prendre fin et j'entrais alors dans une période de travail très difficile. Une fois encore, je me suis tourné vers la cocaïne pour faire face. Au début, je tenais une semaine avec un gramme, puis très vite, il m'a fallu entre un demi-gramme et un gramme par jour, en commençant parfois dès le lever. Je passais des jours sans dormir et me préoccupais peu de ce que je mangeais. Pour finir, j'ai dû aller à l'hôpital parce que je souffrais beaucoup de ce qui s'est avéré être un calcul rénal. La cocaïne me faisait uriner plus que de coutume, mais, plongé dans mon travail, je ne prenais jamais le temps d'aller boire, ce qui aurait pu éviter que je me déshydrate.

J'étais tellement tendu par la cocaïne que j'étais contraint de boire de l'alcool ou de prendre un Valium pour me relaxer. Mais je passais des heures sur mon lit, le cœur battant, incapable de dormir. Je ne vivais que dans les extrêmes, passant d'un état apathique et dépressif à la plus grande nervosité. Toute cette coke a fini par me rendre fou. Elle me donnait de fausses inspirations, m'opposait la vision d'un tunnel au long duquel s'épuisaient mes efforts créatifs. Je sombrais peu à peu dans une grave dépression. Je jouais à cache-cache avec la coke, l'enfermant quelque part pour ne pas y toucher. Mais la sachant là, si proche, j'étais incapable de penser à rien d'autre, alors, vaincu et coupable, je finissais toujours par en prendre.

J'ai arrêté la cocaïne parce que les moments de dépression avaient fini par l'emporter sur le plaisir. J'ai refait une tentative quelques mois plus tard, mais en vain. Je ne prends plus de cocaïne, mais elle m'a manqué pendant des années et j'ai dû réapprendre à travailler sans elle. Je sais aujourd'hui que je dois à tout prix éviter d'y toucher.

Artiste, quarante-huit ans.

Voyage éclair à travers l'histoire européenne.

Pendant ma première année d'internat à l'université, j'étais malheureuse et souffrais d'être loin de chez moi. De ce fait, je n'étais pas très bonne en classe, je passais le plus clair de mon temps à dire du mal de l'école et à m'apitoyer sur mon sort, et très peu, à vrai dire, à étudier. C'est pourquoi, parvenue à la première session d'examen en milieu d'année, j'avais peu d'espoir de me distinguer. Je décidai quand même d'essayer de rattraper le temps perdu et de rester éveillée toute la nuit pour réviser mon examen d'histoire européenne. À minuit, les phrases ont commencé à se brouiller devant mes yeux. Je me trouvais alors dans la salle à manger de l'internat avec plusieurs autres filles. L'une d'elles, qui était en dernière année, prenant en pitié mes efforts désespérés pour rester éveillée, m'a donné une gélule blanche et verte en m'assurant qu'elle ferait disparaître ma fatigue. Je l'ai prise sans hésiter, et une demi-heure après, je travaillais comme une acharnée. Non seulement je m'étais plongée sans mal dans l'histoire européenne, mais je me sentais grisée. À vrai dire, pour la première fois depuis des mois, je m'amusais.

On a tous entendu ces histoires d'étudiants qui avaient passé des examens sous amphétamines et qui, croyant avoir réussi, découvraient ensuite qu'ils n'avaient fait qu'écrire des pages et des pages d'un charabia incompréhensible. J'aurais presque aimé être dans ce cas, moi aussi. Mais j'ai eu la meilleure note possible à cet examen — comme je m'y attendais — et je n'ai jamais cessé depuis d'utiliser des amphétamines.

Femme écrivain, quarante-huit ans.

Étudiant et drogué aux amphétamines.

Quand j'étais au collège, je me droguais sans le savoir aux amphétamines parce que le médecin scolaire m'en avait prescrit en omettant de me signaler que je pouvais y devenir accro. J'avais à l'époque quinze kilos de trop et aucun de mes régimes n'avaient duré très longtemps. Ce médecin a commencé par me prescrire des doses quotidiennes de Desoxyn qui, m'a-t-il dit, devait supprimer mon appétit. J'ai suivi ses instructions. La Desoxyn me mettait en outre d'excellente humeur, du moins au début. Le médecin m'a indiqué un régime à suivre en même temps, et, très vite, j'ai perdu mes kilos en trop. Mais, au bout de quelques mois, j'ai commencé à me sentir irritable et déprimé, et à mal dormir. Dans ces moments-là, je me remettais à manger beaucoup et reprenais du poids. Je me suis alors rendu compte que la Desoxyn m'aidait à me sentir mieux et à manger moins.

Il ne m'a jamais traversé l'esprit que ce médicament pouvait agir sur mon humeur. J'étais totalement ignorant du produit. Je pense que je le considérais comme une sorte de complément à mon régime, servant à supprimer la faim. Mon médecin ne m'avait jamais dit quoi que ce soit qui puisse me faire penser que la consommation permanente de Desoxyn était dangereuse. Et je multipliai par trois la dose initiale.

Même quand, à la fin des années soixante, les amphétamines ont commencé à être vues d'un mauvais œil, je ne m'étais toujours pas rendu compte que j'en étais devenu dépendant. J'ai été très choqué d'apprendre que Desoxyn n'était qu'une appellation commerciale de le méthamphétamine et, plus encore, de découvrir que j'étais incapable d'arrêter. Si j'essayais de réduire les doses ou de les supprimer complètement, je devenais apathique, dépressif et incapable de me concentrer. Je mangeais beaucoup et je reprenais du poids. Je buvais en outre des quantités excessives de café et avais commencé à fumer. Ma consommation de stimulants était considérable.

Quand je fis part au médecin de mes inquiétudes, il repoussa mes craintes, m'assurant que la Desoxyn était un médicament sans danger. Il m'a fallu de nombreuses visites l'année suivante pour lui faire enfin admettre que j'étais dépendant, et une année de plus pour me débarrasser tout à fait des amphétamines. Je me suis alors retrouvé avec le même poids qu'avant toute cette histoire. Je me sentais victime de l'ignorance d'un médecin et probablement, pensais-je, des arguments de vente fallacieux de la société qui avait commercialisé le médicament. Je savais d'autre part que je n'étais pas seul dans ce cas puisque j'avais rencontré plusieurs personnes qui avaient vécu une expérience similaire. Je ne pense pas que je reprendrai un jour des amphétamines, j'aurais trop peur de retomber dans la dépendance. Ces médicaments sont peut-être utiles à quelque chose, mais sûrement pas si on les utilise comme je l'ai fait.

Avocat, quarante-six ans.

Une autre opinion sur les amphétamines.

Quand j'étais étudiant dans les années soixante, je prenais des amphétamines pour passer les examens importants. La caféine n'a jamais pu me tenir éveillé ; je pouvais boire autant de café qu'il m'était supportable et absorber toutes les doses de No-Doz recommandées, je m'endormais quand même. Je suis donc allé au service médical de l'université et j'ai raconté mon histoire à un médecin qui m'a prescrit du Dexamyl. La première fois que j'ai pris de ce truc, je me suis senti tellement bien que j'ai rédigé, d'une traite et sans le moindre effort, un devoir que j'avais à rendre. Quand, le lendemain, j'ai repris une gélule, les effets étaient deux fois moins puissants. J'ai tout de suite compris que je ne devais pas m'en servir de façon régulière.

Je n'ai alors utilisé les amphétamines que pour les grosses journées d'examens. Voici comment je procédais : je travaillais aussi tard que possible — généralement jusqu'à trois heures du matin —, puis j'allais me coucher en mettant le réveil à sept heures. Je me réveillais à l'heure dite et révisais encore un peu, puis avalais une gélule juste avant de me rendre à l'examen. Quand on nous remettait les sujets, je bouillonnais d'énergie, j'étais confiant et impatient de commencer à écrire.

J'ai réussi tous les examens que j'ai passés de cette façon, et mes professeurs ne se sont jamais plaints d'une copie où j'aurais recopié mon nom à l'infini. Le Dexamyl augmentait réellement ma concentration et mes capacités intellectuelles. Je devais bien entendu connaître mon sujet, le Dexamyl ne donnant pas la science infuse.

J'ai fait plusieurs visites au centre médical de l'université afin de me procurer de nouvelles ordonnances, après quoi le médecin m'a fait une ordonnance illimitée que j'ai utilisée pendant des années et qui m'a permis de donner du Dexamyl à ceux qui en avaient besoin pour leurs examens. Je n'ai jamais pris d'amphétamines à d'autres fins, et personne dans mon entourage n'a jamais eu de problèmes. J'imagine que ce genre de prescription n'est plus autorisée, et je sais que les amphétamines ont acquis aujourd'hui une très mauvaise réputation. Je crois cependant que nous avons su les utiliser de façon sensée, et que cela nous a permis d'affronter un système qui paralyse d'angoisse beaucoup d'étudiants.

Cadre supérieur, quarante-neuf ans.

Une fumeuse pas droguée.

Comme Marc Twain, je n'ai aucun mal à arrêter de fumer ; je l'ai d'ailleurs fait d'innombrables fois. Je ne me considère pas comme une droguée puisque je fume depuis vingt-cinq ans et que j'ai toujours été capable d'arrêter instantanément à chaque fois que je l'avais décidé. Je n'y verrais rien d'extraordinaire si je ne suscitais chez les autres autant d'interrogations et d'admiration. Comme il est assez rare d'entendre parler de gens qui ne fument qu'occasionnellement, je suis considérée par mon entourage comme une femme d'une volonté surhumaine, ce que je me garde bien de démentir.

Mais la triste vérité est tout autre : je n'ai pas plus de volonté que n'importe qui et peut-être même moins que beaucoup de gens. Ce qui m'a sauvée de la dépendance, c'est que j'ai compris très tôt à quel point il me serait facile de devenir accro ; sachant que je me détesterais si cela devait arriver, j'ai toujours pris soin de contrôler scrupuleusement ma consommation.

D'abord, je ne fume jamais avant cinq heures. On pourrait penser que cette précaution suffirait à elle seule à me prémunir de la dépendance ; or, bien que je n'aie jamais envie de cigarette avant cinq heures, je me suis déjà surprise à en fumer jusqu'à cinq d'affilée après l'heure dite — ce qui me rend à chaque fois malade. Je me limite donc à une cigarette avant le dîner et j'essaye de ne pas en fumer plus de cinq ou six dans la soirée. En outre, je surveille attentivement cette consommation, en arrêtant tout pendant plusieurs jours dès que je remarque une tendance à la hausse.

Mon mari étant un fumeur invétéré, cela me demande beaucoup d'efforts quand je dois me priver plusieurs jours de suite. D'un autre côté, cela m'aide considérablement d'avoir en permanence sous les yeux l'exemple vivant de ce que je veux éviter à tout prix.

Femme au foyer, trente-sept ans.

Amour contre cigarettes.

J'ai rencontré ces derniers temps un grand nombre de gens qui avaient arrêté de fumer, et qui disent tous : « Toi aussi, tu peux le faire ». C'est sûrement vrai en théorie. En théorie, je peux aussi courir le triathlon si je m'y mets un peu, mais en pratique, c'est autre chose.

Je descends d'une grande lignée de fumeurs. À soixante-dix ans, ma mère fumait encore comme un pompier. À quatre-vingts ans passés, sa mère (qui a vécu jusqu'à quatre-vingt-treize ans) n'avait toujours pas arrêté. J'ai commencé pour ma part à l'âge de treize ans, et pendant les vingt années qui ont suivi, je n'ai jamais sérieusement envisagé de me priver du plaisir que cela me procurait.

Puis, il y a de cela quelques années, je suis tombée follement amoureuse d'un ex-fumeur qui, bien que large d'esprit à bien d'autres égards, devenait fanatique quand il s'agissait de cigarettes. Il interdisait qu'on fume dans son voisinage — chez lui et dans sa voiture, mais aussi chez les autres, au restaurant, et au théâtre où il n'hésitait pas forcer les gens à éteindre leur cigarette, même s'ils étaient dans leur droit le plus absolu de fumer s'ils en avaient envie.

J'ai très vite compris qu'il serait vain d'attendre un compromis sur ce point. Non seulement il refusait de respirer de la fumée de cigarette, mais détestait la sentir dans mon haleine, sur mes cheveux ou mes vêtements. Il était très sensible à l'odeur du tabac, et j'avais beau me pencher en arrière pour le gêner le moins possible, mes efforts étaient généralement infructueux. J'étais de plus en plus sur la défensive et mal à l'aise, et je dus très vite me rendre à l'évidence qu'aucune relation amoureuse à long terme n'était envisageable si je n'arrêtais pas de fumer. Je m'y suis donc résolue, et un jour que je me sentais particulièrement vertueuse, j'ai jeté mes cigarettes, et là, j'ai commencé à être en manque.

Mes amis m'assuraient que j'irais bientôt mieux du fait que je ne fumais plus, mais le manque était intense et ne me laissait aucun répit, même après cinq semaines. La cigarette était devenue si intimement liée à chaque fil de ma vie, que, sans elle, tout semblait s'effilocher. Je n'arrivais pas à la chasser de mon esprit plus de dix secondes de suite. Je ressentais le manque à chaque minute de la journée mais aussi la nuit, dans mes rêves.

Naturellement, cette agonie mettait à rude épreuve une relation encore neuve et incertaine, et qui, je dois l'admettre, n'y a pas vraiment résisté. J'attendais sans doute plus de crédit et de considération de la part de mon compagnon que je n'en méritais, mais je crois que je méritais quand même plus que ce que je recevais. Étant lui-même passé par là, il compatissait d'autant moins. Il ne voulait pas entendre parler de ma souffrance et me reprochait d'en faire toute une histoire. Puis, au bout de cinq semaines d'une tension sans cesse croissante, il est parti en voyage d'affaires en Europe pour un mois. Dès que son avion a décollé, j'ai recommencé à fumer.

À son retour, il était très mécontent de constater que non seulement je n'avais pas été au bout de mes peines, mais que j'étais revenue au point de départ. Il voulait que je tente l'expérience à nouveau, mais, cette fois-ci, au lieu d'invoquer des raisons de bonne santé et de bien-être, il voulait que je le fasse pour lui. J'étais donc confrontée à un choix dont l'enjeu était beaucoup plus grave : c'était les cigarettes ou lui. En d'autres termes, c'était un test.

Eh bien, en deux mots, j'ai raté le test — non pas une fois, ou deux fois, mais tout le temps, presque tous les jours pendant dix longs mois. Si mes rechutes avaient été un problème à régler entre moi et ma conscience uniquement, cela aurait déjà été bien assez pénible. Mais, comme je l'ai dit, mon compagnon était très sensible à l'odeur du tabac. J'avais beau prendre des milliers de précautions, il était capable, même après plusieurs heures, de le sentir dans mon haleine. Je devais donc en plus essuyer humiliation sur humiliation, et mes échecs sont devenus le sujet de querelles interminables et même, vers la fin, le prétexte à des coups et des luttes farouches entre lui et moi. Nous avions, bien sûr, d'autres divergences, mais le problème de la cigarette avait fini par devenir une sorte de paratonnerre où venait s'abattre toute la charge émotionnelle.

J'avais toujours pensé que je serais capable d'arrêter la cigarette pour quelqu'un. Cette supposition s'est avérée parfaitement infondée. À la fin, quand j'ai dû choisir entre l'amour et les cigarettes, j'ai opté pour les cigarettes. C'était aussi simple que ça.

J'ai alors pris une résolution, à laquelle je me suis toujours tenue depuis, celle de ne plus jamais avoir d'histoire avec un non-fumeur.

Enseignante, quarante et un ans.

J'aime l'alcool.

J'aime l'alcool. C'est une drogue violente qui, Dieu le sait, devient un enfer pour certains, alors qu'utilisée de façon sensée elle peut s'avérer une grande source de plaisir. Après une longue et dure journée, la chaleur irradiante d'un alcool fort est l'une des sensations que je préfère ; elle commence au creux de l'estomac puis se répand dans les membres et dans le cerveau. Je sais que l'alcool est un dépresseur, mais son action et les sensations qu'il procure sont relaxantes — pour l'esprit comme pour le corps. Vous n'avez qu'à observer la montée d'énergie et la différence de niveau sonore après qu'on a servi l'alcool à un cocktail pour vous rendre compte à quel point il peut mettre les gens à l'aise.

Hormis le plaisir de l'intoxication que donne un alcool fort, j'apprécie tout autant le goût des alcools plus légers. Je connais peu de sensations aussi délicieuses que celle de la bière fraîche qui coule dans une gorge desséchée. L'extraordinaire apport du vin aux aliments dont il enrichit et rehausse le goût ont inspiré de nombreux poètes et écrivains bien plus aptes que je ne le suis à en décrire la subtilité, mais je peux vous assurer que ce qu'ils disent est vrai. La saveur complexe et fascinante d'un vin peut être profondément sensuelle.

Psychanalyste, soixante-deux ans.

Mauvaises habitudes de boisson.

J'avais seize ans quand je me suis saoulé pour la première fois. C'était une révélation, je ne m'étais jamais autant amusé. Je criais, gueulais, sautais partout, embrassais mes amis (saouls eux aussi), c'était tout simplement génial. Évidemment, je ne désirais qu'une chose : recommencer.

Peu de temps après, avec un groupe de copains du lycée, j'ai commencé à aller dans des fêtes le week-end où on se saoulait (généralement avec de l'alcool fort) et où on perdait toutes nos inhibitions. Cela nous arrivait même d'apporter une bouteille au lycée pour aller boire discrètement entre les cours. À l'époque, personne ne connaissait l'herbe ni d'autres drogues. On n'avait que l'alcool pour s'envoyer en l'air et, pour cette raison, il comptait beaucoup pour nous.

Quand je suis parti à l'université, j'ai continué à boire de cette façon pour me défoncer, généralement dans des fêtes le week-end. Mais deux choses ont commencé à m'ennuyer. D'abord, à force d'en boire, l'alcool avait perdu un peu de sa fascination sur moi.

J'en aimais toujours les effets, mais cela ne valait pas les premières expériences du lycée. Et puis, j'ai commencé à souffrir de gueules de bois terribles. J'étais malade comme un chien le jour suivant, c'était extrêmement pénible. Le prix à payer semblait bien trop élevé pour quelques heures de plaisir.

Je me jurais de ne plus boire au-delà du seuil agréable, mais je le dépassais systématiquement. Avant même de m'en rendre compte, je commençais à tituber, je devenais bruyant, jovial, et insensible à la douleur. Je m'amusais comme un fou, mais je savais aussi ce qui m'attendait. Les effets secondaires commençaient généralement quand j'allais me coucher : je souffrais de terribles nausées et tout se mettait à tourner. Tous les gens qui boivent connaissent ça. Le jour suivant, j'étais absolument incapable de rien faire, et j'avais le sentiment, justifié sans doute, de m'être empoisonné. J'ai eu très peur un jour où, m'étant réveillé dans cet état, je ne me souvenais plus de ce qui s'était passé pendant la nuit.

J'avais beau essayer de modérer ma consommation, je me saoulais à chaque fois que je voulais gentiment faire la fête, en dépit de toutes mes bonnes résolutions.

C'est à ce moment-là que l'herbe a fait son apparition. Il m'a fallu un peu de temps pour apprendre à la consommer, mais, ensuite, cela m'a semblé plus adapté que l'alcool pour se défoncer. Il n'y avait aucun danger d'en prendre trop et d'avoir un comportement délirant, ni se rendre malade et d'avoir la gueule de bois. Fumer de l'herbe m'a permis de me débarrasser de mes mauvaises habitudes par rapport à la boisson. Si j'avais gardé celles-ci, je pense que j'aurais aujourd'hui de sérieux problèmes.

J'ai essayé diverses drogues depuis cette époque et je ne crois pas qu'il en existe de plus violente ni de plus apte à créer des problèmes que l'alcool. Je serais incapable d'apprendre à le contrôler, et je sais que ne suis pas seul dans ce cas.

Enseignant à l'université, trente-sept ans.

Overdose de somnifères.

Le vieux proverbe qui dit que les cordonniers sont les plus mal chaussés s'applique aussi aux enfants de médecin. Ces derniers, qui voient des malades toute la journée, ont tendance à prêter peu d'attention aux plaintes des membres de leur propre famille. Fille de médecin, je suis bien placée pour le savoir. Quand l'un de mes frères et sœurs ou moi-même se plaignait de quoi que ce soit de plus grave qu'une petite peau au coin de l'ongle, mon père nous envoyait systématiquement prendre des somnifères.

Quand j'étais toute petite, il me donnait la moitié d'un comprimé de phénobarbital, mais dès le collège il m'envoyait au lit avec deux Séconals ou Nembutals pour une gorge douloureuse ou un nez pris. Sa théorie était la suivante : une bonne nuit de sommeil soignerait à peu près n'importe quoi, et même si ce n'était pas toujours le cas, je n'ai jamais douté de ce principe de base ou remis en cause le bien-fondé de son application par les médicaments.

Plus tard, quand j'ai vécu seule, mon père m'a donné une collection de somnifères pour les avoir sous la main « au cas où... » Je n'ai jamais eu de problèmes pour dormir, si bien que je n'y avais jamais recours de mon propre chef. Puis, un soir que j'avais attrapé un sérieux rhume, mon père est passé me voir et m'a conseillé de prendre des sédatifs pour être sûre de bien dormir cette nuit-là. J'ai acquiescé, attrapé le sac de médicaments et lui ai demandé lequel prendre. Il a alors choisi les deux plus grosses gélules qu'il m'ait été donné de voir. C'est du Placidyl, m'a-t-il dit, 250 milligrammes chacune. J'ai protesté, certaine qu'une seule suffisait, mais il m'a assuré que c'était léger et que 500 milligrammes étaient la dose normale. J'ai avalé les deux gélules et il est parti.

J'attendais alors une voisine qui m'avait promis de passer pour aller promener le chien dans le jardin, de l'autre côté de la rue. Au bout de vingt minutes environ, comme elle n'arrivait toujours pas, j'ai décidé d'y aller moi-même rapidement. Je me sentais un peu groggy et j'avais envie de dormir.

Je suis tombée dans les pommes presque au moment même où je mettais le pied dehors. Il y a eu soudain une fantastique explosion de lumière, et je me souviens d'avoir regardé le ciel en m'exclamant « waou ! » avant de perdre connaissance. Il devait être dix heures et demie environ. Quand je suis revenue à moi, il était minuit passé, on me secouait et on me flanquait des gifles. J'étais dans le jardin quand d'autres promeneurs de chien m'avaient découverte sur un banc dans un état de stupeur. Apparemment, le chien m'avait traînée comme une somnambule jusqu'au bout du pâté de maisons, de l'autre côté de la rue et finalement dans le jardin. Les gens qui m'avaient trouvée m'avaient giflée pendant plusieurs minutes sans résultat. Sûrs et certains que j'avais fait une overdose de quelque chose ou une tentative de suicide, ils étaient sur le point d'appeler une ambulance. Il était clair pour tout le monde que j'étais fortement droguée et ils étaient tous très inquiets. Quand j'ai compris ce qui s'était passé, je suis devenue folle de rage.

J'ai téléphoné à mon père pour lui hurler ce que je pensais, mais ça n'a rien changé. Non seulement il a refusé d'endosser toute responsabilité — maintenant obstinément que 500 milligrammes de Placidyl étaient une dose légère —, mais il a essayé de m'en attribuer la faute en suggérant que j'avais une motivation inconsciente et profonde de vouloir m'évanouir dans la rue. J'ai raccroché, avec la motivation consciente de vouloir l'étrangler.

Il s'est avéré par la suite que mon père ne m'avait pas administré 500 milligrammes de Placidyl mais deux fois plus ; autrement dit, ainsi qu'il était mentionné sur la notice, assez pour mettre KO une femme en couches. Cela ne l'a pas empêché de continuer à prendre l'incident à la légère et à nier toute négligence de sa part.

Au bout du compte, l'expérience m'a été très utile puisqu'elle m'a appris une chose dont tout le monde a besoin d'être instruit — à savoir qu'il est bon de rester sceptique à l'égard des médecins (qu'ils soient de la famille ou non), et de la façon qu'ils ont parfois de prescrire des médicaments à la légère.

Femme artiste, trente-huit ans.

Histoires de Quaalude.

J'ai commencé, avec pas mal de mes amis, à utiliser de la methaqualone (ou Quaalude), dans les années soixante. Nous n'en prenions qu'en certaines occasions et apprécions la façon dont elle diminue les inhibitions et facilite les relations avec les autres. Je connais beaucoup de gens dont le Quaalude est la drogue préférée, pour faire la fête en particulier.

J'ai vu le Quaalude provoquer des situations tordantes. Un soir, je suis allé avec quelques amis dans un restaurant italien à la mode. Nous avions presque tous pris du Quaalude avant de sortir. Nous étions plein d'entrain en passant la commande. Les plats sont arrivés et nous avons commencé à manger. À ce moment-là, l'une d'entre nous, qui avait pris une double dose, a perdu connaissance et s'est affalée la tête la première dans son assiette de spaghetti. Tout le monde s'est levé et a applaudi.

J'ai également vu le Quaalude donner lieu à des situations tragiques. Chacun sait qu'il vaut mieux éviter de conduire quand on a pris des somnifères. Je connaissais à l'époque une femme qui essayait de remédier à une grave dépression en prenant du Quaalude. Un soir qu'elle en avait absorbé plus que d'habitude, elle a pris sa voiture et a failli perdre la vie en percutant une voiture qui était à l'arrêt.

J'ai vu des gens sous Quaalude devenir violents et ne se souvenir de rien après — exactement comme avec l'alcool. Un homme à qui j'avais affaire dans mon travail m'a dit qu'il avait pris un jour trois doses de Quaalude et qu'il était allé se coucher. La seule chose dont il se souvenait ensuite, c'était d'avoir été réveillé deux heures plus tard par sa femme effrayée qui prétendait avoir été battue par lui.

Il est indiscutable que le Quaalude peut être dangereux ou engendrer la dépendance, si on le prend de façon irresponsable. Utilisé de façon occasionnelle et sensée, à des fins récréatives, il me semble une manière inoffensive et intéressante d'expérimenter quelque chose de complètement différent de ce que l'on connaît.

Je me suis fixé la règle de toujours mesurer mon niveau de tolérance, de façon à prendre des doses correctes. Le Quaalude qu'on trouve au marché noir pose plus de problèmes parce qu'il est souvent de qualité incertaine. Il contient généralement moins de methaqualone que le Quaalude pharmaceutique, mais c'est très variable. J'ai vu un jour deux personnes qui avaient la même tolérance prendre chacune un Quaalude acheté au marché noir et ressentir des effets très différents. C'est pourquoi il est très important de savoir ce que l'on prend.

Deux autres règles fondamentales à observer quand on prend du Quaalude sont de ne jamais boire d'alcool ni de conduire en même temps.

Conseiller en matière de drogues, quarante-six ans.

Une dent contre le Valium.

J'espère ne plus jamais entendre parler de Valium. Un médecin de l'université où je travaille m'en a prescrit comme « décontractant musculaire » à un moment où j'avais dans le cou un nerf coincé qui me donnait des spasmes musculaires dans l'épaule droite et une faiblesse dans la main. Il ne m'a pas dit un mot des effets du Valium sur le psychisme, si bien que j'y étais assez peu préparé. Tout ce dont je me souviens des jours qui ont suivi, c'est que j'étais incapable de me concentrer au bureau. Puis ma secrétaire et ma femme ont commencé à se comporter de façon étrange. Ce n'est que quand j'ai arrêté de prendre du Valium que j'ai compris à quel point mon attitude avait été bizarre. Mon regard errait dans le vide quand on me parlait, après quoi je ne me rappelais rien de ce qu'on avait pu me dire, et j'étais incapable de penser ou de raisonner. Le pis, c'est que je ne me rendais absolument pas compte que quelque chose clochait. Je crois bien que le Valium m'a transformé en une espèce de zombie pendant ces quelques jours. Je ne comprends vraiment pas pourquoi on peut avoir envie de prendre ce truc.

Enseignant à l'université, soixante-deux ans.

L'outil de travail Valium.

J'ai commencé à prendre du Valium il y a une dizaine d'années pour diminuer mes angoisses et, très vite, j'en suis devenue dépendante pour écrire, ou plus exactement pour me mettre à écrire. Une fois que je suis installée à mon bureau et que j'ai commencé à travailler, tout va bien. Le problème, c'est de m'y asseoir. Or j'ai découvert que tout de suite après avoir pris un Valium, je planais légèrement, et que pendant le court instant où j'étais dans cet état, m'asseoir à ma table ne m'était plus aussi difficile.

En dix ans, j'ai compris que, comme n'importe quel outil de travail, le Valium avait ses limites. Il est plus efficace sur un estomac vide, par exemple, et en ce qui concerne le dosage, le moins peut définitivement le plus. Je prends généralement deux milligrammes et demi, une dose plus forte m'abrutit. En outre, comme je m'habitue à ses effets si j'en prends plus de deux jours d'affilée, je suis obligée de ne l'utiliser que par intermittence.

Même en observant toutes ces règles et en prenant du Valium dans des conditions idéales, le moment de grâce qu'il m'accorde est extrêmement bref. À partir du moment où ses effets commencent à se faire sentir, j'ai à peu près quinze minutes pour les mettre à profit. Si par malheur je suis dérangée pendant ce laps de temps critique par un coup de téléphone ou la visite d'un voisin, alors tout est perdu. Cela paraît difficile à croire, je sais, mais cela m'est arrivé à plusieurs reprises, et c'est à chaque fois la même chose : ma journée de travail tombe à l'eau. Non seulement je suis alors trop angoissée pour m'asseoir à mon bureau, mais je suis furieuse — carrément furibarde.

Femme écrivain, trente-neuf ans.

La révélation de l'anesthésie.

J'ai inhalé un jour une dose assez élevée d'éther avec l'intention de retranscrire, à l'instant même où je retrouverais un état de conscience normale, celle de mes pensées qui s'emparerait de mon esprit avec le plus de force. La puissante musique de la marche triomphale dans le néant fit écho dans mon cerveau et m'emplit d'une confiance qui me fit un moment archange. Le voile de l'éternité était levé. La grande vérité qui sous-tend toute expérience humaine et qui est la clé de tous les mystères que la philosophie s'est en vain efforcée de résoudre m'est apparue en une soudaine révélation. Tout était clair alors : quelques mots ont élevé mon intelligence au savoir d'un chérubin. Tandis que je retrouvais un état naturel, je me suis rappelé ma résolution ; je titubai alors jusqu'à ma table de travail et écrivis d'un trait difforme et irrégulier cette suprême compréhension de toute chose qui luisait encore dans ma conscience. Cela donnait : (les enfants souriront sans doute ; les sages méditeront) : « Une forte odeur de térébenthine prédomine tout au long de l'expérience. »

Oliver Wendell Holmes (1809-1894), médecin et écrivain américain, extrait d'une conférence donnée en 1870.

Besoin d'opiacés.

Le premier opiacé que j'ai essayé était de la codéine. J'en ai sniffé, et pour la première fois de ma vie, je me suis sentie bien. Je me suis dit : « Alors, voilà ce que j'ai manqué. » D'aussi loin que je me souvienne, je ne me suis jamais vraiment sentie à mon aise ; j'ai essayé tout et n'importe quoi pour y remédier. J'ai pris beaucoup de drogues, y compris de l'herbe, des somnifères, des tranquillisants et de l'alcool, mais aucune d'elles n'a été vraiment concluante. La codéine a été une révélation, et depuis, je n'ai jamais cessé d'utiliser des opiacés.

J'avais vingt-trois ans quand j'ai découvert les opiacés. Je n'ai jamais fixé la dope, uniquement sniffé, mais je suis devenue accro très vite. Les opiacés m'ont créé beaucoup de problèmes, mais ce qu'ils ont fait pour moi en valait vraiment la peine. Aujourd'hui, j'ai trente-quatre ans et je prends de la méthadone. Je ne crois pas que la méthadone soit l'opiacé qui me convient le mieux ; elle me fait terriblement transpirer et produit des effets que je n'aime pas, mais c'est formidable de pouvoir obtenir légalement ce dont j'ai besoin, et de passer mon temps à autre chose qu'à chercher de la dope. J'espère qu'un jour plus de gens comprendront que quelques-uns d'entre nous ont besoin d'opiacés, juste pour se sentir normaux.

Chanteuse de rock, trente-quatre ans.

Addiction aux opiacés.

J'ai commencé à prendre de l'héroïne au lycée. Longtemps consommateur occasionnel, j'ai fini par devenir toxico. À l'heure actuelle, je suis sous méthadone, et ça marche plutôt bien. J'utilise les narcotiques pour m'empêcher d'être malade (à cause du manque), pour me déstresser et parfois pour le plaisir. J'utilise plutôt l'injection par intraveineuse parce que c'est le moyen le plus économique de prendre des opiacés : l'héroïne est au moins trois fois plus puissante par intraveineuse que par voie orale, même si, dans ce dernier cas, les effets durent plus longtemps.

J'ai lu beaucoup de choses sur ces toxicos pour qui l'injection d'héroïne permet de ressentir le « flash ». En ce qui me concerne, la montée n'a jamais été particulièrement prononcée. J'ai plutôt une sorte de sensation de chaleur agréable, au creux de l'estomac surtout, accompagnée d'une sensation de profonde relaxation physique et mentale. (Il se trouve que la montée est beaucoup plus forte quand on fume l'héroïne, mais on gaspille pas mal de dope de cette façon, parce que la chaleur en détruit une partie.) D'après mon expérience, la montée est plus un truc de consommateurs occasionnels que de toxicos. Ils prennent généralement des narcotiques pour le plaisir, alors que les junkies en consomment régulièrement pour pouvoir supporter le monde chaotique qui les entoure. Leurs doses régulières leur permettent juste d'être dans un état normal, et ne leur procure pas de montée particulière.

Je recherche moins le flash que l'action analgésique et tranquillisante des opiacés. Je pense que j'ai un problème de métabolisme dû au manque de substances endogènes apparentées aux opiacés. En substituant des narcotiques externes à ces substances endogènes, j'ai vraisemblablement stoppé ma propre production, c'est pourquoi, aujourd'hui, je suis obligé de prendre régulièrement des opiacés pour me rendre la vie supportable. Il m'arrive de prendre des doses plus fortes pour le plaisir de ressentir la montée, mais c'est assez rare. La méthadone absorbée par voie orale ne donne pas de flash, c'est pourquoi, si cela était si fondamental pour les toxicos, ils ne seraient pas autant à si bien supporter les programmes de méthadone. Je le répète, pour moi, c'est un bon remède.

J'ajoute que, depuis que je suis toxico, j'ai toujours été en bonne santé. Je n'ai jamais de rhume quand les autres en ont, et quand je pars en voyage au Mexique, je suis le seul à ne pas attraper la dysenterie, alors que je mange la même nourriture que mes compagnons.

Chimiste, trente ans.

LDS et psilocybine.

Je n'ai observé aucun signe de toxicomanie, de lésion organique, ni d'aucune autre séquelle désagréable… Je pense, néanmoins, que le LSD et la psilocybine ne peuvent et ne doivent pas devenir des « drogues récréatives » pour le grand public. Leurs effets sont tels qu'ils conduisent au-delà d'un système habituel (contraignant) et coordonné de l'espace et du temps, et octroient la possibilité d'apercevoir les profondeurs de l'âme qu'elles soient belles ou laides — ce qui peut être très dangereux pour qui n'est pas prêt.

D'après mon expérience, seules des prises répétées permettent de se faire une idée vraiment sérieuse. Je crois d'autre part que l'une au moins de ces expériences doit être effectuée dans un contexte familier (sous la discrète supervision d'une personne de confiance), et avec des doses plus élevées. C'est alors seulement que la drogue pourra nous montrer ses plus profonds secrets, et les nôtres.

Rudolf Gelpke, professeur suisse d'études islamiques qui a pris du LSD et de la psilocybine à plusieurs reprises au cours de l'année 1961.

Les désastres du DMT.

J'ai pris un psychédélique une seule fois dans ma vie et cela a été un désastre. Il s'agissait de DMT ; c'était au début des années soixante et je n'en avais jamais entendu parler. Des amis m'ont donc invité chez eux et m'ont dit vouloir partager avec moi une bonne expérience. Ils m'ont annoncé qu'ils allaient m'injecter dans la jambe une petite quantité d'une nouvelle drogue. Ce serait sans danger, court, agréable : j'ai accepté.

Quelques minutes après l'injection, j'ai été précipité dans un monde cauchemardesque peuplé de visions horribles. Je me débattais dans un océan où toutes sortes de monstres se jetaient sur moi, le monde réel se dérobait, à tel point que je pensais ne jamais le retrouver. Des années plus tard, je sens encore les tentacules visqueux accrochés à mes jambes qui essayent de m'attirer sous l'eau. Quand je suis revenu de cet endroit terrifiant, j'étais si secoué que je suis resté dans ma chambre pendant deux jours. Il m'a fallu beaucoup de temps pour ne plus avoir peur de l'océan, et, aujourd'hui encore, je ne peux me résoudre à essayer un autre psychédélique, même si je suis curieux de connaître une expérience semblable à celles que l'on m'a décrites. Je ne pense pas que mes amis aient été malveillants en m'administrant du DMT, seulement irresponsables. Je me demande combien d'autres personnes ont vécu une expérience similaire après avoir absorbé un psychédélique sans y avoir été préparées !

Producteur de films, trente-cinq ans.

Visions sous peyotl.

Ma première expérience forte des effets colorés de la mescaline est apparue très vite. J'ai vu les étoiles, puis soudain de fragiles films de couleurs se sont mis à flotter ici et là — de merveilleux tons neutres de violet et de rose pour la plupart. Ils allaient et venaient — une fois ici, une fois là. Puis un jet brutal d'innombrables points de lumière blanche balaya mon champ de vision, comme si les millions de voies lactées invisibles devaient y déverser une rivière étincelante. En une minute, tout cela a pris fin et le champ était noir. Puis j'ai commencé à voir zigzaguer des lignes de couleurs très vives…

Quand j'ai rouvert les yeux, tout a disparu instantanément. En les refermant, au bout d'un long moment, j'ai vu pour la première fois des objets très nets associés aux couleurs. Les étoiles étincelaient puis s'éteignaient. Une lance de pierre grise a surgi devant moi, gigantesque, qui s'est muée en une tour gothique, élevée et richement enluminée d'un dessin précis et compliqué ; des statues érodées se dressaient dans l'embrasure de ses portes et le renfoncement de ses fenêtres. Pendant que je l'observais, chaque angle saillant, chaque corniche, le plat des pierres même à leurs jointures, se couvraient ou se chargeaient peu à peu de grappes de ce qui semblait être d'immenses pierres précieuses ; elles n'étaient pas taillées, et ressemblaient plus à des amas de fruits transparents, verts, violets, rouges, et oranges ; jamais de jaune vif ni de bleu. Tout semblait être empli d'une lumière intérieure, et vous donner ne serait-ce qu'une idée de l'intensité et de la pureté parfaites de ces fruits de couleur dépasse grandement mes pouvoirs. Aucune couleur depuis n'a eu cet éclat.

Extrait d'un essai du Dr. Weir Mitchell (1829-1914), médecin et romancier américain qui fit, en 1896, une expérience avec du peyotl.

J'ai fumé un crapaud.

En août 1990, j'ai rendu visite à l'un de mes amis qui habite dans le désert, près de Tucson en Arizona. Vieil habitué des psychédéliques, il a principalement recours aux champignons et au peyotl. Un jour, j'ai apporté avec moi de l'ecstasy, mais il a refusé d'en prendre, disant qu'il n'aimait que les psychédéliques naturels. Quand je suis arrivé chez lui, il m'a dit qu'il avait découvert une nouvelle drogue de choix : le venin de crapaud. J'ai d'abord cru qu'il plaisantait, mais il m'a montré une fiole renfermant de petits morceaux transparents de ce qu'il disait être du venin séché. Il en avait fait la collecte sur les gros crapauds du désert qui sortent par les nuits d'été pluvieuses. Au cours de mon séjour chez lui, il m'en a montré quelques spécimens. Je n'avais jamais imaginé que des crapauds puissent devenir si gros. Il m'a également expliqué de quelle façon il fallait les manipuler pour faire jaillir le venin des glandes situées dans leur tête. Toujours est-il qu'un soir, nous en avons effectivement fumé un morceau dans une petite pipe. Le goût était très fort. J'ai pris une bouffée que j'ai gardée peut-être quinze secondes. Quand je l'ai recrachée, j'avais l'impression qu'un ascenseur m'emmenait quelque part ailleurs, très haut. J'étais allongé dans l'immensité du désert, c'était une belle nuit, mais je crois que j'étais en fait tout à fait ailleurs. Quand je suis redevenu conscient de ce qui m'entourait, je n'ai pas pu parler pendant longtemps et j'avais la sensation que les bruits du désert vibraient à l'intérieur de mon corps. C'était une impression très étrange et très intense. Quelques minutes plus tard, j'étais de nouveau moi-même. Je me suis mis à rire. Cela me paraissait drôle tout d'un coup de penser que ces crapauds pouvaient nous faire planer. Que les fédéraux essayent donc de les pourchasser !

Masseur, trente-trois ans.

Drogues d'amour.

C'est en 1970 que j'ai pris de la MDA pour la première fois. Ce fut pour moi la plus merveilleuse expérience vécue jusqu'alors. Je me souviens que nous sommes restés allongés dans un champ avec quatre de mes meilleurs amis, simplement allongés dans une grande étreinte pendant des heures, ne voulant rien d'autre, totalement comblés, entièrement happés par le ici et maintenant. Je me sentais comme un lion parmi une troupe de lions, dans une plaine africaine, totalement sécurisé par la proximité de mes frères et sœurs. Pendant les années qui ont suivi, j'ai pris de la MDA peut-être trois ou quatre fois par an, avec toujours les mêmes résultats, mais je me suis vite rendu compte qu'il y avait un prix à payer puisque j'étais ensuite hors d'état de faire quoi que ce soit pendant un jour ou deux.

Quand la MDMA a fait son apparition quelques années plus tard, j'étais ravi. Elle était légale, d'une durée d'action plus courte, et la rançon était beaucoup moins élevée, du moins au début. J'y ai initié un grand nombre de personnes, et je l'ai vu réaliser des choses incroyables : sauver des mariages, créer de solides amitiés, susciter l'amour entre deux personnes. L'un de mes amis a fabriqué un tee-shirt qui disait : « Attendez au moins six semaines après l'ecstasy pour vous marier ! » Je crois que la MDMA pouvait mettre au chômage un grand nombre de psychiatres et de psychologues.

J'aimerais encore pouvoir prendre de la MDMA une fois par mois, comme je le faisais, mais j'ai vieilli et j'ai bien peur de ne plus être en mesure de supporter le contrecoup. Même en prenant de faibles doses, je me traîne péniblement et suis incapable de concentrer mon esprit sur quoi que ce soit pendant les vingt-quatre heures qui suivent. C'est pourquoi je n'en prends plus qu'une fois par an à peu près, mais je continue de penser que c'est l'une des meilleures drogues jamais inventées.

Enseignant à l'université, cinquante et un ans.

Thérapie psychédélique.

Je suis psychologue et j'ai soigné au cours des vingt-cinq dernières années des centaines de patients au moyen de drogues psychédéliques. Fort de mon expérience en la matière, je considère que le LSD, la MDMA, les champignons hallucinogènes, la mescaline et autres substances analogues constituent les outils thérapeutiques les plus performants que je connaisse pour montrer aux gens de quelle façon ils peuvent changer.

Les lois et les pratiques actuelles réprouvent cette utilisation des psychédéliques, c'est pourquoi je n'ai pas la possibilité de publier mes observations ni de travailler ouvertement avec ces drogues. J'ai formé, cependant, de nombreux psychiatres et psychologues à cette méthode, et je suis parvenu à d'excellents résultats avec mes patients. C'est évidemment avec le plus grand soin que je sélectionne les personnes que je destine à ce traitement par les psychédéliques, que je les prépare à nos séances de travail, que je conduis ces séances et que nous poursuivons le travail qui leur permet d'utiliser concrètement ce qu'ils ont appris au cours de ces séances.

Les formes conventionnelles de psychothérapie permettent généralement aux patients de comprendre de quelle façon leur appréhension d'eux-mêmes et des autres engendre frustration et douleur, mais cela peut prendre des années de thérapie avant d'y parvenir et ils finissent par rester tout aussi frustrés et névrosés. Une seule bonne séance psychédélique peut permettre à un patient de comprendre ce qu'il fait et lui montrer comment procéder différemment. Entre les bonnes mains et dans le bon contexte, ces substances sont capables de convaincre quelqu'un que le plus grave problème de son existence peut être résolu en modifiant ses comportements et ses modes de perception, et de lui donner les motivations de faire les changements nécessaires.

Il est déplorable qu'aussi peu de médecins et de patients mettent à profit ce potentiel.

Psychologue, soixante-dix ans.

J'arrête la marijuana.

J'ai fumé de la marijuana pendant environ sept ans, principalement lorsque j'étais au lycée et à la fac de Droit. J'adorais ça, la marijuana me relaxait, développait mes sens, j'ai vraiment eu d'excellents moments grâce à elle. Il m'arrivait cependant d'avoir de mauvaises réactions — paranoïa, tremblements, forts battements de cœur, sensation de froid partout. Cela pouvait durer une semaine puis disparaître pendant des mois. Je ne sais pas d'où cela pouvait venir, peut-être d'un environnement déplaisant ou de la présence de personnes indésirables.

J'ai fini par fumer tous les jours, en commençant parfois dès le matin. C'était ce qui me permettait de communiquer avec les autres. Mais les effets attendus ont commencé à diminuer. En fait, fumer me rendait de plus en plus groggy et endormi, et puis j'ai commencé à tousser. Ces effets n'ont cessé d'empirer jusqu'au jour où j'ai compris qu'il me faudrait arrêter. C'est donc ce que j'ai décidé de faire.

J'ai été surpris à vrai dire de découvrir que ce n'était pas si facile. Il m'a fallu en effet trois ans pour arrêter complètement la marijuana. Je n'avais jamais perçu à quel point j'étais en proie à une accoutumance, à quel point j'étais accro. Il ne fait pas de doute que ma consommation a été abusive, et je fais bien aujourd'hui de m'en tenir à l'écart. Je me doute bien que, si j'essayais à nouveau de fumer de temps en temps, ma consommation prendrait rapidement des proportions excessives et que je me retrouverais dans la même situation qu'avant.

Mais je ne regrette rien. La marijuana m'a beaucoup appris et ne m'a jamais été vraiment néfaste. Je pense qu'elle devrait être légalisée. Je pense également que les gens qui fument doivent être conscients que l'herbe peut avoir de puissants effets et entraîner la dépendance si on ne fait pas attention.

Avocat, quarante et un ans.

La voiture et la marijuana.

Vous voulez savoir ce que cela fait de conduire quand on a fumé ? Eh bien, cela peut être assez étrange. La première fois que j'ai essayé, j'imaginais que je filais à quatre-vingt-dix kilomètres à l'heure alors que ma vitesse n'était que de trente à l'heure. J'avais parfois l'impression d'être tout petit derrière un gigantesque volant. En passant sous un très long tunnel, j'ai pensé que je roulais de haut en bas le long d'un puits qui s'enfonçait dans la terre.

Ces hallucinations étaient à la fois effrayantes et amusantes. Je n'ai jamais eu d'accident, mais je suis bon conducteur et j'ai toujours été prudent. Je vois bien cependant à quel moment la marijuana peut devenir dangereuse pour une personne qui n'y est pas habituée.

À l'époque où j'étais à l'université, je me suis retrouvé un soir à Cleveland, complètement stone. Il était très tard et je devais rentrer en voiture, je roulais à travers les rues désertes de quartiers résidentiels, quand, tout d'un coup, je me suis rendu compte que j'étais incapable de dire si j'étais à Cleveland ou à Pittsburgh, où j'avais grandi. J'avais beau regarder par la fenêtre, j'aurais pu être dans n'importe laquelle des deux villes. À un moment donné, je me suis arrêté à une intersection qui m'était très familière ; seulement, je devais tourner à gauche si j'étais à Cleveland et à droite si j'étais à Pittsburgh. Voilà le genre de tour que l'herbe peut vous jouer lorsque vous êtes au volant.

Par la suite, alors que je fumais de la marijuana depuis de longues années, je n'ai plus ressenti d'effets aussi puissants, et conduire après avoir fumé n'était plus qu'une affaire de routine. J'ai cependant failli avoir de nombreux accidents à cause d'un joint qui m'avait échappé ou d'une pipe dont l'allumage avait accaparé mon attention et mes mains. Ces incidents étaient beaucoup plus dangereux que les effets de la drogue elle-même.

Puis l'herbe a commencé à me faire dormir, à me rendre groggy, ce qui bien sûr posait un problème pour conduire, en particulier quand j'avais une longue route à faire seul. Je me disais, ce serait vraiment cool de fumer un joint, ce trajet est trop monotone. Alors j'allumais un joint, planais agréablement pendant dix minutes, et passais les deux heures suivantes à combattre le sommeil. J'aurais pu tomber de sommeil naturellement, cela n'aurait rien changé. Il est de toute façon très dangereux pour soi-même comme pour les autres de rouler sur une autoroute dans cet état. Il est préférable de s'arrêter sur une aire de repos pour dormir un peu ou se remettre d'aplomb d'une façon ou d'une autre.

Laborantin, trente-deux ans.

La marijuana à des fins médicales.

Il y a vingt ans, j'ai soudainement été atteint de paralysie dans toute la partie droite du corps ; les médecins étaient alors incapables de se prononcer. Au bout de dix mois, mon état a commencé à s'améliorer mais j'ai perdu la vue et ne l'ai retrouvée que partiellement ; on a finalement diagnostiqué une sclérose en plaques.

Trois ans plus tard, j'ai découvert la marijuana. Un ami m'avait dit qu'elle avait un effet relaxant. En plus de ma cécité partielle, je souffrais surtout de tensions et de tremblements musculaires. L'herbe les a fait disparaître, et depuis je fume régulièrement, environ quatre ou cinq fois par semaine. Si je cesse de fumer pendant une semaine, les tremblements reviennent.

La médecine n'a rien à me proposer. La plupart des gens atteints de sclérose en plaques souffrent d'attaques répétées et perdent peu à peu les fonctions du corps. Je suis certain que l'herbe m'a maintenu en rémission pendant toutes ces années. Elle ne peut rien faire pour ma vue parce que mes nerfs ont subi des lésions irréversibles, mais je parviens quand même à me déplacer assez bien. L'herbe maintient mes muscles en excellent état, je soulève des poids régulièrement et je me sens en assez bonne forme.

Je ne peux pas croire que la marijuana ne soit pas légalement disponible à des fins médicales, que je ne puisse pas l'obtenir auprès d'un médecin. Je veux qu'elle soit légalisée, je veux que le gouvernement m'en fournisse. Je suis un ancien combattant et je crois être en droit d'obtenir mon herbe de l'hôpital des anciens combattants.

Couvreur à temps partiel, quarante et un ans.

Inhalation d'essence.

L'une des meilleures descriptions de l'utilisation d'essence à des fins psychotropes nous vient de feu A. E. « Tajar » Hamilton de l'Hamilton School à Sheffield, dans le Massachussetts, qui publia en 1955 ses notes sur les enfants dans le travail et dans le jeu, *Psychology and the Great God Fun*. Tajar Hamilton raconte qu'un jour où les autres enfants étaient partis en excursion, il découvrit un petit garçon, surnommé Bullet, avec un bidon et un chiffon imbibé d'essence. Après quelques questions préliminaires, Tajar, avec l'accord de Bullet, brancha un magnétophone, conservant ainsi leur conversation pour la postérité.

« **Tajar** : Bullet, tu m'as dit que tu viendrais dans le grenier pour me parler de cette histoire d'essence et de vélos. Tu es d'accord pour tout raconter dans le micro, exactement comme tu t'en souviens ?
Bullet : Eh ben, j'étais vraiment furieux quand ils m'ont dit que je ne ferais pas l'excursion. C'est vrai, j'avais pris la hache alors que Martha m'avait dit de ne pas le faire, mais je l'ai remise à sa place. Et puis elle a dit que je n'irais pas. Donnie, elle, devait y aller, et quand ils sont tous partis, je ne savais pas quoi faire pour m'amuser et j'ai commencé à devenir de plus en plus furieux. Ça m'a rendu plutôt malade d'être furieux comme ça, alors je suis allé là où ils rangent l'essence et j'en ai respiré.
Tajar : Qu'est-ce qui t'a donné envie de respirer de l'essence, Bullet ?
Bullet : Eh ben, quand tu te sens mal, tu en respires et puis ça te donne un peu chaud et envie de dormir, comme si tu flottais dans l'air. Tu as un peu chaud à l'intérieur et tu te sens pas vraiment pareil qu'avant.
Tajar : Et après que tu as respiré de l'essence, quand tu t'es senti mieux, qu'est-ce que tu as fait ?

Bullet : J'ai commencé à redevenir furieux, il fallait que je fasse quelque chose. C'est là que j'ai trouvé un clou. C'était un vieux clou tout rouillé alors j'ai pris une planche pour pouvoir l'enfoncer sans me blesser, et j'ai fait des trous dans tous les pneus, sauf ceux de Donnie.
Tajar : Pourquoi pas dans ceux de Donnie ?
Bullet : Parce qu'ils sont solides et qu'on ne peut pas...
Tajar : Et après avoir percé tous ces trous, qu'est-ce que tu as fait ?
Bullet : Mary a crié « À table », alors je suis allé manger, on a eu des hot dogs dans la salle de réunion et puis on a fait des jeux ; après, je me sentais pas très bien alors je suis retourné respirer de l'essence.
Tajar : Cela fait combien de temps que tu fais ça, Bullet ?
Bullet : Eh ben, ici au camp, j'ai commencé deux semaines après mon arrivée à la ferme. J'ai montré à Donnie comment on faisait. Tu as l'impression d'être au royaume des fées ou quelque part ailleurs...
Tajar : Bullet, comment se fait-il qu'il y avait autant d'essence répandue sur le sol de la cave ?
Bullet : Oh, c'est juste parce que je voulais en mettre plus sur mon chiffon. Quand tu en respires beaucoup, tu as l'impression de rêver. Ça devient tout noir et tu vois des étoiles filantes, et cette fois-ci, j'ai vu des grosses mouches qui volaient. Elles étaient vraiment grosses et vertes avec des ailes blanches.
Tajar : Est-ce que tes sentiments pour les autres et pour toi-même sont meilleurs après un rêve comme ça ?
Bullet : Ouais, jusqu'à ce que je recommence à me sentir mal, ou à être furieux.
Tajar : OK, Bullet, c'est tout pour maintenant. Je te remercie de m'avoir fait confiance. »
Extrait de Licit and Illicit Drugs, *de Edward M. Brecher et des rédacteurs de* Consumer Reports *(1972).*

Du poppers à la piscine.

J'ai été initié au nitrite d'amyle pendant ma dernière année d'étude à l'université. Le père de l'un de mes amis en prenait parce qu'il était cardiaque. Il en amassait des quantités énormes qu'il distribuait à qui en voulait. J'avais lu des choses sur cette drogue mais je n'en avais jamais pris auparavant.

Nous avions l'habitude avec mes amis d'aller traînasser le week-end autour de la piscine chauffée et du bain à remous du complexe résidentiel où j'habitais. Par un soir de décembre plutôt frais, après avoir bu plusieurs verres de vin, nous nous sommes glissés dans les eaux écumantes et presque brûlantes de la piscine. L'alcool déjà me communiquait sa chaleur et je me demandais comment ce serait si j'achevais de dilater mes artères. J'ai suggéré d'essayer une ampoule de poppers. J'en ai alors cassé une, l'ai inhalée profondément, remplissant mes poumons de l'odeur puissante.

L'effet a été immédiat. Une chaleur liquide a envahi mes bras et mes jambes, et ma tête s'est mise à battre violemment. Nous appelions ça « l'effet marteau-piqueur ». J'ai expiré et ma vue s'est brouillée, tandis que de petites taches de couleur bleue emplissaient mon champ de vision. Quand j'ai sauté dans la piscine non chauffée qui se trouvait à côté, les impressions visuelles se sont intensifiées. Tout cela n'a duré que quelques minutes, mais m'a plu suffisamment pour recommencer le rituel de nombreuses fois pendant la soirée. À vrai dire, je n'ai cessé de répéter l'expérience au cours de nombreuses soirées.

Ce n'est que beaucoup plus tard que j'ai entendu parler des utilisations du poppers à des fins sexuelles par un ami homosexuel. Je ne m'y suis jamais essayé ; ce qui m'intéressait uniquement, c'était la montée spectaculaire et le feu d'artifice sensoriel du poppers. Après quelques mois de poppers et de bain à remous, mon intérêt pour une expérience toujours identique a dû s'émousser. J'en avais abusé j'imagine, et cela devenait ennuyeux. Toujours est-il que c'était il y a trois ans et que je n'ai pas repris de nitrite d'amyle depuis.

Étudiant en médecine, vingt ans.

Au pays des datura.

J'étais parti faire du camping avec un ami dans le nord de l'Arizona, dans une région de canyons reculée. Nous avions remarqué que des datura poussaient un peu partout autour de nous, et que certains portaient des graines. Quand nous avons commencé à manquer de marijuana, j'ai suggéré de l'essayer. Nous n'en avions jamais pris ni l'un ni l'autre.

Nous avons mangé environ dix graines chacun et bu une infusion préparée avec les feuilles de la plante. Le soleil venait de se coucher. Nous avons fait un petit feu, malgré la tiédeur de la nuit, près duquel nous nous sommes assis pour attendre que quelque chose se passe. Au bout d'une heure, nous avons tous les deux commencé à nous sentir différents. Je suis devenu agité et j'ai marché en direction de grosses pierres situées au bas d'une falaise.

Il faut bien comprendre que ce que je vais raconter à partir de maintenant n'est pas le fruit d'un souvenir parfaitement clair. Cela consisterait plutôt à rassembler les morceaux d'un rêve. Il me reste quelques images très nettes qui ne sont reliées entre elles par aucun ordre logique, mais certains pans de ma mémoire ont totalement disparu.

Enfin, je suppose que j'ai déniché un endroit confortable dans les rochers et que je m'y suis en quelque sorte recroquevillé les yeux clos. Je me souviens ensuite d'avoir vu des chauves-souris ;

se soit rendu compte de quelque chose. J'ai dû avoir l'air de parler très lentement pendant les cinq premières minutes, mais j'ai pu ensuite rassembler mes esprits et maîtriser les effets de la drogue. Mais j'étais proprement furieux et, une fois la conférence terminée, je suis allé trouver le type qui m'avait glissé ce joint pour lui dire ce que je pensais de lui. Je ne l'ai jamais revu et je n'ai jamais repris de PCP non plus.

Médecin, trente-sept ans.

Un été à la kétamine.

Je travaillais dans un laboratoire pharmacologique depuis peu de temps quand je fis la connaissance d'un collègue qui partageait mon désir d'expérimenter différents états de conscience au moyen des drogues. Un jour d'été, pendant la pause-déjeuner, il me montra la notice d'une boîte de kétamine. Après avoir lu les avertissements concernant les hallucinations, délires et états de dissociation possibles, nous décidâmes d'essayer le soir même.

Nous voulions éviter de nous injecter une dose anesthésique, mais aucun de nous deux n'était capable d'estimer une dose « récréative », ni même de faire une injection. Rétrospectivement, je crois que c'est cette incertitude qui a fait de notre première expérience l'une des meilleures que nous ayons eues. Robert a commencé le premier en s'injectant la drogue dans le muscle de la jambe. Puis, à mon tour, je me suis injecté une dose une fois supérieure dans le muscle du bras.

En cinq minutes, je commençai à ressentir les effets de la drogue. Au début, j'avais l'impression que mes organes étaient en plomb, mon estomac surtout, et je me suis dit que j'allais peut-être devoir vomir. Très vite, ces sensations physiques laissèrent place à un incroyable état de somnolence. Je me suis allongé et j'ai essayé de parler, mais mes paroles étaient confuses et j'avais la bouche engourdie. J'avais d'autre part l'impression qu'il y avait un décalage entre le moment où je parlais et celui où j'entendais ce que je disais, de sorte que je ne cessais de me répéter dans le vain espoir de les faire coïncider.

Les murs de briques commencèrent à vibrer. Je dus fermer les yeux pour m'éviter de nouvelles nausées. Les yeux clos, j'entrai dans une autre dimension, pleine de triangles multicolores qui tournaient sur eux-mêmes dans le sens des aiguilles d'une montre. Quand j'ai essayé de me lever pour marcher, le sol se mouvait de haut en bas, à la manière d'un bateau secoué par une mer orageuse. Je m'assis et sentis que je me détachais de mon corps, tandis que je sombrais dans un état de semi-conscience. Il m'a semblé que cela durait des heures, mais lorsque je retrouvai un état presque normal, il s'était écoulé quarante-cinq minutes depuis l'injection.

Cette première expérience nous a donné envie, à Robert et à moi, de poursuivre notre exploration de la kétamine. Nous en avons pris tous les jours pendant les deux mois qui ont suivi. Ce fut une période passionnante. Je n'ai pas repris de kétamine depuis.

Laborantin, vingt-cinq ans.

Accro aux comprimés contre la toux.

J'ai toujours eu de l'asthme et je suis, pour ainsi dire, allergique à tout. Je souffre surtout d'éruptions cutanées et de difficultés à respirer. J'ai été à l'hôpital de nombreuses fois pour mon asthme et je dois prendre des quantités de médicaments pour le contrôler, y compris de la cortisone et des comprimés contre la toux.

Quand j'étais enfant, je prenais beaucoup de codéine. Depuis dix ans, je marche à l'Hycodan, qui, si j'ai bien compris, contient un narcotique (hydrocodone). Au début, je prenais un comprimé quatre fois par jour. Aujourd'hui, j'en suis à deux quatre fois par jour. Si je réduis les doses, je me mets à tousser et je suis complètement congestionnée. Du coup, ça me met à cran et je n'arrive plus à dormir.

En y réfléchissant un peu, je sais bien que je suis accro, mais c'est une réalité que je refuse de regarder en face. Je n'ai jamais rien eu à voir avec les drogues, et personne, dans ma famille ou parmi les gens avec qui je travaille, ne pourrait penser que je suis une toxico. Les médecins me prescrivent généralement l'Hycodan sans trop poser de questions, mais il m'est arrivé d'aller en voir plusieurs pour rassembler suffisamment d'ordonnances et ne jamais m'inquiéter d'être à court. Je sais que je devrais arrêter l'Hycodan, mais je ne crois pas être capable d'affronter une journée sans. Je ne sais pas ce que je peux faire.

Conseillère d'orientation à l'université,
cinquante-deux ans.

Les merveilles du Sufaded.

Je soupçonne la plupart des gens de prendre des antihistaminiques uniquement parce qu'ils y ont été conditionnés par les sociétés pharmaceutiques. Je suis arrivée à la conclusion, il y a déjà longtemps, que je préférais de beaucoup supporter les désagréments d'un rhume que d'endurer l'état dépressif que provoquent chez moi les antihistaminiques.

Il y a de cela deux ans, en été, j'ai attrapé un rhume de cerveau, en même temps qu'une dépression s'installait sur la côte Est, si bien que l'une de mes oreilles s'est bouchée. Au bout de deux jours passés à la triturer en permanence, j'ai commencé à avoir très mal. Je suis allée voir un pharmacien qui, une fois au courant de mon aversion pour les antihistaminiques, m'a conseillé le Sufaded. Je n'en avais jamais entendu parler.

Le *Sufaded* a aussitôt fait des merveilles, asséchant mes sinus et débouchant mon oreille congestionnée sans produire aucun de ces effets secondaires détestables que je subissais avec les antihistaminiques. Et puis, ça m'a donné un coup de fouet plus efficace que le café. À vrai dire, le Sufaded est tellement stimulant que, bien que je l'utilise à chaque fois que j'ai un rhume, je suis incapable de m'endormir le soir si j'en prends tard dans la journée. C'est à mon avis un médicament épatant, et je suis surprise que plus de gens ne le connaissent pas.

Femme au foyer, quarante ans.

Témoignages de reconnaissance aux smart drugs.

Le piracétam a des effets tellement bénéfiques sur ma secrétaire (à des doses aussi faibles que 800 milligrammes) que j'ai décidé de lui donner une petite augmentation pour qu'elle puisse se le payer. Elle ne court plus à la machine à café, elle prend du piracétam, et elle est décidément plus alerte, plus ingénieuse, plus souriante. Au total, c'est une bien meilleure employée. Elle dit que le piracétam lui met l'esprit en train.

Ma première expérience de l'Hydergine, il y a six ans, a été réellement fascinante. Je rendais alors visite à mon père pour Noël, et nous avions décidé de prendre 9 milligrammes d'Hydergine par jour, dans l'espoir qu'elle réveillerait notre lointaine mémoire. Au bout de deux jours, nous avons tous les deux commencé à en ressentir les effets. Mon père, qui avait alors une quarantaine d'années, a pu se souvenir d'événements survenus quand il avait vingt ans. C'était aussi net que si cela s'était passé la veille... Quant à moi, qui avais un peu plus de vingt ans, mes souvenirs sont remontés à l'enfance. Une occasion unique nous a été offerte de nous asseoir pour partager les joies que la vie nous avaient apportées. Quel cadeau !

J'avais décidé, au cours de ma dernière année d'études, d'abandonner la psychologie, ma matière principale jusqu'alors, pour les mathématiques. Je commençais à manquer d'argent et je savais que je devrais terminer mes études cette année-là et trouver ensuite du travail. Je me suis mis à utiliser un mélange d'Hydergine, de lypressine et de pémoline, avec un complexe vitaminé qui contenait beaucoup de choline. Ce mélange spécial améliorait considérablement ma concentration. En deux semestres, j'ai enlevé deux programmes complets de mathématiques du niveau le plus difficile. Non seulement j'ai mené ma dominante à terme, mais avec de meilleures notes. J'obtenais des A et non plus des B. J'ai décroché un job à la Silicon Valley immédiatement après l'obtention du diplôme. En d'autres termes, tout s'est passé exactement selon mes plans, et je ne pense pas que j'y serais arrivé sans ces smart drugs.

Ces trois témoignages sont extraits de Smart Drugs & Nutrients *de Ward Dean, M.D., et John Morgenthaler.*

Une autre opinion sur les smart drugs.

Pour moi, mon esprit fonctionne parfaitement et j'ai une très bonne mémoire. Mais j'avais tellement entendu parler des smart drugs que j'ai pensé que ça valait le coup d'essayer. J'ai d'abord pris de l'Hydergine pendant un mois, à raison de 20 milligrammes par jour, ce qui est une dose assez élevée. Cela me coûtait une fortune, et pour quel résultat ? aucun. Absolument aucun. J'aurais pu tout aussi bien avaler de l'amidon.

J'ai essayé ensuite le Déprényl. J'ai demandé à un ami médecin de m'en prescrire, et là encore j'ai été sidéré par le prix. J'en ai pris de temps en temps pendant trois semaines. Rien.

J'ai finalement opté pour le spray nasal de lypressine, que j'ai utilisé plusieurs fois par jour pendant deux semaines. Cette fois-ci, j'ai bien obtenu un résultat : mon nez s'est mis à couler comme un robinet, c'est-à-dire sans arrêt, jour et nuit. Quant aux sursauts d'intelligence et de capacité de concentration et de mémoire, je ne me souviens pas d'en avoir ressenti l'ombre d'un seul. Je crois qu'à l'avenir je garderai mon argent pour autre chose.

Dentiste, quarante ans.

Une poussière.

Se faire une poussière est le terme utilisé pour décrire la réaction du corps à une particule, fibre de coton ou autre substance étrangère, que l'on s'injecte accidentellement dans le sang. Cette réaction apparaît généralement dans les deux à quatre heures qui suivent l'injection et se manifeste par des crampes, des sensations de froid, des sueurs froides et des nausées. Après deux ou trois heures d'un état très pénible, celui-ci finit normalement par disparaître en laissant la victime épuisée.

C'est ainsi que je définirais le passage d'une poussière, après en avoir parlé avec des gens qui en ont fait l'expérience et après l'avoir vécu moi-même. La différence dans mon cas, c'est que les symptômes ne cessaient de réapparaître et je continue de ne pas comprendre pourquoi.

J'étais un soir avec deux amis et on fixait de la drogue. Je ne me souviens pas si on s'injectait du Démérol, du Dilaudid ou de l'héroïne mais c'était quelque chose de ce genre-là. On mettait la dope dans une cuiller et on la diluait avec de la vapeur d'eau chaude ; ensuite, on absorbait le liquide dans une seringue à travers un morceau de filtre de cigarette.

On utilisait tous la même seringue en la nettoyant à fond entre chaque utilisation avec de la vapeur d'eau chaude. Tout a été fait selon les règles et on a tous eu ce qu'on voulait, question défonce.

Au bout de deux heures et demie à peu près, j'ai commencé à avoir froid. J'ai coupé la clim', enfilé une chemise supplémentaire et je me suis senti un peu mieux. Mais très vite, j'ai recommencé à avoir froid. J'ai demandé à mes amis s'ils avaient froid eux aussi, mais ils avaient plutôt très chaud.

J'avais de plus en plus froid, j'ai même fini par avoir la chair de poule. J'ai commencé à frissonner et à suer. Le froid contractait mes muscles, j'avais l'impression d'attendre un bus dans une tempête de neige, sans manteau ; je ne cessais de trembler, les bras cramponnés autour de mes épaules. J'ai commencé à avoir des crampes dans les muscles du dos et des épaules à force d'être tellement tendu, et puis je me suis mis à transpirer en quantité et à vomir, ma tête tournait et me lançait. Je ne comprenais pas ce qui se passait.

L'un de mes amis a dit que j'avais passé une poussière. Cela lui était arrivé une fois et il n'y avait aucun moyen d'y mettre fin. Cela durerait probablement encore une heure ou deux. Il est passé dans la salle d'eau et m'a fait couler un bain chaud, la seule chose à faire d'après lui. Effectivement, je me suis senti un peu mieux. J'avais toujours froid, mais l'eau chaude a soulagé la douleur du dos. Je suais et vomissais toujours. Je ne sais pas combien de temps ça a pris, mais j'ai finalement réussi à sortir de la baignoire et à me mettre au lit, complètement épuisé.

Le lendemain, je n'ai rien eu, mais le jour suivant tout a recommencé, identique, alors que je n'avais rien repris, seulement fumé beaucoup d'herbe et bu de la bière. Pendant les quelques jours qui ont suivi, les malaises revenaient sans cesse, à chaque fois pires. Plusieurs fois, j'ai cru que j'allais mourir. Personne n'avait jamais entendu parler d'une poussière revenant de cette façon. J'ai fini par aller voir un médecin, mais il n'avait pas la moindre idée de ce que pouvait être une poussière et j'ai dû le lui expliquer. Il n'a vraiment été d'aucune aide. Après une semaine pendant laquelle j'étais régulièrement malade, les malaises se sont finalement arrêtés. Cela ne m'est plus jamais arrivé depuis.

Je dois aux drogues quelques mauvaises expériences. En Inde, l'opium m'a fait passer des moments très pénibles, m'infligeant parfois de terribles douleurs à la poitrine ou des épisodes bien malheureux. J'ai pris des hallucinogènes tellement étranges qu'un jour je me suis allongé sur un bûcher. Le mélange de morphine et d'amphétamines m'a parfois déjanté au point de me faire perdre toute notion pendant des jours entiers et de retrouver la conscience dans des situations atroces. Mais, hormis mon incarcération, aucune expérience, directement ou indirectement liée à la drogue, n'a été aussi difficile à supporter, pénible et douloureuse que l'épisode de la poussière.

Prisonnier, vingt-trois ans.

Réactions de panique.

Je m'intéresse beaucoup aux réactions que peuvent susciter les drogues et, en tant que médecin, j'ai eu l'occasion de traiter de nombreux cas de panique. Je travaillais dans une salle d'urgences à San Francisco au début de la grande époque de l'herbe et des acides, et je voyais toutes sortes de gens qui venaient, en pensant qu'ils étaient en train de devenir fous ou qu'ils allaient mourir. J'ai vite compris que ces réactions tenaient plus de la psychologie que de la pharmacologie.

Des parents sont arrivés un jour avec leur fille. L'adolescente, qui était consommatrice d'herbe, avait poussé sa mère à essayer. Celle-ci avait fini par accepter, mais elle ne savait pas fumer ; alors, sa fille avait préparé des brownies à l'herbe et la mère en avait mangé un. Une heure plus tard, elle était complètement hystérique, persuadée qu'elle avait été empoisonnée et qu'elle était en train de devenir folle. Entre-temps, sa fille, qui avait mangé trois gâteaux, était devenue passablement stone. Avant que j'aie pu faire quoi que ce soit, un psychiatre de la salle nous a rejoints et est aussitôt entré dans l'hystérie familiale. Le père, qui était rentré tôt de son travail et qui nous suppliait de sauver sa femme, était le pire des trois. Le psychiatre a fait une injection de Largactil à la mère et l'a admise dans le secteur psychiatrique. Son agitation et sa panique ont subsisté quatre jours, alors que j'aurais pu la calmer en une heure si on m'avait laissé l'éloigner de son mari pour lui parler.

Dans la salle des urgences, la meilleure méthode, selon moi, pour traiter les réactions de panique consistait à faire savoir aux patients que je ne considérais pas que leur problème fût sérieux. Quand un couple d'adolescents amenaient un ami pris de panique, je disais simplement : « OK, asseyez-vous tranquillement, je m'occupe de vous dès que possible. » Après quoi, je m'appliquais surtout à les ignorer. Quand ils réclamaient mon attention, je disais : « Écoutez, il y des gens ici qui ont vraiment besoin que je m'occupe d'eux. Votre ami est juste un peu secoué et tout ce dont il a besoin, c'est de se calmer. Faites-le respirer profondément et régulièrement, je reviens dès que j'en ai fini avec ceux qui ont vraiment besoin de mon aide. »

Quand je revenais les voir, la victime avait généralement l'air beaucoup mieux et le petit groupe ne demandait plus qu'à faire une discrète sortie de l'hôpital. Il va de soi que dans le cas de personnes plus âgées qui ont l'impression qu'elles sont en train de mourir d'une crise cardiaque ou de quoi que ce soit d'autre, il faut s'acquitter d'un examen clinique dans les règles et les assurer ensuite qu'elles sont en parfaite santé. Je n'administre jamais de tranquillisants ni de sédatifs, uniquement des paroles rassurantes et apaisantes. La pire chose à faire est de leur donner l'impression que vous pensez qu'il se passe quelque chose de grave.

Médecin généraliste, quarante ans.

Divergences de goût en matière de drogues.

J'ai fait la connaissance de mon mari à l'université, à la fin des années soixante. Nous participions tous deux activement aux mouvements pacifistes de l'époque et à l'expérimentation de la vie en communauté et des drogues, de la marijuana et des psychédéliques surtout. Je trouvais les expériences intéressantes mais, au bout d'un moment, je n'ai plus voulu les répéter aussi fréquemment. Mon mari, en revanche, considérait la marijuana comme la grande découverte de sa vie. Et en fumer est devenu pour lui un rituel essentiel.

Pendant toutes ces années, il a continué à fumer. Je l'accompagne de temps en temps, mais je me suis aperçue finalement que je n'en aimais pas beaucoup les effets. J'ai du mal à me concentrer quand je suis stone et il m'arrive de me sentir psychologiquement dispersée et vulnérable. Ma drogue, ce serait plutôt le vin. Deux verres de bon vin me sont très bénéfiques après une dure journée. John en boit lui aussi, mais, pour se défoncer, il préfère la marijuana.

Au cours de ces dernières années, nos divergences de goût en matière de drogues sont devenues un problème. Le fait que je n'aime pas la marijuana me coupe des amis intimes de John et affaiblit notre relation. Je ne pense pas que les gens mariés doivent tout faire ensemble, mais il s'agit là de quelque chose d'important, et mon incapacité à partager les moments de défonce de John me préoccupe. Je me rends compte aussi que j'apprécie peu les amis avec qui il fume, du fait qu'en leur présence j'occupe toujours le rôle de l'intruse, de l' « épouse sérieuse ». Et je sais que si je proteste, je n'arriverai qu'à le faire fuir de la maison pour aller se défoncer ailleurs avec eux.

Nous essayons d'en parler mais aucune solution ne se présente à nous. Il aime la marijuana, moi pas. Qu'est-ce qu'on peut faire à ça ? Cela peut sembler quelque chose de bénin, mais quand tout ne va pas bien entre nous, le sujet finit par cristalliser toutes ces différences qui nous empêchent d'être en harmonie complète l'un avec l'autre, et je vois bien que ce problème détruit notre mariage. Je ne connais pas d'autres couples qui aient ce problème.

Femme au foyer, trente-cinq ans.

Les inquiétudes d'une mère.

Bien que mon fils ait de réelles difficultés d'apprentissage qui l'ont beaucoup handicapé à l'école, j'ai toujours pensé, tandis qu'il grandissait, qu'au bout du compte il s'en sortirait. Mais, aujourd'hui, je n'en suis plus si sûre. Depuis trois ans qu'il a commencé à toucher à la drogue — il avait quatorze ans la première fois —, il a été arrêté deux fois pour « comportement étrange » et hospitalisé trois fois, la dernière fois pendant plus de huit mois. C'est avec sa première expérience du LSD que ces graves problèmes ont commencé, mais, maintenant, même la marijuana peut déclencher ces crises psychotiques.

Contrairement à ses amis, et même à son frère cadet, mon fils ne supporte pas les drogues. Pour lui, c'est purement et simplement du poison. Et il le sait. Malheureusement, il n'est pas en mesure de résister à la pression sociale à laquelle il est soumis. Malgré ses expériences passées et mes appels répétés, ses amis continuent de lui fournir de la drogue et sont même allés jusqu'à lui en faire passer la dernière fois qu'il était à l'hôpital.

Femme au foyer, quarante ans.

L'extase de l'amour.

Assis nous étions sur une crête
Qui offrait un mol oreiller
Au front penché des violettes,
Et l'un à l'autre tout entiers.

Un baume tendait cimentées
Nos mains qui l'exhalaient, subtil ;
Et leurs flammes enchevêtrées
Mariaient nos yeux sur deux fils.

Lors était de nos mains l'étreinte
Notre unique moyen d'union ;
Dans nos yeux nos images peintes
Notre unique reproduction.

Comme entre d'égales armées
La victoire hésite parfois,
Nos âmes, s'étant avancées,
S'appréhendaient entre elle et moi.

Tant que négocièrent nos âmes,
Nous fûmes statues de gisants ;
De tout le jour nous ne bougeâmes,
Silencieux le jour durant.

John Donne (1572-1631), L'extase, *extrait de* Poèmes, *traduits par J. Furier et Y. Denis, Gallimard, édition bilingue.*

Accro à la course.

J'ai vu mon meilleur ami et camarade de chambre devenir accro à la course. Greg a commencé à courir en première année de fac et y a rapidement consacré beaucoup de temps. Ça n'allait pas très bien pour lui à l'époque — pas de petite amie, pas de grand intérêt pour les études —, et la course lui donnait un but à atteindre et un réel sentiment d'accomplissement. Et puis, ça le faisait planer. Au début, je courais souvent avec lui, mais cela me demandait beaucoup d'efforts. Après coup, ça me faisait du bien mais, sur le moment, j'avais plus le sentiment d'aller au turbin que de m'amuser. Peu à peu, j'ai remarqué que Greg semblait entrer dans un état second après trois kilomètres. Tout son visage se transformait et il avait l'air de voler. Il m'affirmait que courir le transportait, et je sais qu'il disait vrai. Au bout d'un certain temps, il a commencé à couvrir des distances que je me souciais peu de parcourir : huit kilomètres, puis onze, puis seize. Je faisais demi-tour et il continuait.

Pendant la dernière année de fac, Greg a couru le marathon de Boston. Il s'est entraîné pendant trois mois et a fait une assez belle performance. Il disait qu'il avait voulu essayer une fois pour voir comment ce serait, et ajoutait qu'il n'avait jamais plané comme ça auparavant. C'est pourquoi je n'ai pas été autrement surpris quand, quelques mois plus tard, il s'entraînait déjà pour un second marathon. Après le diplôme, il s'est embarqué dans les marathons en série et il semblait qu'il était toujours en train de s'y préparer, d'y participer ou de récupérer. J'y voyais quelque chose de compulsif, si bien que nous avons commencé à nous éloigner l'un de l'autre.

Greg a participé à des courses de quatre-vingts, parfois de cent soixante kilomètres — performances impressionnantes, je suppose —, mais il s'est aussi abîmé les genoux et le dos et refuse de s'arrêter. Il est arrivé, quand nous courions ensemble, qu'il soit contraint de s'arrêter à cause du temps ou d'autres circonstances, et, dans ces moments-là, il devenait infréquentable. Il grimpait aux murs, on aurait dit quelqu'un qui essayait d'arrêter la cigarette. Selon moi, il est devenu accro à la course parce que ça le fait plus planer que n'importe quoi, et je ne crois pas que ses relations avec elle soient saines. Mais il n'en a aucune conscience et il refuse d'écouter quiconque essaye de lui en parler.

Photographe, trente-six ans.

Les feux d'artifice me font planer.

Je me défonce aux feux d'artifice. J'adore ça et je n'en ai jamais assez. Je ne peux jamais attendre le 4 juillet*. En revanche, je suis capable de parcourir des centaines de kilomètres pour acheter des feux d'artifice et les faire péter avec des amis. C'est un peu comme une drogue pour moi. Les meilleurs sont interdits par la loi parce qu'ils sont un peu dangereux, mais qu'est-ce qu'ils donnent !

Ingénieur, trente-trois ans.

La langue naturelle.

Je parle une sorte de langue naturelle. Cette langue me donne les mots dont mon esprit a besoin pour s'exprimer. Elle me vient en deux sortes d'occasions différentes. Lorsque je me sens déprimée, anxieuse, bouleversée ou qu'un immense chagrin serre

*Fête nationale américaine qui commémore l'indépendance des États-Unis du 4 juillet 1776. (N.d.T.)

mon cœur pour une raison que je ne connais pas exactement, je délivre alors toute cette tension accumulée, cette tristesse, avec mes mots à moi. Ils me servent aussi quand je ressens un grand bien-être et qu'il me faut exprimer cet extrême sentiment d'amour, de paix ou d'émerveillement pour lesquels je ne trouve pas de mots.

Quand je parle cette langue, il semble qu'une voix s'élève du fond de mes entrailles. Une autre part de mon être — au-delà de la pensée consciente —, s'empare de moi et me laisse exprimer, dans une langue qui lui est propre, ce que ressent mon âme intérieure. Je suis alors totalement happée par le ici et maintenant, insouciante du passé ou du futur. Cette sensation ressemble à ce que peuvent offrir les psychédéliques. Il n'existe pas d'autre réalité que celle à laquelle j'appartiens à ce moment précis.

J'ai reçu « le don des langues », ainsi que l'appelle la Bible, à l'époque où j'appartenais à une communauté chrétienne qui croit que ce don est un cadeau du Saint Esprit pour permettre la communion avec le Seigneur. En d'autres termes, les croyants ont de cette façon un contact direct avec Dieu.

J'ai fait un jour une excursion en canoë dans une région sauvage et reculée de la Colombie britannique. Nous traversions des marécages autour d'un lac, quand nous avons aperçu de grandes traces, celles d'un élan peut-être, ou d'un orignal… Et je me suis sentie soudain terrorisée à l'idée d'être entourée d'animaux sauvages, au cœur d'une nature que la main de l'homme n'avait jamais touchée. J'ai levé les yeux vers les montagnes et le ciel qui s'étendait à l'infini. J'ai compris tout d'un coup à quel point le monde dans lequel je vivais pouvait être beau. C'est alors que je me suis mise à parler ma langue. Peu à peu, toutes mes appréhensions ont disparu et avec elles mon sentiment de solitude, d'isolation et d'aliénation vis-à-vis du reste du monde. Je me sentais en communion avec toutes les choses de la vie.

Parler ce langage me fait planer. J'atteins réellement un autre état de conscience. J'entrevois alors d'autres réalités — des réalités infinies — bien au-delà de ma conscience « normale ».

C'est une expérience qui ressemble beaucoup à la méditation. Elle nécessite en effet d'être dans la disposition d'esprit et le contexte appropriés. Je suis certaine que de nombreux chrétiens qui parlent une langue naturelle ressentent la délivrance d'un fardeau émotionnel ou, comme dans les églises pentecôtistes, une sorte de transe. Mais, pour vivre pleinement dans le ici et maintenant, il faut en avoir le désir. La langue naturelle n'est pas magique en soi. Ce qui est magique, c'est de l'utiliser pour s'ouvrir aux pouvoirs que nous avons déjà tous en nous.

Femme au foyer, trente ans.

Chapitre 2

— *La Persécution rituelle des drogués* de Thomas Szasz (traduit de l'anglais, Éditions du Lézard, 1994).
Le meilleur ouvrage que l'on puisse trouver sur la façon dont les sociétés différencient les bonnes drogues des mauvaises drogues. L'auteur est psychiatre, il s'est intéressé à ces croyances qui permettent de dire que certains comportements sont ceux de malades ou sont mauvais. Il apporte avec ce livre une excellente réflexion sur le rôle de boucs émissaires qu'endossent les drogues et leurs consommateurs dans notre société.
— *Uppers, Downers, All Arounders : Physical and Mental Effects of Drugs of Abuse* de Darryl S. Inaba et William E. Cohen (Ashland, Oregon : Cinemed, 1990).
Un bon ouvrage général sur les substances psychotropes. Voir aussi le pamphlet ci-dessous.
— *Drugs of Abuse : An Introduction to Their Actions & Potentiel Hazards* (9e édition révisée) de Samuel Irwin, disponible à la Fondation Do It Now (PO box 27568, Tempe, Arizona 85285).
— *Mind Drugs* (3e édition) publié par Margaret O. Hyde (New York : McGraw-Hill, 1974).
Écrit à l'intention des collégiens et lycéens, donne une bonne vue d'ensemble sur le sujet.

Chapitre 3

— *The Natural Mind : A New Way of Looking at Drugs and the Higher Consciousness* de Andrew Weil (Boston : Houghton Mifflin, 1972 ; édition révisée, 1986).
Aborde la consommation de drogue en tant que moyen d'atteindre d'autres états de conscience et s'interroge sur les raisons de l'importance que nous accordons à ces états.

— *Society and Drugs* de Richard H. Blum and Associates (San Francisco : Jossey-Bass, 1970).
Une bonne étude sur l'utilisation des drogues à travers l'histoire dans diverses cultures.
— *Joyeuse cosmologie* (traduit de l'américain, Fayard, 1971).
Le philosophe Alan Watts donne un tableau coloré des états de conscience induits par les substances hallucinogènes. Watts a lui-même expérimenté ces substances, dans l'intention d'explorer l'esprit humain et d'accéder à une dimension mystique.
— *Shaman Woman, Mainline Lady : Women's Writings on the Drug Experience*, publié par Cynthia Palmer et Michael Horowitz (New York : William Morrow, 1982).
Une anthologie couvrant plusieurs époques et cultures. Donne une large vue d'ensemble sur les différents modes de consommation d'un grand nombre de drogues.
Pour un compte rendu des pouvoirs apaisants du rire, voir le titre ci-dessous.
— *Anatomy of an Illness* de Norman Cousins (New York : Berkley, 1980).

Chapitre 4

— *Drugs : A Multimedia Sourcebook for Young Adults* de Sharon Ashenbrenner Charles et Sari Feldman (New York : Neal Schumann, 1980).
Dresse la liste commentée de plusieurs livres, pamphlets, films, avec parmi eux des œuvres de fiction, et donne les adresses où l'on peut se procurer les ouvrages cités.
— *The Marriage of the Sun and Moon : A Quest for Unity in Consciousness* de Andrew Weil (Boston : Houghton Mifflin, 1980).
Donne un grand nombre d'exemples de substances et de techniques capables de placer une personne dans un état second. Certaines font intervenir une drogue comme les champignons hallucinogènes, feuilles de coca, marijuana ; d'autres non — rire incontrôlable, long séjour dans un sauna, ingestion de mangues ou de piments piquants, éclipse de soleil... La façon dont les gens envisagent ces substances et ces activités détermine les relations qu'ils forment avec elles.

Chapitre 5

Il n'existe pas de bon livre sur les différents types de substances dont il est question dans ce chapitre, ni sur les découvertes concernant les substances endogènes.

— *Narcotic Plants* de William Emboden (New York : Macmillan, 1979).
Fournit une étude intéressante sur les plantes qui produisent des drogues naturelles. Ce botaniste utilise le mot « narcotique » comme synonyme de « psychotrope ». Le livre couvre toutes les catégories de plantes psychotropes : dépresseurs, stimulants, hallucinogènes et délirogènes. Il renferme de nombreuses illustrations et planches en couleurs, ainsi qu'une information substantielle sur les utilisations traditionnelles de ces plantes dans toutes les régions du monde.
— *Guide to Psychoactive Drugs* de Richard Seymour et David E. Smith (New York : Harrington Park Press, 1987).
Bon ouvrage de référence facile à lire. Voir aussi le titre ci-dessous.
— *Uppers, Downers, All Arounders* (cité dans les *Lectures conseillées* du chapitre 4).

Chapitre 6

— *Drugs and the Mind* de Robert S. de Ropp (New York : Grove Press, 1960).
Fournit une bonne information sur les plantes à teneur en caféine. Ce livre très accessible et déjà ancien demeure cependant l'une des meilleures références sur les substances psychotropes.
— *The Book of Coffee and Tea* de Meri Shardin (New York : St. Martin's Press, 1975).
Nous parle du thé et du café.
— *Coffee : The Epic of a Commodity* de Heinrich Eduard Jacob (New York : Viking, 1935).
Livre classique sur l'histoire pittoresque du café parmi les hommes.
— *Le Livre du thé* de Kakuzo Okakura (Dervy livres, collection Bibliothèque de l'initié,1976).
Publié pour la première fois en 1906, le plus célèbre ouvrage réalisé sur le thé. Mais bien plus qu'un livre sur le thé lui-même, c'est un élégant traité sur la culture et la philosophie japonaise écrit afin de dissiper les idées fausses qui circulent en Occident sur le Japon. Le livre ci-dessous, sur le même sujet, est plus récent.
— *Tea : The Eyelids of Bodhidharma* de Eelco Hesse (Berkeley, Californie : And/Or Press, 1982).
— *The Big Drink : The Story of Coca-Cola* de E. J. Kahn, Jr. (New York : Random House, 1960).
Livre intéressant sur les origines et le développement du Coca-Cola.
— *Chocolate : The Consuming Passion* de Sandra Boynton (New York : Workman, 1982).
Les adeptes du chocolat seront peut-être intéressés par ce livre très argumenté, qui se dresse en ardent défenseur d'une substance par la voix d'une « chocoaccro » déclarée. Voir aussi le titre ci-dessous.
— *The Cacahuatl Eater : Ruminations of an Unabashed Cho-*

colate Addict de Jonathan Ott (Vashon, Washington : Natural Products Company, 1985).
— *History of Coca : Divine Plant of the Incas* de W. Golden Mortimer (Berkeley, Californie : And/Or Press, 1974) a été publié pour la première fois en 1901. Cette longue description de la civilisation inca, du Pérou et de la coca fournit de précieuses informations. On en trouve un passage intéressant, associé à d'autres textes de divers auteurs dans le titre ci-dessous.
— *The Coca Leaf and Cocaïne Papers*, publié par George Andrews et David Solomon (New York : Harcourt Brace Jovanovich, 1975).
— *Mama Coca* de Antonil (London : Hassle Free Press, 1978). Compte rendu moderne de l'utilisation de la feuille de coca par les Indiens de Colombie qui aborde les aspects politiques de la coca.
— *Coca Exotica* de Joseph Kennedy (Rutherford, New Jersey : Fairleigh Dickinson University Press, 1985).
Excellente histoire illustrée de l'utilisation de la coca.
— *Cocain : Its History, Uses, and Effects* de Richard Ashley (New York : St. Martin's Press, 1975)
Raconte le parcours de la cocaïne en Europe et en Amérique, à partir de son isolation de la feuille de coca à la fin du XIXe siècle jusqu'à aujourd'hui. L'ouvrage ci-dessous est plus technique.
— *Cocaïne : une drogue et son évolution sociale* de Lester Grinspoon et James B. Balakar (traduit de l'anglais, L'étincelle,1978). Bon ouvrage de référence générale sur la cocaïne.
—*Cocaïne Changes : The Experience of Using and Quitting* (Philadelphia : Temple University Press, 1991).
Analyse sérieuse et minutieuse du sujet, fondée sur un nombre considérable d'interviews.
— *The Seven Per Cent Solution* de Nicholas Meyer (New York : Dutton, 1974).
Roman sur la consommation de cocaïne de Sherlock Holmes, dont on a tiré un film célèbre. Un autre film décrit brillamment les problèmes et les dangers engendrés par la consommation de *freebase* :
— *Richard Pryor Live on the Sunset Strip.*
Réalisé par le comédien Richard Pryor, à qui l'utilisation régulière de freebase a failli coûter la vie.

En dépit de leur large utilisation, les amphétamines, comparées à la cocaïne, ont peu suscité l'intérêt des écrivains.
— *The Speed Culture : Amphetamine Use and Abuse in America* de Lester Grinspoon et Peter Hedblom (Cambridge, Massachusetts : Harvard University Press, 1975).
L'un des rares livres sur le sujet. Très technique par endroits, il n'est pas d'une lecture facile.
—*The Nightmare Season* par le médecin Arnold J. Mandell (New York : Random house, 1976).
Rend compte des problèmes rencontrés par les joueurs de foot-

ball professionnels qui font un usage important d'amphétamines.
— *The Tranquilizing of America : Pill Popping and the American Way of Life* de Richard Hughes et Robert Brewin (New York : Harcourt Brace Jovanovich, 1979).
Traite des utilisations médicales des amphétamines, en particulier du traitement de l'hyperactivité infantile.

La pénurie de bons livres sur le tabac est encore plus étonnante si l'on considère la popularité du produit.
— *The Book of Pipes and Tobacco* de Carl Ehwa, Jr. (New York : Random House, 1974).
Donne une bonne information générale.
— *To Smoke or not to Smoke* de Luther L. Terry et Daniel Horn (New York : Lothrop, Lee & Shepard, 1969).
Étudie les raisons qui font que les gens commencent à fumer et fournit une histoire du tabac.
— *The Sot-Weed Factor* de John Barth (New York : Bantam Books, 1969).
Roman dont le sujet tourne autour du tabac.
— *La Conscience de Zeno* de Italo Svevo (traduit de l'italien, LGF, 1990).
Amusant roman qui constitue probablement la meilleure description d'une toxicomanie à la cigarette. L'auteur décrit les stratagèmes et les leurres sans fin d'un fumeur invétéré et dévoile les faibles probabilités de guérison.
— *The Flower of Paradise : The Institutionalized Use of the Drug Qat in North Yemen* de John G. Kennedy (Dordrecht, Netherlands : D. Reidel Publishing Company, 1987 ; distribué aux États-Unis par Kluwer Academic Publishers, Norwell, Massachusetts).
Le meilleur livre disponible sur le khat.

Chapitre 7

— *Alcohol : Drink or Drug ?* de Margaret O. Hydes (New York : McGraw-Hill, 1974).
Bon ouvrage écrit à l'intention des adolescents.
— *The Neutral Spirit : A Portrait of Alcohol* de Berton Roueche (Boston : Little, Brown, 1960).
Livre agréablement écrit sur les utilisations de l'alcool à travers l'histoire. Le titre ci-dessous est plus technique.
— *Under the Influence : A Guide to the Myths and Realities of Alcoholism* de James R. Milam et Katherine Ketcham (Seatle : Madrona, 1981).
Quelques ouvrages à propos des écrivains alcooliques :
— *Those Drinking Days : Myself and Other Writers* de Donald Newlove (New York : Horizon Press, 1981).

— *Retour à Brideshead* de Evelyn Waugh (traduit de l'anglais, UGE, 1992).
Décrit l'évolution d'un alcoolique anglais.

Pour une vue d'ensemble sur l'usage et l'abus d'alcool aux États-Unis :
— *The Alcohol Republic : An American Tradition* de W. J. Rorabaugh (New York : Oxford University Press, 1979).
— *The Crocodile Man : A Case of Brain Chemistry and Criminal Violence* de André Mayer et Michael Wheeler (Boston : Houghton Mifflin, 1982).
Étudie les liens entre crimes violents et alcool.
Quelques très bon films mettent en scène les problèmes de l'alcoolisme :
— *Le Poison*, avec Ray Milland.
Un classique. Raconte l'histoire d'un écrivain alcoolique.
— *Days of Wine and Roses*, avec Jack Lemmon et Lee Remick.
Retrace l'agonie de deux alcooliques dont la boisson détruit la vie. L'émouvant récit d'une vie ravagée par l'alcool (entre autres).
— *The Rose.*
S'inspire de la vie de la chanteuse de rock Janis Joplin.
— *Only When I Laugh* où Marsha Mason joue une mère alcoolique.
Aborde le problème sous un angle plus humoristique.

— *Barbiturates : Their Use and Misuse* de Donald R. Wesson et David E. Smith (New York : Human Sciences Press, 1977).
Écrit par deux médecins, l'un des rares livres intéressants au sujet des somnifères.
— *La Vallée des poupées* de Jacqueline Susann (traduit de l'américain, LGF, 1986).
Roman dans lequel les somnifères tiennent une place prépondérante et dont on a également tiré un film.
— *The Tranquilizing of America : Pill Popping and the American Way of Life* de Richard Hughes et Robert Brewin (New York : Harcourt Brace Jovanovich, 1979).
Sévère critique des anxiolytiques et de leurs fabricants.
— *I'm Dancing as Fast as I Can* de Barbara Gordon (New York : Harper & Row, 1979).
L'auteur fait le récit de sa propre dépendance au Valium. Le livre a fait l'objet d'une adaptation au cinéma.

— *Licit and Illicit Drugs* de Edward M. Brecher et les rédacteurs de *Consumer Reports* (Boston : Little, Brown, 1972).
Livre excellent qui donne la meilleure information sur les anesthésiques généraux et comporte également un chapitre intéressant sur les sédatifs hypnotiques.
— *Laughing Gas (Nitrous Oxide)* publié par Michael Sheldin et

David Wallechinsky, avec Saunie Salyer (Berkeley, Californie : And/Or Press, 1973).
Petit livre distrayant et utile sur le protoxyde d'azote.
— *Flowers in the Blood : The Story of Opium* de Dean Latimer et Jeff Goldberg (New York : Franklin Watts, 1981).
Retrace l'histoire de l'opium.
— *Les Confessions d'un mangeur d'opium anglais* de Thomas De Quincey, publié pour la première fois en 1821.
Disponible dans une édition moderne (Gallimard, 1990).
— *The Opium Eater : A life of Thoams De Quincey* de Grevel Lindop (New York : Taplinger, 1982).
Récit fascinant de la vie d'un homme devenu célèbre dans le monde entier à l'âge de trente-six ans, lors de la publication de ses *Confessions*.
— *Poppies, Pipes, and People : Opium and its Use in Laos* de Joseph Westermeyer (Berkeley, Californie : University of California Press, 1983).
Intéressante analyse due à un psychiatre anthropologue.

Il existe de nombreux romans concernant l'opium.
— *The Mystery of Edwin Drood* (New York : Pantheon, 1980).
Dernier ouvrage de Charles Dickens, écrit en 1870 et achevé par Leon Garfield.
— *The Moonstone* (New York : Penguin, 1966).
Un classique dont la première édition tremonte à 1873.
— *A Marble Woman* ou *The Mysterious Model* (Louisa May Alcott), dans *Plots and Counterplots : More Unknown Thrillers of Louisa May Alcott* par Madeleine Stern (New York : William Morrow, 1976).
Nouvelle sur l'opium.

— *Heroin : The Myths and the Facts* de Richard Ashley (New York : St. Martin's Press, 1972).
Livre facile d'accès. Le titre ci-dessous est plus récent.
— *The Heroin Solution* de Arnold S. Trebach (New Haven : Yale University Press, 1987).
Expose de quelle façon la société pourrait minimiser le caractère destructeur de l'abus d'héroïne en légalisant la drogue à des fins médicales et en permettant aux médecins d'en contrôler la distribution. Enseignant en droit, Trebach s'est spécialisé dans un domaine qui regroupe drogues, crime et justice. Son analyse du problème de l'héroïne est réfléchie et convaincante et ne fait jamais appel aux aspects sensationnels du problème.
— *Opium and the People* de Virginia Berridge et Griffith Edwards (New Haven, Connecticut : Yale University Press, 1987).
Magnifique histoire de l'usage et du contrôle des opiacés en Grande Bretagne.

— *Addicts who Survived : An Oral History of Narcotics Use in America, 1923-1965* de David Courtwright, Herman Joseph et Don Des Jarais (Knoxville, Tennessee : University of Tennessee Press, 1989).
Excellent ouvrage qui rend aux héroïnomanes le visage humain dont on les a souvent privés au cours de ce siècle. Voir aussi le titre ci-dessous.
— *The Hardest Drug : Heroin and Public Policy* de John Kaplan (Chicago : University of Chicago Press, 1983).

De nombreux artistes ont raconté leur dépendance à l'opium et aux opiacés dans d'excellents récits autobiographiques.
— *Opium* de l'écrivain et cinéaste Jean Cocteau (Stock, 1983).
— *Junky* de William S. Burroughs (traduit de l'américain, UGE, 1988).
Publié pour la première fois en 1953, sous le pseudonyme William Lee.
— *Diary of a Drug Fiend* de Aleister Crowley (New York : Samuel Weiser, 1970).
Roman autobiographique de deux aristocrates héroïnomanes et cocaïnomanes.
— *Cain's Book* de Alexander Trocchi (New York : Grove Press, 1960).
Dépeint l'univers souvent cauchemardesque de l'héroïnomane.
— *L'Homme au bras d'or* de Nelson Algren, 1949, (traduit de l'anglais, Gallimard, 1981).
L'un des romans les plus connus sur l'héroïnomanie, dont on a tiré un célèbre film avec Frank Sinatra.
— *Le Voyage vers la nuit* de Eugene O'Neill (traduit de l'anglais, Arche, 1989).
Pièce dont on a également tiré un film et qui fait le terrible récit de la dépendance à la morphine de la mère de l'auteur.

Il existe quelques films plus récents sur les opiacés. Notamment :
— *McCabe and Mrs. Miller* ou *Moi,Christiane F.*
Film allemand fondé sur l'histoire vraie d'une adolescente prostituée et héroïnomane.

Chapitre 8

Les psychédéliques ont fait l'objet d'un plus grand nombre de livres que la plupart des autres types de drogues, probablement du fait de leur singularité et de leur nature très controversée. Beaucoup sont de très bons ouvrages.
— *Hallucinogenic Plants : A Golden Guide* de Richard Evans Schultes, illustré par Elmer W. Smith (New York : Golden Press, 1976).

Recense toutes les plantes psychédéliques existant dans le monde. Schultes est également l'auteur, en collaboration avec l'inventeur du LSD, Albert Hofmann, de l'ouvrage ci-dessous.
— *Les Plantes des dieux. Les plantes hallucinogènes : botanique et ethnologie* (traduit de l'anglais, Éditions du Lézard, 1993).
Ouvrage beaucoup plus volumineux et très beau livre.
— *Hallucinogenic Plants of North America* de Jonathan Ott (Berkeley, Californie : Wingbow Press, 1976 ; édition révisée, 1979).
Guide utile.
— *Psychedelics Encyclopedia* de Peter Stafford (édition révisée ; Los Angeles : J. P. Tarcher, 1982).
Recense les psychédéliques chimiques ainsi que les plantes hallucinogènes et fourmille d'éléments historiques et descriptifs, d'illustrations et d'anecdotes.
— *PIKHAL : A Chemical Love Story* de Alexander Shulgin et Ann Shulgin (Berkeley, Californie : Transform Press, 1991).
Récit autobiographique et original d'un illustre chimiste des psychédéliques qui comporte en outre la description détaillée de nombreux *designer psychedelics*.
— *Psychedelic Drugs Reconsidered* de Lester Grinspoon et James B. Balakar (New York : Basic Books, 1979).
Plus complet et plus scientifique que le titre précédent. Donne une bibliographie complète et traite de l'utilisation psychothérapeutique des substances hallucinogènes.
— *LSD : Mon enfant terrible* (traduit de l'allemand, Gris Banal, 1989).
Une réflexion d'Albert Hofmann sur le don qu'il a fait à l'humanité. Albert Hofmann est aussi coauteur de l'ouvrage ci-dessous.
— *The Road to Eleusis : Unveiling the Secret of the Mysteries* de Albert Hofmann, R. Gordon Wasson et Carl A. P. Ruck (New York : Harcourt Brace Jovanovich, 1978).
Livre fascinant qui émet l'hypothèse de l'utilisation par les Grecs anciens d'une potion hallucinogène à des fins religieuses.
— *Storming Heavens : LSD and the American Dream* de Jay Stevens (Boston : Atlantic Monthly Press, 1987).
Livre remarquable sur la place du LSD dans la culture américaine.

Deux livres sur les champignons hallucinogènes :
— *Teonanácatl : Hallucinogenic Mushrooms of North America*, publié par Jonathan Ott et Jeremy Bigwood (Seattle : Madrona, 1978).
— *Psilocibe Mushrooms and Their Allies* de Paul Stamets (Seattle : Homestead Book Co., 1978).

— *Food of the Gods* de Terrence McKenna (New York : Bantam, 1992).
S'interroge sur l'influence de la psilocybine sur l'évolution de l'homme et sur la valeur de l'expérience psychédélique.
Clair et divertissant.

On trouvera les meilleures descriptions des effets du yagé dans :
— *Wizard of the Upper Amazon : The Story of Manuel Córdova Rios* de F. Bruce Lamb (Boston : Houghton Mifflin, 1975).
— *Peyote : The Divine Cactus* de Edward F. Anderson (Tucson : University of Arizona Press, 1980).
Le meilleur travail récent réalisé sur le peyotl.
— *Shabono* de Florinda Donner (New York : Delacorte Press, 1982).
Récit captivant d'une jeune anthropologue américaine sur ses années passées avec une tribu indienne d'Amérique du Sud ; les Indiens attachent beaucoup d'importance aux états de conscience altérée et ont recours au DMT sous la forme d'une poudre qu'ils inhalent.
— *Peyote Religion : A History* de Omer C. Stewart (Norman, Oklahoma : University of Oklahoma Press, 1987).
Analyse du rôle du peyotl dans la culture amérindienne, sujet auquel l'auteur s'est consacré pendant cinquante ans.

Les écrits d'Aldous Huxley sur la mescaline et autres psychédéliques sont rassemblés dans l'ouvrage ci-dessous.
— *Moksha : Writings on Psychedelics and the Visionary Experience (1931-1963)*, publié par Michael Horowitz et Cynthia Palmer (New York : Stonehill, 1977).
Contient entre autres des extraits du plus célèbre travail de Huxley sur le sujet, un essai datant de 1954 : *Les Portes de la perception* (traduit de l'anglais, Rocher, 1991)].
— *Voyage vers la guérison : narco-analyse et psychothérapie* de Claudio Naranjo (traduit de l'américain, Jour, 1984).
L'un des rares travaux ayant été publiés sur la MDA ; l'auteur y parle des utilisations qu'il a faites de MDA et d'autres substances hallucinogènes à des fins psychotérapiques.
— *Le Temps des changements* de Robert Silverberg (traduit de l'américain, LGF, collection Le Livre de poche,1987).
Bon roman de science-fiction sur les psychédéliques.

Quelques films :
— *La Forêt d'émeraudes.*
Le seul à présenter l'expérience psychédélique sous un jour favorable.

— *Altered States*.
Donne une image moins fidèle de la même expérience.
— *Easy Rider* et *Midnight Cowboy*.
Comportent tous deux de brèves scènes d'expériences hallucinogènes.

Chapitre 9

La marijuana a fait l'objet de nombreuses publications au cours des dernières années, mais peu de livres valent la peine d'être lus.
— *Marihuana : The First Twelve Thousand Years* de Ernest L. Abel (London : Plenum Press, 1980).
Le meilleur ouvrage historique général sur la marijuana.
— *Marihuana Botany* de Robert Connell Clarke (Berkeley, Californie : And/Or Press, 1981).
Livre abondamment illustré sur la plante elle-même.
— *Cannabis and Culture*, publié par Vera Rubin (La Haye, Hollande : Mouton Publishers, 1975).
Intéressante compilation d'articles traitant de la marijuana sous des angles divers.
— *The Marijuana Papers*, publié par David Solomon (New York : Bobbs-Merrill, 1966).
Anthologie d'articles historiques, littéraires et sociologiques toujours d'actualité.
— *Marihuana Reconsidered* de Lester Grinspoon (Cambridge, Massachusetts : Harvard University Press, 1971).
Le psychiatre donne une complète vue d'ensemble sur la drogue.
— *Marihuana Conviction : A History of Marihuana Prohibition in the United States* de Richard J. Bonnie et Charles H. Whitebread (Charlottesville, Virginie : University Press of Virginia, 1974).
Raconte les origines et l'évolution de la prohibition de la marijuana aux États-Unis.
— *Marijuana : The New Prohibition* de John Kaplan (New York : Meridian Books, 1970).
Analyse objective des politiques mises en place vis-à-vis de la marijuana ; l'auteur conclut en préconisant la légalisation de la drogue. Pour une bonne analyse historique, voir aussi le titre ci-dessous.
— *The Strange Career of Marihuana : Politics and the Ideology of Control in America* de Jerome L. Himmelstein (Westport, Connecticut : Greenwood Press, 1983).
— *High Culture : Marijuana in the Lives of Americans* de William Novak (New York : Knopf, 1980).

L'un des livres les plus utiles et les plus faciles d'accès concernant les effets et les utilisations de l'herbe.
— *Keep off the Grass* de Gabriel G. Nahas (New York : Pergamon Press, 1979).
Figure parmi les livres farouchement contre la marijuana.
— *A Child's Garden of Grass* de Jack S. Margolis et Richard Clorfene (New York : Ballantine, 1978).
Se prononce en revanche en faveur de la drogue.
— *Perilous Play* de Louisa May Alcott (1865), réimprimée par Madeleine Stern dans le recueil *Plots and Counterplots : More Unknown Thrillers of Louisa May Alcott* (New York : William Morrow, 1976).
Nouvelle sur le haschich.
— *The Fan Man* de William Kotzwinkle (New York : Avon Books, 1974).
Roman moderne humoristique qui fourmille de références à la marijuana ; son héros, un délicieux personnage du nom de Horse Badorties, ne se déplace jamais sans son herbe.
— *Budding Prospects : A Pastoral* de T. Coraghessan Boyle (New York : Viking, 1984).
Raconte quelques mois mouvementés passés à faire pousser de la marijuana dans une région en friche de la Californie.
— *Outlaws in Babylon* de Steve Chapple (New York : Pocket Books, 1984).
Relate l'aventure vécue de la culture de marijuana et de l'affrontement avec les lois qui s'ensuit aux États-Unis au début des années quatre-vingt.

Bien que les adolescents constituent le gros du public cinéphile, peu de films ont misé sur la popularité de la marijuana parmi les jeunes. Il existe quatre exceptions importantes :
— *Up in Smoke* et *Nice Dreams* avec Cheech et Chong.
— *The Harder they Come* sur la marijuana en Jamaïque dans les années soixante-dix.
— *Easy Rider*.
Le grand classique de Peter Fonda datant des années soixante.
— *Reefer Madness*.
Film scandaleux de propagande antimarijuana. Diffusé dans les campus et dans les petits cinémas indépendants, il fait généralement la plus grande joie d'un public souvent stone.

Chapitre 10

— *Licit and Illicit Drugs* de Edward M. Brecher et les rédacteurs de *Consumer Reports* (Boston : Little, Brown, 1972).
Fournit une information précise sur l'inhalation de solvants.

— *Solvent Abuse : The Adolescent Epidemic* de Joyce Watson (London et Wolfeboro, New Hampshire : Croom Helm, 1986).
Livre très élaboré sur l'utilisation de solvants en Écosse.

Il existe un grand nombre de livres sur les plantes de la famille des solanacées et leurs étranges effets.
— *Nightshades : The Paradoxical Plants* de Charles B. Heiser (San Francisco : W. H. Freeman, 1969).
Traite des solanacées comestibles, du tabac ainsi que des espèces délirogènes de la famille.
— *The Witch's Garden* de Harold A. Hansen (Santa Cruz, Californie : Unity Press, 1978).
S'intéresse plus particulièrement à la belladone, la jusquiame, la mandragore et le datura.
— *Hallucinogenic Plants of North America* de Jonathan Ott (Berkeley, Californie : Wingbow press, 1976 ; édition révisée, 1979).
Un passage est consacré à l'amanite tue-mouches et à l'amanite panthère.
— *Narcotic Plants of the Old World, Used in Rituals and Everyday Life : An Anthology of Texts from the Ancient Times to the Present*, publié par Hedwig Schleiffer (Monticello, New York : Lubrecht & Cramer, 1979).
Comporte des descriptions des utilisations de l'amanite tue-mouches.
— *Soma : Divine Mushroom of Immortality* (New York : Harcourt Brace Jovanovich, 1972).
R. Gordon Wasson énonce la théorie selon laquelle l'amanite tue-mouches aurait été utilisée dans l'Inde ancienne à des fins intoxicantes et sacramentelles.
— *The Scientist : A Novel Autobiography* de John C. Lilly (Philadelphia : Lippincott, 1978).
Ouvrage autobiographique qui décrit de façon colorée les effets de la kétamine.

Chapitre 11

Il existe un grand nombre de guides sur les médicaments, écrits à l'intention des patients. Trois d'entre eux sont des ouvrages utiles, tous rédigés par des médecins :
— *The Doctors and Patients Handbook of Medicines and Drugs* de Peter Parish (seconde édition révisée ; New York : Knopf, 1980).
— *The Essential Guide to Prescription Drugs* de James W. Long (édition révisée ; New York : Harper & Row, 1980).
— *Pills That Don't Work : A Consumer's and Doctor's Guide*

to Over 600 Prescription Drugs that Lack Evidence of Effectiveness de Sidney M. Wolfe, Christopher M. Coley et le Health Research Group fondé par Ralph Nader (New York : Farrar, Straus & Giroux, 1981).

— *Is There no Place on Earth for Me ?* de Susan Sheehan (Boston Houghton Mifflin, 1982).
Raconte l'histoire vraie et poignante d'une jeune schizophrène qui, au cours de ses hospitalisations répétées, est « traitée » au moyen de doses toujours plus élevées de tous les neuroleptiques couramment utilisés.
— *The New Age Herbalist : How to Use Herbs for Healing, Nutrition, Body Care, and Relaxation* de Richard Mabey et Michael McIntyre (New york : Macmillan [couverture cartonnée], Collier [non cartonnée], 1988).
Guide excellent et complet sur la médecine à base de plantes. Voir aussi le périodique ci-dessous.
— *HerbalGram* de l'American Botanical Council (P.O. box 201660, Austin, Texas 78720).
— *Smart Drugs & Nutrients* de Ward Dean, M.D. et John Morgenthaler (B&J Publications, P.O Box 483, Santa Cruz, Californie 95061-0483).
La meilleure référence sur les smart drugs.

Chapitre 12

Les livres autobiographiques cités dans les *Lectures conseillées* des chapitres précédents abordent de près quelques-uns des problèmes engendrés par les drogues.
Voici deux livres destinés à un lectorat de lycéens, dont le second est commenté dans les *Lectures conseillées* du chapitre 4 :
— *Our Chemical Culture : Drug Use and Misuse*
— *Drugs : A Multimedia Sourcebook for Young Adults.*

— *Go See Alice* (New York : Avon Books, 1972).
Récit fictif à propos de la dépendance à la drogue chez les lycéens ; un film en a été tiré.
— *Consequences of Adolescent Drug Use : Impact on the Lives of Young Adults* de Michael D. Newcomb et Peter M. Bentler (Newbury Park, Californie : SAGE Publications, 1988).
Analyse fondée sur l'étude de sept cents lycéens du comté de Los Angeles pendant huit ans. Voir aussi le titre ci-dessous.
— *A Family Like Yours : Breaking the Patterns of Drug Abuse* de James L. Sorensen et Guillermo Bernal (San Francisco : Harper & Row, 1987).
Dans notre société, les femmes sont particulièrement sujettes à la dépendance aux drogues.

— *The Female Fix* de Muriel Nellis (Boston : Houghton Mifflin, 1980).
Analyse très instructive des raisons de cette vulnérabilité.
— *The Meaning of Addiction : Compulsive Experience and its Interprétation* de Stanton Peele (Lexington, Massachusetts : Lexington Books, 1985).
L'une des études les plus intelligentes sur les comportements toxicomanes. Voir aussi le chapitre 7 du livre ci-dessous.
— *Natural Health, Natural Medicine : A Comprehensive Manual for Wellness and Self-Care* de Andrew Weil (Boston : Houghton Mifflin, 1990).

Deux livres divertissants qui relatent des expériences vécues nous donnent quelques aperçus des dangers liés à la vente ou au trafic de drogue :
— *Snowblind : A Brief Career in the Cocaïne Trade* de Robert Sabbag (New York : Bobbs-Merril, 1976).
— *Weed* de Jerry Kamstra (New York : Harper & Row, 1974), à propos de la marijuana.

Un film raconte l'histoire terrifiante d'un homme arrêté à l'étranger pour avoir essayé de faire passer de la drogue dans son pays :
— *Midnight Express* .

— *The Honest Politician's Guide to Crime Control* de Norval Morris et Gordon Hawkins (Chicago : University of Chicago Press, 1969).
Explique pourquoi les lois sur la drogue engendrent plus de problèmes qu'elles n'en résolvent.
— *The American Disease : Origins of Narcotic Control* de David F. Musto (New Haven, Connecticut : Yale University Press, 1973).
Facile à lire, raconte l'histoire de l'élaboration de ces lois.
— *Drug Control in a Free Society* de James B. Balakar et Lester Grinspoon (Cambridge, Angleterre : Cambridge University Press, 1984).
Fait l'analyse objective des arguments pour et des arguments contre les différents types de contrôles des drogues.

Chapitre 13

En dépit de tout ce qui a été dit sur les alternatives à la drogue, très peu de choses ont été publiées sur le sujet.
— *The Book of Highs : 250 Methods for Altering your Consciousness without Drugs* de Edward Rosenfeld (New York : Quadrangle/New York Times Book Co., 1973).
Ouvrage unique qui rassemble des conseils pratiques sur diverses techniques et de nombreuses autres références. Voir aussi le titre ci-dessous.

— *Drugfree : A Unique, Positive Approach to Staying off Alcohol and Other Drugs* de Richard Seymour et David E. Smith (New York : Facts on File, 1987).
— *Mind Games : The guide to Inner Space* de Robert Masters et Jean Houston (New York : Viking, 1972).
Manuel d'exercices pour pouvoir jouer avec son imagination et expérimenter des états de transe. Les auteurs, qui ont beaucoup écrit sur les expériences psychédéliques, ont une bonne connaissance des états de conscience modifiée. Le livre ci-dessous est similaire.
— *Passages : A Guide for Pilgrims of the Mind* de Marriane S. Andersen et Louis M. Savary (New York : Harper & Row, 1972).
— *The Master Game : Pathways to Higher Consciousness beyond the Drug Experience* de Robert S. Ropp (New York : Delta, 1968).
Livre excellent qui se veut également guide pratique.
— *Alternate States of Consciousness* publié par Norman E. Zinberg (New York : Free Press, 1977).
Plus théorique que pratique, rassemble une collection d'articles écrits par des experts sur ce nouveau domaine de recherche.
— *The Marriage of the Sun and Moon : A Quest for Unity in Consciousness* de Andrew Weil (Boston : Houghton Mifflin, 1980).
Rend compte de plusieurs expériences non liées à la drogue, en signalant leurs similitudes et leurs différences avec celles qui, au contraire, lui sont liées.

Lexique

Les mots donnés en *italique* renvoient à d'autres définitions du lexique.
Les mots donnés en ***italique*** et en ***gras*** sont des mots anglais.

Abcès : Amas de pus collecté au voisinage d'une inflammation, résultant généralement d'une infection bactérienne.
Abstinence : Renoncement délibéré à l'utilisation de quelque chose, d'une drogue par exemple. En pharmacologie, le terme de « syndrome d'abstinence » signifie la même chose que syndrome de *sevrage*.
Acide acétique : Acide présent dans le vinaigre.
Acétylcholine : *Neurotransmetteur* du *système nerveux central* qui contrôle également les muscles et les signaux des données sensorielles.
Acide : Terme familier pour désigner le LSD (diéthylamide de l'acide lysergique).
Acid house **:** Musique de type psychédélique, avec un rythme puissant et répétitif, souvent diffusée dans des boîtes de nuit où l'on prend de l'*ecstasy* et où l'on danse frénétiquement jusqu'au matin.
Acupuncture : Méthode thérapeutique d'origine chinoise qui consiste à influencer les flux d'énergie dans le corps, en piquant avec des aiguilles des points cutanés spécifiques.
Addiction (drug) **:** Terme anglais pour *toxicomanie*. Voir à ce mot.
Adultération : Adjonction délibérée d'impuretés à une substance pure — la cocaïne, par exemple, est, au marché noir, généralement coupée avec du sucre et des *anesthésiques locaux* bon marché afin d'en augmenter les quantités.
Aigu : Intense et de courte durée, par opposition à *chronique*.
Alcali : Toute substance dont la solution a un PH supérieur à 7.0. L'hydroxyde de potassium, l'hydroxyde de sodium, le bicar-

bonate de soude et la chaux (oxyde de calcium) sont des alcalis.
Amnésie : Perte de la mémoire, partielle ou totale.
Analgésique : Médicament qui supprime ou atténue la douleur.
Androgénique : Qui a la propriété de stimuler le développement des caractères sexuels mâles.
Anémie : Diminution de la quantité de globules rouges ou d'hémoglobine, réduisant la capacité du sang à transporter l'oxygène.
Anesthésiques locaux : Groupe de composés qui bloquent la conduction de la douleur lorsqu'ils sont injectés dans une partie du corps ou appliqués sur des muqueuses. La procaïne est un anesthésique local de synthèse dont l'appellation commerciale est restée Procaïne.
Angel dust (poudre d'ange) : Terme familier pour désigner le PCP (phencyclidine).
Antiacides (gastriques) : Substances administrées pour diminuer l'acidité gastrique.
Antidépresseurs : Médicaments prescrits dans les cas de *dépression* grave et persistante. L'imipramine (Tofranil), l'amitriptyline (Élavil) et la fluoxétine (Prozac) sont des antidépresseurs.
Antihistaminiques : Large groupe de substances *synthétiques* utilisées dans le traitement des états allergiques.
Apathie : Manque permanent de réaction dû à une absence de sensibilité, d'émotion ou d'intérêt pour ce qui en suscite chez la majorité des gens.
Asphyxie : Perte de la conscience ou mort résultant d'un manque d'oxygène.
Asthme : Maladie respiratoire caractérisée par un resserrement des bronches et se manifestant par des difficultés à respirer. Le sifflement lors de l'expiration est le symptôme le plus caractéristique.

Barbis : Barbituriques. Exemple : sécobarbital (Seconal).
Biorythmes : Évolution cyclique des fonctions biologiques. Le cycle de vingt-quatre heures du sommeil et de l'éveil, la sécrétion de certaines hormones ou le cycle menstruel de vingt-huit jours chez la femme en sont des exemples.
Bronchite : *Inflammation* des bronches se traduisant par une toux douloureuse et des difficultés à respirer.
Bummer : Terme familier anglais pour désigner une mauvaise expérience résultant de l'absorption d'une substance *psychotrope.* Désigne également la personne qui vit l'expérience.

Caisson d'isolation sensorielle : Caisse oblongue insonorisée et étanche à la lumière, partiellement emplie d'une solution fortement salée et maintenue à température du corps. La personne se trouvant dedans ne reçoit aucune stimulation extérieure, ce qui lui permet de découvrir des états intérieurs. Utilisé pour la relaxa-

tion et la méditation, mais aussi afin d'explorer des états de conscience modifiée.
Camomille : Petite plante de la famille des pâquerettes aux fleurs jaunes et à l'agréable odeur de pomme. Les fleurs séchées donnent une infusion relaxante aux vertus digestives.
Cellulose : Hydrate de carbone indigeste et principal constituant des tissus et des fibres végétaux.
Chimiothérapie : Traitement du cancer par l'administration de substances très toxiques destinées à stopper la prolifération des cellules cancéreuses, dans l'espoir que seront touchées davantage de cellules malades que de cellules saines.
***Chipping* :** Terme anglais désignant un mode de consommation strictement occasionnelle de *narcotiques*, tels que l'héroïne, sans entraîner de comportement toxicomaniaque.
Choper : Terme d'argot qui signifie « acquérir de la drogue ».
Chronique : Qui a un caractère permanent, par opposition à *aigu*.
***Codependance* :** Terme anglais qui désigne : 1/ — une relation dans laquelle une personne permet ou encourage le comportement toxicomaniaque d'une autre personne ; 2/ — une relation de dépendance entre deux personnes.
Coke : Terme d'argot pour désigner la cocaïne.
Coma : État d'inconscience profonde et prolongée, résultant généralement d'une maladie, d'un accident ou d'un empoisonnement.
Conduction : Propagation de l'influx nerveux.
Convulsion : Contraction musculaire intense et involontaire, résultant généralement d'un dysfonctionnement du cerveau.
Cornée : Partie antérieure et transparente du globe oculaire qui recouvre l'iris, la pupille et le cristallin.
Couper : *Adultérer* une drogue en y ajoutant d'autres substances pour en augmenter le volume.
Crack : Cocaïne que l'on fume sous forme de petit cailloux.

Dealer : (Verbe) Vendre ou distribuer des drogues illicites.
Délirogènes : Substances provoquant le *délire*. Les datura en sont un exemple.
Délire : État de confusion mentale marqué par une désorientation et des *hallucinations* pouvant être provoquées par la fièvre ou certaines substances.
Dépendance : Incapacité à se défaire facilement d'une substance ou d'une activité. Voir *toxicomanie*.
Dépresseurs : Substances qui réduisent l'activité du système nerveux. L'alcool, les *somnifères* et les *narcotiques* sont des dépresseurs.
Dépression : Humeur mélancolique, abattement.
Désintoxiquer (se) : Débarrasser son organisme des toxines qui l'imprègnent. Il existe par exemple des programmes de désin-

toxication pour aider les héroïnomanes à stopper leur consommation d'héroïne.
Dope : Terme d'argot qui désigne 1/ — toute substance *psychotrope,* et plus particulièrement les drogues illicites ; 2/ — certaines drogues spécifiques ou certains types de drogues comme les *narcotiques*, les *somnifères* ou la marijuana.
Downers : terme anglais pour les barbituriques, les tranquillisants mineurs et les *dépresseurs* apparentés.
Duster **:** Joint arrosé de PCP. Le terme vient de l'appellation *angel dust.*

Ecstasy : Nom usuel de la MDMA.
Éjaculation : Chez les hommes, expulsion du liquide séminal, généralement lors l'orgasme.
Émacié : Très amaigri, par la faim ou la maladie par exemple.
Emphysème : Maladie respiratoire chronique au cours de laquelle les tissus pulmonaires perdent leur élasticité et avec elle leur capacité à échanger le dioxyde de carbone pour de l'oxygène. Les malades atteints d'emphysème souffrent d'une diminution progressive de leur capacité respiratoire et peuvent devenir des « infirmes respiratoires » très handicapés.
Endogènes (substances) : Substances élaborées à l'intérieur du corps.
Enzyme : Protéine qui, fabriquée par un organisme vivant, permet la catalyse (l'accélération) des réactions biochimiques. Il existe par exemple de nombreuses enzymes digestives qui permettent à l'organisme de traiter les aliments.
Épiphyse : Petit corps photosensible situé au centre du cerveau, également appelée glande pinéale ou corps pinéal. Chez les reptiles, elle contrôle les changements de couleur de la peau. Chez les humains, c'est une glande majeure du système endocrinien qui régule probablement de nombreux biorythmes.
Œstrogènes : Groupe d'hormones synthétisées principalement par les ovaires de la femme, qui stimulent le développement des caractères sexuels femelles et régulent la fertilité.
Euphorie : Sensation intense de bien-être, de joie intérieure.

Fix : Terme d'argot qui désigne une dose de drogue, et plus particulièrement d'héroïne injectée par intraveineuse, comme dans « J'ai besoin d'un fix ». On utilise également le verbe « fixer » comme dans « Quand as-tu fixé pour la dernière fois ? »
Flash-back : Récurrence tardive de symptômes qui étaient apparus sous l'action du LSD ou d'autres substances *hallucinogènes* lors d'une expérience passée. On dit aussi : « remontée » ou « retour d'acide »
Freak out (flipper) : Terme anglais qui signifie paniquer ou perdre le contrôle de ses émotions.
Freebase : Forme de cocaïne que l'on fume.

GABA (acide gamma-aminobutyrique) : Produit chimique organique simple qui sert de *neurotransmetteur* dans certaines cellules du cerveau. Il a une action inhibitrice et dépressive des fonctions nerveuses.
Gaz hilarant : Protoxyde d'azote.
***Glass* :** Voir *Ice*.

Hallucination : Perception d'une chose qui n'existe pas, comme des éléphants roses ou des voix que les autres n'entendent pas. Cela peut se manifester également par l'absence de perception d'objets ou d'événements perçus par les autres (hallucination négative). Les hallucinations peuvent être les symptômes d'une maladie physique ou mentale, ou résulter de l'absorption de certains types de substances psychotropes.
Hallucinogènes : Substances qui stimulent le système nerveux central et produisent diverses modifications de la perception et de l'humeur. Le LSD, le DMT, la mescaline et les magic mushrooms sont des hallucinogènes. On les connaît également sous le nom de *psychédéliques*.
Hash : Terme familier pour désigner le haschich, résine concentrée du cannabis.
***Head shops* :** Magasins spécialisés dans la vente de produits associés à la drogue, tels que des ustensiles pour fumer ou des livres sur la drogue.
Hépatite : Inflammation du foie généralement due à un virus. Jaunisse, faiblesses et problèmes digestifs sont les symptômes les plus courants, pouvant persister plusieurs semaines voire plusieurs mois. Il n'existe pas de traitement spécifique.
***High* :** Terme anglais qui désigne tout état de conscience altérée, marqué par des sentiments d'*euphorie*, de légèreté, de dépassement de soi et d'énergie. Ces états ne sont pas nécessairement liés à la drogue. Ils peuvent survenir spontanément ou résulter de diverses activités qui affectent l'humeur, la perception et la concentration. Également utilisé comme adjectif.
Hormones : Substances chimiques synthétisées dans certaines glandes du corps et transportées par le sang vers d'autres organes où elles exercent une action de contrôle ou de régulation. L'insuline est une hormone fabriquée par le pancréas qui régule le métabolisme du sucre dans l'organisme.
Huile de haschich : Liquide brun foncé et sirupeux que l'on obtient en extrayant la résine du cannabis à l'aide de solvants et en la concentrant.
Hyperventilation : Respiration anormale rapide et profonde.
Hypothermie : Baisse de la température du corps au-dessous de son niveau normal, résultant généralement d'une exposition au froid. Les premiers symptômes sont un tremblement incontrôlable et

des modifications inhabituelles de la conscience. En l'absence de traitement, l'hypothermie peut se solder par le coma et la mort.

Ice **:** Terme d'argot anglais qui désigne une forme de méthamphétamine que l'on fume.
Inflammation : Réaction caractéristique de l'organisme à une irritation, une blessure ou une infection. La région touchée est alors enflée, chaude, rouge et douloureuse.
Insomnie : Incapacité à dormir.
Intoxication : État provoqué par la présence d'un poison ou d'une drogue dans l'organisme, les effets allant de la stimulation et de l'exaltation à la stupéfaction et à la perte de la conscience.
Intramusculaire : Qui s'effectue à l'intérieur d'un muscle. On qualifie ainsi, par exemple, l'injection d'une drogue dans le muscle d'un bras ou d'une jambe.
Intraveineuse : Qui s'effectue à l'intérieur d'une veine. On qualifie ainsi, par exemple, l'injection d'une drogue directement dans le sang.

Joint : Cigarette de marijuana.
Junk **:** Terme d'argot anglais qui désigne les *narcotiques* et plus particulièrement l'héroïne.
Junkie : Héroïnomane.

Léthargie : État d'indifférence apathique ou de sommeil maladif.
Leucémie : Forme de cancer caractérisé par la prolifération incontrôlée des globules blancs. Plus communément appelé « cancer du sang ».
Look-alike drugs (faux-semblants) : Terme anglais qui désigne des comprimés et des gélules dont la présentation est faite pour rappeler celle de *stimulants* ou de *dépresseurs* pharmaceutiques tels que les amphétamines et le Quaalude. On les trouve au marché noir ou dans les *head shops*.
Ludes **:** Abréviation anglaise qui désigne des comprimés de méthaqualone (Quaalude).

Magic mushrooms (champignons hallucinogènes) **:** Champignons qui contiennent une substance hallucinogène naturelle appelée psilocybine.
Mainline **:** Terme anglais qui signifie s'injecter une drogue par intraveineuse.
Mauvais trip (ou mauvais voyage) : Expérience désagréable née de l'absorption d'une substance *psychotrope*, des *hallucinogènes* en particulier. *Paranoïa*, panique, *hallucinations* effrayantes et *dépression* sont les symptômes courant du mauvais trip.
Ménopause : Disparition totale de la menstruation chez la femme lorsqu'elle atteint généralement l'âge de cinquante ans.

Messed up (défoncé) : Terme d'argot anglais qui désigne l'état résultant d'une forte intoxication par une drogue.
Métabolisme : Ensemble des processus physiques et chimiques fondamentaux aboutissant à des synthèses (anabolisme) ou à des dégradations (catabolisme).
Montée (ou Flash) : Intense et soudaine altération de la conscience et des sensations physiques résultant de l'absorption de certaines substances *psychotropes*.
Mood drugs **:** Terme anglais qui désigne les substances *psychotropes* d'une manière générale, et plus particulièrement les *stimulants* et les *dépresseurs*.
Mystique : Personne qui aspire à l'union avec le divin, par l'intermédiaire de la méditation. Les mystiques croient en l'existence de réalités autres que celles que l'on perçoit grâce à nos sens.

Narcotiques : Groupe de *dépresseurs* dérivés de l'opium ou chimiquement apparentés aux composés de l'opium. La consommation régulière de narcotiques conduit généralement à la toxicomanie.
Neurochimique : Se dit des substances produites par les nerfs.
Neurotransmetteur : Substance chimique élaborée dans les nerfs qui assure la transmission de l'influx nerveux.
Nystagmus : Secousse rapide et involontaire du ou des globes oculaires, signe d'une *intoxication* ou d'une maladie du *système nerveux central*.

OD (overdose) : Terme familier pour désigner la prise excessive, en quantité dangereuse, d'un médicament ou d'une substance toxique. Terme scientifique : « surdose ».
OTC (over the counter) : Terme anglais pour désigner les produits que l'on peut obtenir sans ordonnance.

Paranoïa : Délire de persécution ou d'orgueil démesuré. Le paranoïaque croit de façon irraisonnée qu'il est la cible de conspirations et d'événements destinés à le détruire ou à lui faire du bien. Dans l'usage courant, ce terme est synonyme de peur extrême, en particulier des autres et de certaines situations.
Paraquat : Herbicide chimique utilisé pour tuer les mauvaises herbes.
Parkinson (maladie de) : Maladie dégénérative du *système nerveux central* qui entraîne une rigidité musculaire et des tremblements involontaires.
Pop : Terme anglais qui signifie avaler une drogue sous forme de pilule.
Poppers : Terme d'argot pour nitrite d'amyle.
Pot **:** Mot d'argot anglais qui désigne la marijuana, aussi courant que « herbe » en français.

Principe actif : Principal constituant chimique d'une plante aux vertus pychotropes. La cocaïne, par exemple, est le principe actif de la feuille de coca. Bien que le principe actif d'une plante soit souvent à l'origine d'un grand nombre de ses effets, il ne les reproduit pas dans leurs intégralité. Il a d'autre part, sous sa forme pure, une plus grande toxicité et entraîne un plus grand potentiel d'abus.
Prise : Pincée de tabac en poudre qu'on inspire par le nez. Verbe : priser.
Psychédélique : Synonyme d'*hallucinogène*.
Psychotrope : Se dit de toute substance capable de modifier le psychisme, en particulier l'humeur, la pensée ou la perception.
Psychose : Perte de la capacité à distinguer la réalité telle qu'elle est perçue par les autres, de ses propres productions mentales. Catégorie de maladie mentale la plus grave, elle se manifeste généralement par des *hallucinations*, des *délires* et des troubles de l'humeur.
Puissance : En pharmacologie, mesure de la force relative de substances similaires. Si une faible dose d'une substance A produit les mêmes effets qu'une forte dose d'une substance B, on dit que A est plus puissante que B.

Rave : Fête qui rassemble des milliers de personnes qui dansent frénétiquement durant des heures d'affilée sur de la musique synthétique dite « techno » et consomment de l'*ecstasy*.
Récréative (substance) : Toute substance utilisée à des fins non médicales dans le seul but d'en ressentir les effets agréables ou de s'amuser.
Réflexe : Simple circuit nerveux. Le réflexe ostéotendineux, par exemple, survient lorsque l'on frappe légèrement le tendon d'un muscle : ce stimulus voyage le long d'un nerf jusqu'à la moelle épinière où il touche un second nerf qui provoque la contraction de ce même muscle.
Résine : Liquide gluant d'origine végétale insoluble dans l'eau.
Rhumatismes : Douleurs chroniques dans les muscles, les articulations et les os, pouvant devenir très gênantes et entraîner des infirmités.
Schizophrénie : Forme de *psychose* la plus courante qui perturbe principalement le cours de la pensée. Les causes en sont mal connues et on la considère généralement incurable. Les neuroleptiques, le plus souvent utilisés dans le traitement de la schizophrénie, permettent parfois à certains malades de mieux fonctionner.
Sclérose en plaques : Maladie incurable du *système nerveux central* caractérisée par la dégénérescence progressive de l'enveloppe isolante des cellules nerveuses, qui entraîne la perte des fonctions du corps. On n'en connaît pas l'origine.

Sédatifs-hypnotiques : Catégorie de *dépresseurs* qui induisent un état paisible à faibles doses et le sommeil à fortes doses, comprenant l'alcool, les barbituriques et les tranquillisants mineurs.
Semi-synthétiques (substances) : Substances élaborées en laboratoire à partir de matériaux totalement naturels.
Set (prédisposition) : Attentes, et plus particulièrement attentes inconscientes, appréhendées en tant que variable déterminant les réactions d'un individu à une drogue.
Setting (contexte) : Environnement — physique, social et culturel — appréhendé en tant que variable déterminant les réactions d'un individu à une drogue.
Sevrage : 1/ — Processus qui consiste à arrêter de prendre une drogue que l'on consommait de façon régulière ; 2/ —Série de symptômes qui surviennent lors de l'interruption de la consommation régulière d'une drogue et disparaissent avec la reprise de la consommation ou bien avec le temps. Également appelé : « syndrome de sevrage ».
Shoot : Injection d'une drogue par intraveineuse. Verbe : shooter.
Sinsemilla : Sommités florifères de la marijuana dépourvues de graines et très puissantes.
Skin-popping **:** Terme anglais désignant la pratique qui consiste à s'injecter de la drogue, de l'héroïne en particulier, sous la peau plutôt que dans un muscle ou une veine.
Somnifères : Barbituriques et autres *sédatifs-hypnotiques* apparentés.
Sniffer : Inhaler par voie nasale de la drogue sous forme de poudre. Également : priser.
Sous-cutané : Qui s'effectue sous la peau. Se dit, par exemple, d'une injection de drogue sous la peau et non dans un muscle ou une veine. Équivalent du *Skin Popping* en anglais.
Speed : *Stimulants*, en particulier les amphétamines.
Speedball : Mélange d'un *stimulant* et d'un *dépresseur*, et plus particulièrement de cocaïne et d'héroïne, destiné à être injecté par intraveineuse.
Spore : Cellule reproductive microscopique produite par certaines plantes et les champignons.
Stéroïdes : Large famille de substances apparentées à une hormone élaborée par le cortex surrénal, la cortisone. Les stéroïdes anabolisants et les corticoïdes appartiennent à cette famille.
Stimulants : Substances qui augmentent l'activité du système nerveux, induisant ainsi un état d'éveil particulièrement actif. La caféine, la cocaïne et les amphétamines sont des stimulants.
Stone : Être « stone » signifie qu'on est sous l'influence d'une substance *psychotrope*, en particulier de la marijuana, ou qu'on se trouve dans un état similaire. Egalement : défoncé.
Stupeur : État de sensibilité réduite, résultant souvent d'une utilisation excessive de *dépresseurs*.

Super-K : Terme familier anglais désignant la kétamine.
Synergie : En pharmacologie, action simultanée de deux substances se traduisant par un accroissement de leurs effets respectifs.
Synthétiques (substances) : Substances élaborées en laboratoire, par opposition aux substances *endogènes* ou *semi-synthétiques*.
Système immunitaire : Organes et tissus de l'organisme chargés de reconnaître et de détruire les corps étrangers, comme les microbes. La rate et les amygdales ou la moelle des os et certains globules blancs font partie du système immunitaire.
Système digestif : Chaîne des structures tubulaires situées entre la bouche et l'anus et chargées de traiter les aliments.
Système nerveux central : Cerveau et moelle épinière.
Système respiratoire : Appareil de l'organisme qui permet de respirer et qui comprend le nez, la gorge, les bronches, les poumons et autres structures associées.

Tabou : Interdit qui frappe un être, un objet ou un acte et qui joue un rôle protecteur au sein du groupe qui l'établit.
Teinture : Solution obtenue en faisant dissoudre une substance, une drogue en particulier, dans de l'alcool.
Temps de réaction : Intervalle de temps entre l'application d'un stimulus sur un sujet et la détection de la réaction à ce stimulus. Un test simple consiste à demander au sujet d'appuyer sur un bouton aussitôt qu'une lumière s'allume.
Testostérone : Principale hormone sexuelle mâle élaborée dans les testicules qui stimule le développement des caractères sexuels mâles.
Thérapeutique : Qui a des propriétés apaisantes ou curatives.
Tolérance : En pharmacologie, besoin de doses progressivement croissantes d'une même drogue pour obtenir les mêmes effets. La tolérance est une importante caractéristique de la dépendance à une drogue et survient plus facilement avec certaines substances, comme les *stimulants* et les *dépresseurs*, qu'avec d'autres.
Toxique : Se dit de ce qui contient du poison. Peut être nocif, créer de graves dommages ou provoquer la mort.
Toxicomanie : Mode de consommation caractérisé par l'abus compulsif de drogues, par le besoin d'augmenter peu à peu les doses pour maintenir les mêmes effets (*tolérance*) et par des symptômes de manque qui apparaissent et disparaissent respectivement avec l'arrêt et la reprise de la consommation (*sevrage*).
Trafic : En termes juridiques, distribution, vente, échange ou don de quantités significatives de substances illicites. Considéré comme un plus grand délit que la simple possession de drogue.
Trip/Voyage : Expérience née de l'absorption d'une substance *psychotrope*, et plus particulièrement d'un *hallucinogène*.

Uppers **:** Terme anglais pour *stimulants*.

Visions : Perception d'images imaginaires, généralement les yeux fermés. Peut également désigner une expérience visuelle mystique liée à la perception d'autres réalités ou du surnaturel.
Volatil(e) : Qui s'évapore aisément à des températures et des pressions normales.

Windowpane **:** Mot d'argot anglais qui désigne un petit morceau de gélatine transparente contenant du LSD.

Index

Abus de drogue, 15-21, 36, 196-197
traitement de, 187-189, 196-197
Acétylcholine, 173
Acide *voir* LSD
"Acid house", 121-122
ADH (hormone antidiurétique), 174-175
Adrénaline (épinéphrine), 44, 50-51, 61, 161
Adult Children of Alcoholics, 188
Aérosols, 141
Aide judiciaire, 187
Alcool, 20, 23, 25-26, 26, 73-81
alcoolisme, 78-79, 99, 188
activité artistique et, 32-33
attitudes religieuse et culturelle vis-à-vis de, 24-26, 31-32
cirrhose du foie, 78, 179-180
conduite en état d'ébriété, 184
conseils pour une sage utilisation de, 80-81
dangers liés à la consommation de, 181-182
dépresseur, 72, 75
grossesse et, 181
interaction sociale et, 31, 34, 75, 133
mélangé à d'autres produits, 84-85, 91, 140, 147, 178
mélangé aux tranquillisants et aux somnifères, 83, 86, 88, 90, 130, 177
modèle parental, 16
performances physiques et, 23-27
pratiques religieuses et, 29
sevrage, 78, 99
sexe et, 76
stimulant, 79
témoignages, 210-211
tolérance, 64, 76-78
utilisation à des fins médicales, 30, 90
Alcool éthylique, 73, 75
Alcooliques Anonymes, 78, 132, 188, 197
Alcoolisme fœtal (syndrome de), 78
Alpert Richard (Ram Dass), 30
Alprazolam (Xanax), 87
Alternatives à la drogue, 190-194, 195, 197
Amanite panthère, 147-149, 228-229
Amanite tue-mouches, 147-149
Amide de l'acide lysergique, 109
Amitriptyline (Elavil), 158
Amnésie, 145-146
Amphétamines, 34, 51-52, 61-64, 89
en décongestionnant nasal, 167
hallucinogènes apparentés aux, 107, 118-123
risques, 182
témoignages, 203-206
Amys, 142-143
Analgésiques
"légers", 165-166
en vente libre, 169-170
voir aussi Réducteurs de la douleur
Analyses de produits par les laboratoires, 177
Analyse d'urine, 185
Androgènes, 162-163
Anesthésiques, 57-61, 91-94, 142, 153, 215
Angel dust *voir* Poudre d'ange
Antidépresseurs, 44, 158
Antihistaminiques, 69-70, 160-161, 169, 196, 231-232
Antitussifs, 163-164, 231-232
narcotiques, 97
sirops en vente libre, 166-167
Anxiété, 88-90
narcotiques et, 100, 102
réactions de paniques, 128-129, 181-182, 234-235
Aphrodisiaques, 69
Arécoline, 68
Asphyxie, 94
Aspirine, 47, 165-166, 169-170
Asthme, 147, 165
éphédrine, 64, 69
marijuana, 135
Atropine, 164
Ayahuasca *voir* Yagé

Baby Woodroses hawaïennes, 110
Bach, Jean Sébastien, 54, 199-200
Balzac, Honoré de, 54
Barbituriques, 81-86
Baudelaire, Charles, 33
Belladonne, 145-147
Benzène, 138
Benzodiazépines, 87, 90
Bétel, 68
Biorythmes, 51
"Blues", 161
"Blue velvet", 161
Bodybuilding, 163
Brecher, Edward M., 224-225
Bromphéniramine, 160
Bronchodilatateurs, 165
Burroughs, Williams S., 30

Caapi *voir* Yagé
Cacao, 57
Café, 23, 45, 53-58, 71, 196
attitudes religieuses et culturelles vis-à-vis de, 25
cigarettes et, 178
indigestion de, 180
interaction sociale et, 31
témoignages, 199-202
Caffedrine, 169
Caféine, 19, 23, 45, 53, 55-57, 165
dans les coupe-faim, 168
dans les faux-semblants, 64
dans les préparations en vente libre, 69, 168-169
dans les remèdes contre le rhume, 69
Caisson d'isolation sensorielle, 153
Cancer des poumons, 65, 179
Cannabinol, 150-152
Cannabis *voir* Marijuana
Cannabis Sativa, 126
Cantate du café (Bach), 199-200
Chamanisme, 106, 111, 116, 148

Champignons, 111-113, 147-149, 151, 177, 228-229
"Chasse au dragon", 103
Chimiothérapie, 134
Chewing gum, 65
Chlordiazépoxide (Librium), 87
Chloroforme, 92, 139
Chlorphéniramine, 160
Chlorpromazine (Largactil), 87, 157, 160, 235-236
Chocolat, 23, 56-57
    toxicomanie, 57
    témoignages, 202-203
Choline, 233
Cigarettes, 40, 60
    café et, 178
    cancer des poumons, 65, 179
    fumée indirecte, 65
    grossesse et, 181
    témoignages, 199-202
    toxicomanie, 65, 99, 132, 188
    voir aussi Fumer et Tabac et nicotine
5-Méthoxydiméthyl-tryptamine (5-MeO-DMT), 114
Cire, 139
Cirrhose du foie, 78, 99, 179-180
Coca, 30-31, 33, 37, 45-46, 57-61
    cocaïne, principe actif de, 45-47
    utilisation à des fins médicales, 60
Coca-Cola, 68
Cocaïne, 34, 37, 45-47, 57-61, 119
    chlorhydrate de, 47
    crack, 37, 59-61, 180
    dépression et, 182
    forme raffinée, 46
    freebase, 47, 59
    Freud et, 30, 33
    mélangée à l'alcool, 85, 178
    mélangée à d'autres subst., 102
    modifications de personnalité, 182
    témoignage, 203-205
    toxicomanie, 40, 60-61
    utilisation à des fins médicales, 36-41, 58-59, 90
Codéine (méthylmorphine), 96
    témoignages, 215-216, 231-232
    antitussif, 164
Codependents Anonymous, 188
Cola, 55
Coleridge, Samuel Taylor, 33
Colle, inhalation de, 139-140
Colomb, Christophe, 96
Coma, 72, 83, 92, 151, 178
Conduite en état d'ébriété, 184
Confessions d'un mangeur d'opium anglais (De Quincey) , 98
Conscience, besoin de modifier la, 19, 28-29, 139, 190-194
    voir aussi Psychédéliques
Contexte
    alcool et, 76
    consommation de drogues et, 39, 177, 190-194
    marijuana et, 128
    mauvais trip et, 181
    psychédéliques et, 107, 108, 117, 121
Corticoïdes, 161-162
Cortisone, 161
Coupe-faim, 52, 64, 70, 168
Crack *voir* Cocaïne
Créativité artistique, consommation de drogues et, 32-33
Datura, 145-147, 227-228
Datura inoxia (Datura sacré), 145
Datura stramonium (stramoine), 145
Dealers, 184
Décongestionnants nasaux, 64, 167-168
Déhydroépiandrostérone (DHA), 173-174
Delirium tremens, 78
Délirogènes, 144-145
Dépendance, 40, 187-189
    à l'alcool, 78-79, 182
    aux barbituriques, 85
    base chimique à, 44
    aux bronchodilatateurs et aux décongestionnants, 165, 168
    aux somnifères, 182
    aux produits utilisés à des fins médicales, 30-31
    à la marijuana, 130, 132-133
    à la MDMA, 121-122
    aux narcotiques, 98-104
    aux opiacés, 164
    psychologique, 187
    aux stimulants, 53-54, 182
    aux tranquillisants, 89-90
Déprényl, 174
Dépresseurs, 37, 72-73
    anesthésiques généraux, 91-94
    définition, 72
    gamma, 90-91
    mélangés à des psychédéliques, 122
    mélangé à des stimulants, 70, 84, 102
    narcotiques, 95-104
    overdose de, 178
    sédatifs-hypnotiques, 72
        alcool, 73-80, 83
        barbituriques et autres, 81-86
        anxiolytiques, 87-90
    plantes, 171
Dépression, 62, 182
    alcool et, 76, 81
    amphétamines et, 62
    antihistaminiques et, 160
De Quincey, Thomas, 98
"Descente", 182
Déshydratation, 77
Détachants, 139
2CB, 122
2CT2, 122
Dexchlorphéniramine (Polaramine), 160
Dextrométhorphane, 166
DHA (Déhydroépiandrostérone), 173-174
Diacétylmorphine *voir* Héroïne
Diapid, 174-175
Diazépam (Valium), 48, 87, 89-90
    témoignages, 214-215
    utilisation à des fins médicales, 30
Diluants pour peintures, 139, 141
Dimenhydrinate (Dramamine), 161
Dimétane, 160
Diméthylaminoéthanol, 174
Diméthyltriptamine (DMT), 44, 114-116, 217-218
Diphénidramine (Nautamine), 160
Diphénoxilate, 164
Diurétique, 77
Donne, John, 237-238

Dose et qualité, 36, 37, 79
    fiabilité, 176-177
Doxylamine, 160
Dramamine, 161
Drug Enforcement Agency, 163
Dumas, Alexandre, 33
Duster , 151
Dyéthylamide de l'acide lysergique *voir* LSD

Ecstasy, 121-122, 219-220
Education en matière de drogue, 17
Education en matière de sexe, 21
Effet rebond, 167-168, *voir aussi* Dépendance
Eglise catholique, 25, 29, 111, 118
Eglise des Indiens d'Amériques *voir* Native American Church
Elavil, 158
Elixir parégorique, 96
Emphysème, 180
Endocardite bactérienne, 180
Endogènes, substances, 42-48, 192
Endorphines, 43-44, 104
Enfants et adolescents,expérimentation des drogues et, 15, 17, 21, 185-186
Ephédra, 69, 171
Ephédrine, 64, 69
Epinephrine *voir* Adrénaline
Epiphyse, 44
Ergine, 109
Ergot, 107, 174
Esquimaux, 25
Essence, inhalation de, 140-141, 224-225
Estrogène, 162
Etat dissociatif, 153
Ethanol, 73-80
Ether, 30, 92-93, 139, 215
Euphorie, 43, 64, 72, 84, 102, 162

Faux-semblants, 63-64
Fluorocarbones, 151
Fluoxétine (Prozac), 158
Folie, 105
Food and Drug Administration, 91, 142
Fortal, 161
Fréon, 141
Freud, Sigmund, 30, 33
Fumer, 37-38, 115-116
    cocaïne, 37, 47, 59
    héroïne, 101
    marijuana, 126-135
    poudre d'ange, 151
    risques d'infections, 180
    solanacées, 146
    voir aussi cigarette ; Tabac et nicotine

GABA (acide gamma-aminobutyrique), 44, 90-91, 148
Gamma (Gammahydro-xybutyrate), 90-91
Gastro-intestinaux, médicaments, 164-165
Gaz à briquets, 139
Gaz hilarant (protoxyde d'azote), 30, 91, 93-94, 139
Gelpke, Rudolf, 217
Ginseng, 171-172
Ginseng sibérien, 171
Glandes surrénales, 51, 161
"Glass" méthamphétamine, 63
Glaucome, traitement par la marijuana, 134
Gloires du matin, 109-110
Grossesse, consommation de drogues et, 78,180-181
Guarana, 56, 171
Guerre du Vietnam,utilisation de drogues pendant, 39

Halcion, 87
Haldol, 157
Hallucinations, 144-146, 182
Hallucinogènes *voir* Psychédéliques
Halopéridol (Haldol), 157
Harmine, 116-117
Haschich, 33, 126, 129
Hépatite, 179
Héroïne (diacéthyl-morphine), 23, 42, 119
    consommation pendant la guerre du Vietnam, 39
    grossesse et, 181
    injection (par opposition aux voix orales), 101-102
    mélangée à d'autres subst., 102
    morphine et, 47
    overdose de, 98
    sevrage, 99, 187
    témoignages, 215-217, 234-235
    toxicomanie, 15-16, 114, 187
    traitement, 102-103
    utilisation à des fins médicales, 100
Histamine, 160
Hofmann, Albert, 107
Hog, 150-152
Holmes, Oliver Wendell, 30, 215
Horizontal Gaze Nystagmus Test, 185
Hormones, 114
    ADH, 175
    adrénaline, 44, 50-51, 61, 161
    antidiurétique (ADH), 175
    corticoïdes, 161-162
    sexuelles, 44, 161-163, 173-174
    stéroïdiennes, 172-174
Huichols, Indiens,33
Huile de haschich, 126
Huxley, Aldous, 30-31
Hydergine, 174, 233-234
Hydroxyde de chloral, 86
Hypnotiques *voir* Sédatifs-Hypnotiques
Hyperactivité, 62
Hyperventilation, 28
Hypothermie, 75

Iboga, 106, 113
Ibogaïne, 113-114
Iboténique, acide, 148
"Ice", méthamphétamine, 63
Identité, usage de drogue pour affirmer, 34
Imipramine (Tofranil), 158
Impulsion nerveuse, 42, 50
Inhaler
    héroïne, 103
    solvants, 138-144
Indoles, hallucinogènes, 107-118
Injection de drogue, 37, 45, 96-97, 116
    amphétamines, 63
    cocaïne, 59
    doses et qualités incertaines, 176-177
    poudre d'ange, 151

risques d'infection, 179
somnifères, 84
héroïne, 101-102
kétamine, 153, 155
opiacés, 96-97
overdoses, 179
Insomnie, 85-86
Interaction sociale, drogues et, 31, 34

James, William, 30
Juifs, 20
Jusquiame, 145, 147

Kava, 31, 171
Kétamine, 30, 150-155, 231
Khat, 26, 68
Knockout drops, 86

Largactil, 87, 157, 160, 235-236
Laudanum, 96, 98
Levures, 73-74
Librium, 87, 89-90
Lilly, John, 30
Lithium, 158
Lois sur les drogues, 15, 17, 34, 61, 100, 184, 186-187
Lorazépam (témesta), 87
Love drug, 121, 219-220
LSD (dyéthylamide de l'acide lysergique), 30, 48, 107-109, 111-113, 119, 177
flash-back, 123-124
mélangé au PCP, 151
témoignages, 229-231
Lypréssine, 174-175, 233

Macis, 149
Magic mushrooms *voir* Champignons
Maladie, traitement de, 30-31
Mal au cœur, 161
Mandragore, 145
Mandrax, 86
Marijuana, 36, 119, 126-137, 180, 185, 195-196
attitudes culturelles vis-à-vis de, 26, 31-32, 39, 153
conseils d'utilisation de la, 136-137
consommation abusive, 127, 135-137
contamination par, 177
contexte et, 39, 128
créativité artistique et, 33
mélangée à l'alcool, 178
mélangée à d'autres subst., 101, 115, 130, 151
pratiques religieuses et, 29, 39
témoignages, 221-224, 236-237
utilisation à des fins médicales, 30-31, 39, 90, 134-135
Maté, 56, 170-171
MDA (méthylènedioxyamphétamine), 121, 219-220
MDM, 121-122
MDMA, 121-122, 220, 223-224
Médical, problèmes d'ordre
aiguës, 178-179
chroniques, 179-180
Méditation, 193
Mélanges, 177-178
Menthol, 168
Méprobamate (Miltown, et plus tard Equanil), 87, 89
Mescaline, 30, 46, 120, 151, 220

Méthadone, 16, 103, 215-217
Méthaqualone, 86, 213-214
Méthylmorphine, 96
voir aussi Codéine
"Mickey Finn", 86
Microgramme, 108
Mitchell, S. Weir, 218
MMDA, 122
Moditen, 157
Montée, 59, 101-102, 115, 216-217
Mormons, 69, 80
Morphine, 42, 165
forme raffinée, 46
héroïne et, 47, 96
mélangée aux antihistaminiques, 160
opium et, 96
toxicomanie, 99
utilisation à des fins médicales, 30, 97, 99
Muscade, 149
Muscimol, 148
Musulmans, 25-26, 54, 80
Myristicine, 149

Narcotiques, 78, 95-104
Native American Church, 78, 119-120
Naturelles, substances
contamination, 177
formes brutes, 44-47
formes diluées, 18
formes raffinées, 44-47
Neurochimiques,substances (endorphines) *voir* endorphines
Neurotransmetteurs, 50-51
Nicotine *voir* Cigarette ; Tabac et nicotine
Nitrites, 142-144
nitrite d'amyle, 142-144, 225-227
nitrite de butyl, 143-144
nitrite d'isobutyl, 143-144
No-Doz, 169
Nootropes, 173
Noradrénaline (norépinéphrine), 44, 50-51, 61

Opiacés, 26, 30, 33, 97
antitussifs, 163-164
lois sur, 100
sevrage de, 103
synthétiques, 161, 164
système nerveux et, 42-43
témoignages, 215-217
toxicomanie, 114, 166
Opium, 26, 33, 90, 95-98
fleurs de pavot, 73, 76, 95
fumé (par opposition à la voie orale), 102
utilisation à des fins médicales, 23-27
Overdoses *voir* Surdoses
Panique, réactions de, 128-129, 181-182, 235-236
voir aussi AnxiétéPanthère, amanite, 147-149,
Panthère, amanite, 147-149, 228-229
Paraldéhyde, 86
Paranoïa, 182
Paraquat, 177
Parkinson, maladie de, 174
PCP (phencyclidine), 48, 150-155, 177
témoignages, 229-231
Pémoline, 233

Péniciline, 24
Pentazocine (Fortal), 161
Performances physiques, consommation de drogues et, 33-34, 70
Perphénazine (Trilifan), 157
Peyotl, 25, 33, 118-121, 218
Phencyclidine *voir* PCP
Phénergan, 160
Phénobarbital, 82, 164, 211-213
Phénylpropanolamine, 654, 70, 167-168
Piracétam, 173, 233
Plaisir,
  consommation de drogues et, 24, 31-32
  tabous autour du, 25-26
Plantes médicinales, 170-172
Plantes, sources de substances naturelles, 29, 44-47
Poe, Edgar Allan, 33
Poisons, 23-24
Polaramine, 160
Pollock, Jackson, 33
Poppers, 142-143, 225-227
Les Portes de la perception (Huxley), 30
Poudre d'ange, 150-151, 229-231
Poudres à priser, 45, 66, 115
Poussière, empoisonnement par, 234-235
Pratiques religieuses,consommation de drogues et, 29
voir aussi chaque drogue spécifique
Prédisposition
  consommation de drogues et, 39, 177
  marijuana 128-129
  mauvais trips et, 181-182
  psychédéliques et, 107-108, 116-117, 121-122
  somnifères et, 83-84
Pression de l'entourage, 34
Prévention de l'abus de drogue, 196-198
Problèmes d'ordre comportemental, drogues et, 183-185
Problèmes d'ordre juridiques, 186-187
Problèmes d'ordre social, drogues et, 184-185
Prochlorpérazine (Témentil), 157
Progestérone, 162
Prométhazine (Phénergan), 160
Protoxyde d'azote (gaz hilarant), 30, 91, 93-94
Prozac, 158
Psilocybe cubensis, 112-113
Psilocybine, 111-113, 124
Psychédéliques, 25, 105-107, 157, 182
    designer psychedelics, 122
    MDA, 121
    MDMA, 121, 219-220
    mescaline, 30, 46, 120-121, 151, 220
    peyotl, 25, 33, 118-121, 218
    STP (DOM), 121
    témoignages, 218-220
  bienfaits et dangers, 123-124
  contexte et, 107
  expériences sensorielles et, 31-32
  flash-backs, 123-124
  indoles, 107-108
    DMT, 44, 114-117, 217-218
    champignons, 111-113, 151, 177
    gloires du matin, 109-110
    ibogaïne, 113-114
    LSD *voir* LSD
    Yagé, 116-118
  mélangés à d'autres drogues, 122
  plantes, 29
  pratiques religieuses et, 29, 106, 111, 116, 118-120, 185
  précautions d'emploi, 124-125
  stimulants, 107, 113, 121, 123
  tolérance, 116
  utilisation à des fins médicales, 106, 124
Psychiatrie, médicaments utilisés en, 156-159
Psychiatriques, problèmes d'ordre, 181-183
Psychose, 105
  maniaco-dépressive, 158, 162
  toxique, 144
Psychotropes, substances, 24, 42
Psychotiques, réactions, 182
Psychotomimétiques, 105
Pyrilamine, 160

Quaalude, 85-86, 213-214
Qualité des drogues, fiabilité de, 176-177

"Rave", 122
Réactions allergiques aux drogues, 178-179
Rébellion,drogues et, 34
Réducteurs de la douleur, 43, 58
  analgésiques, 165-166, 169-170

  anesthésiques, 91-94
  PCP, 229-230
Remèdes contre l'allergie, 147, 160-161, 231-232
Remèdes contre le rhume, 64, 69, 160, 167
Remontée (ou retour) de psychédéliques, 123-124
Rivera, Diego, 33
Rush (nitrites), 143-144

Sel, 23
Schizophrénie, 106
Scientisme chrétien, 24
Scopolamine, 146-147, 164
Sédatifs-Hypnotiques
  alcool, 73-80
  barbituriques et autres somnifères, 81-86
  anxiolytiques, 87-90
  sevrage,99
  tolérance, 77, 98
Sédatives, plantes, 171
Sélégiline, 174
Semi-synthétiques, substances, 47
Sernyl, Sernylan, 150
Sérotonine, 44
Sevrage, 187
  de l'alcool, 78
  du café, 55
  des narcotiques 99, 103
Sexe, 20, 189
  alcool et, 76
  drogues et, 20, 32
  éducation, 21
  hormones, 44, 161, 162, 173
  nitrite d'amyle et, 142
  plantes médicinales et, 171
  psychédéliques et, 122
  somnifères 85 - 86
  stéroïdes et, 163
  tabous et, 26

Shakespeare, William, 76
Shick Center for the Control of Smoking, Alcoolisme and Overeating, 202-203
Sida, 174, 179
Sinsemilla, 129
Smart drugs, 172-175, 233-234
Sniffer/ Priser ,37, 45
- amphétamines, 63
- cocaïne, 37, 59, 60
- poudre d'ange, 151
- risques d'infections, 180

Solanacées, 145-147
Solvants organiques, 138-141, 143-144
Sopor, 86
Southey, Robert, 93
Speeds *voir* Amphétamines
"Speedball", 102
Stéroïdes, 161-163
Stimulants, 37, 50-71, 166-169
- bronchodilatateurs, 165
- définition, 50
- dépendance, 70-71, 182
- différentes sortes de stimulants :
  - bétel, 68
  - café et caféine, 53-57
  - coca et cocaïne, 57-61
  - éphédrine, 69, 171
  - faux- semblants, 63-64
  - khat, 68-69
  - tabac et nicotine, 69
  - Yohimbehe, 171
- mélangés à des dépresseurs, 71, 84
- overdoses, 179
- psychédéliques en tant que, 107, 113, 121-123
- règles d'utilisation, 70-71
- *voir aussi* Amphétamines

Stimulateurs de la fonction cognitive, 172-175
STP (DOM), 121
Stramoine, 145-147
Strychnine, 120
Sucre, 23, 56-57
Suicide, 85, 105, 108
Surdoses, 23, 179
Synthétiques, substances, 48
- designer psychedelics, 122-123

Système nerveux sympathique, 51, 107
Syndrome amotivationnel, 131, 183

Tabac et nicotine, 19, 23, 36, 64-68, 145, 180
- attitudes culturelleset religieuses vis-à-vis de, 26, 34, 67-68
- mastication de, 34, 66
- toxicomanie, 188

Tabous, 25-26, 34
Teldane, 160
Terfénadine (Teldane), 160
Terfluzine, 157
Thalidomide, 180
THC (tétrahydrocannabinol), 131, 135, 151
Thé, 55-56, 71, 165, 169
Théobromine, 57
Théophylline, 165
Thioridazine (Melleril), 157
Timbres
- contre le mal au cœur, 147
- de nicotine, 65

TMA, 122
Tofranil, 158
Tolérance, 187
- à l'alcool, 64, 77-78
- à l'héroïne, 64
- à la marijuana, 133-135
- aux psychédéliques, 116
- aux sédatif-hypnotiques, 77, 98
- aux solvants, 139
- aux somnifères, 83
- au tabac et à la nicotine, 64, 67, 68

Toluène, 138
Toxicomanie, 98, 176-189
- base chimique à, 44
- *voir aussi chaque drogue spécifique*

Traitement de l'abus de drogue, 188
Tranquillisants, 19
- majeurs, 87, 160
- mineurs, 87-90, 99

Tranquillisants pour animaux, 150
Triazolam (Halcion), 87
Trifluopérazine (Terfluzine), 157
Trilifan, 157
Tripolidine (Actidilon), 160
Trips (voyages), 108, 212, 182
Troubles du développement, 185-186
Tryptamines, 115-116
T's an B's, 161
T's and Blues, 161

Valériane, 171
Valium, 48, 87, 89-90
- témoignages, 214-215
- utilisation à des fins médicales, 30

Vaporal, 142
Venin de crapaud, 218-219
Vente libre, produits en, 69, 156
- amphétamines, 168-169
- analgésiques, 165-168
- coupe-faim, 64, 168
- décongestionnants nasaux, 167-168
- nitrite d'amyle, 142
- sirops contre la toux, 166
- stimulants, 168-169

Vernis, 139
Violence et drogues, 118-119, 153-154

Windowpane, 109

Xanax, 87, 90
XTC, 121

Yagé, 116-118
Yoga, 193
Yohimbehe, 69, 171
Yohimbine, 69
Yopo, 115

ZING, 56
ZOOM, 56

Achevé d'imprimer par

IMPRIMERIE
FRANCE QUERCY
CAHORS

N° d'impression : 41353 D - Dépôt légal : novembre 1994